古今名医临证实录丛书

古今名医临证实录丛书

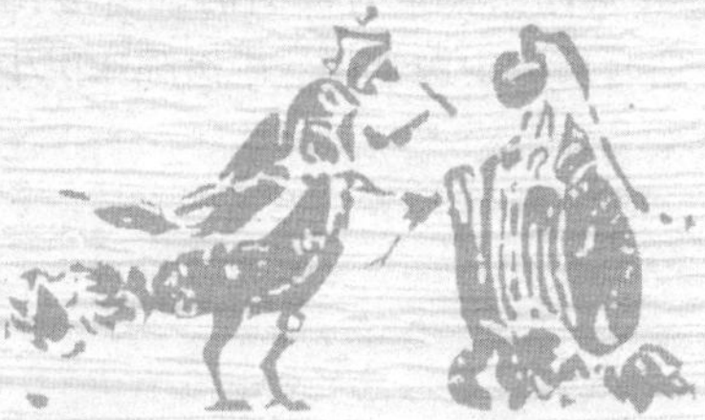

冠心病

主编◎邓小英

中国医药科技出版社

内容提要

本书为《古今名医临证实录丛书》之一，全书共分为上下两篇，分别收录数十位古代和近现代医家对冠心病的证治经验。内容包括医家简介、主要学术思想和主张、医论医话、验方效方及精选验案。全书内容丰富，资料翔实，具有极高的临床应用价值和文献参考价值，能够帮助读者开阔视野，增进学识。适合广大中医学生、中医临床医生、中医爱好者参考。

图书在版编目（CIP）数据

冠心病/邓小英主编．—北京：中国医药科技出版社，2013.4（2024.11重印）
（古今名医临证实录丛书）
ISBN 978-7-5067-5981-6

Ⅰ.①冠… Ⅱ.①邓… Ⅲ.①冠心病-中医学-临床医学-经验-中国
Ⅳ.①R259.414

中国版本图书馆CIP数据核字（2013）第041681号

美术编辑 陈君杞
版式设计 郭小平

出版 中国医药科技出版社
地址 北京市海淀区文慧园北路甲22号
邮编 100082
电话 发行：010-62227427 邮购：010-62236938
网址 www.cmstp.com
规格 710×1020mm 1/16
印张 14 1/4
字数 238千字
版次 2013年4月第1版
印次 2024年11月第2次印刷
印刷 北京印刷集团有限责任公司
经销 全国各地新华书店
书号 ISBN 978-7-5067-5981-6
定价 39.00元

《古今名医临证实录丛书》

编委会

出版者的话

古人说“熟读王叔和，不如临证多”。古今名医莫不是在临证中推求理论，提高理论，并且善于解决临床疑难问题者，来源于临证、应用于临床的理法方药也才经得起反复验证。编辑本套丛书的主旨，是将古今名医对疾病的认识与其实际诊治案例结合起来，呈现于读者，是以定名为“古今名医临证实录”。

本丛书共分为 22 册：发热、咳喘证、糖尿病、肿瘤、高血压、冠心病、中风、心律失常、痹证、肾病、肝胆疾病、胃肠病、月经带下病、不孕不育症、妊娠产后病、妇科杂病、儿科病（古代医家和近现代医家）、男科病、皮肤病、睡眠障碍、癫痫。

丛书以历代临床中医名家为纲，分古代医家和近现代医家两大部分。文献的来源，均列于文后。

古代文献的选辑，以明清文献为主，根据病症的不同，适当选录了各朝代医家，如胃肠病选录了金元时期的李杲等等。原则以相关病种享有盛誉的中医临床家的文献为主。现代医家统一选择国家级名老中医、国医大师，或某领域获得业内和社会公认的名老中医。

古代文献中的计量单位，悉遵古制；近代医家部分，因部分医家涉及到医论医话中的行文剂量，故将其计量单位保持了原貌，没有换算为国家法定计量单位。现代医家文献则统一改为国家法定计量单位。

每一医家下设：【医家简介】、【主要学术思想和主张】、【医论医话】、【验方效方】、【精选案例】。一般要求入选的名医均有论、有方、有案，以较完整地反映他对该病的认识和经验。其论不求面面俱到，但求切中要旨，能够启发临床；其方多为有独到运用心得的实用效验方；其案则精选效验显著、案例完整，并能反映医家诊治思想的病例。

本丛书力求全面地反映古今名医的临床经验，其最大特点是理论、方药和案例结合，故堪称全面反映古今名医诊治“实录”。相信本丛书对中医临床各科均能起到很好的参考和指导作用。

中国医药科技出版社
2013 年 1 月

编写说明

本书选取古今名医对冠心病的证治经验，汇编成书。

大凡名医，莫不学验并重。因此本书原则，尽量选取对冠心病确有阐发，有论有方，并有医案佐证的医家经验。旨在突出中医理法方药的一体性，正如清代名医吴昆所言，“匪徒苟然志方而已”。

在体例上，本卷将古代医家与近现代医家分成两部分。“冠心病”在古代曾以“卒心痛、厥心痛、真心痛、胸痹、心痛”等不同病名出现；而近现代中医的“胸痹”病名包含了“卒心痛、厥心痛、真心痛、胸痹”，它与西医的“冠状动脉粥样硬化性心脏病（冠心病）、心绞痛、心肌梗死”等疾病相关。为了使古代与近现代内容延续，更体现中医特色，因此本分册的体例：凡古代医家与近现代医家，以医家为纲，每位医家收录的内容以“医家简介”、“医论医话”（如非本人所撰而是他人总结则列作“临证经验”）、“验方效方”、“精选验案”为序。

本书所选内容，注重临床实用性，文字有直录，有摘录，均详注出处，以供进一步研究。目录中每位医家后的题目，则为编者所撰，力图点出其主要特点，而非该医家学术的全面概括。所归纳或有不当之处，当以医家本人所论为准。

受编者水平所限，疏漏之处在所难免，敬请读者批评指正。

编　者

2012 年 12 月

目录

上篇　古代医家

下篇　近现代医家

上篇

古代医家

孙思邈

（擅外感杂病，重医德养生）

【医家简介】

孙思邈（581～682），自号孙真人，京兆华原（今陕西省耀县孙家塬）人。唐代著名医学家，精通老庄及百家之说，兼好佛经，是集佛、道、儒三教于一身的饱学之士，后世尊称他为“药王”，其著作《千金方》被近代医史学者称之为我国历史上第一部临床医学百科全书，他对外感热病、杂病以及方剂学与养生、食疗等方面均有很大贡献。

相关著作：《备急千金要方》、《千金翼方》。

【主要学术思想和主张】

（1）外感温热病的成就。鉴于“江南诸师秘仲景方不传”，他在晚年辑集《伤寒论》要妙，对仲景著作的传播和研究，发挥了重要作用。对汉、魏及晋唐医家在外感热病方面的理论与丰富的治疗经验也广为吸收，治疗上主张除热解毒，善用养阴生津，他治伤寒、温病的方药，对后世温病学说颇多影响。

（2）杂病证治的成就。孙氏对杂病的辨治以五脏六腑为纲，寒热虚实为目，他是继《中藏经》、《脉经》后对脏腑辨证颇有建树的医家。如他正确地揭述了糖尿病与化脓性感染的关系，强调糖尿病要随时注意预防化脓性感染。

（3）重视针灸与药物并用的综合治疗原则。指出“若针而不灸，灸而不针，皆非良医也。……知针知药，固是良医”。如“阿是穴”是《千金方》中最先记载的。

（4）孙思邈精通临床各科，尤为重视妇科和儿科。《千金方》中先论妇人、小儿，强调妇儿患病的特殊性。所载妇人方从求子到调经，包括许多妇科的特殊疾病。

（5）提倡食治与养性、养老，强调饮食疗法在延年益寿和老年病防治方面的重要意义。

【医论医话】

（1）论曰：胸痹之病，令人心中坚满，痞急痛，肌中苦痹，绞急如刺，不得俯仰，其胸前皮皆痛，手不得犯，胸中愊愊而满，短气，咳唾引痛，咽塞不利，习习如痒，喉中干燥，时欲呕吐，烦闷，自汗出，或彻引背痛，不治之，数日杀人。

(2) 论曰：夫脉当取太过与不及，阳微阴弦，即胸痹而痛，所以然者，责其极虚故也，今阳虚知在上焦。所以胸痹心痛者，以其人脉阴弦故也。平人无寒热，短气不足以息者，实也。

(3) 论曰：寒气卒客于五脏六腑，则发卒心痛胸痹。感于寒，微者为咳，甚者为痛、为泄。厥心痛与背相引，善瘛，如物从后触其心，身伛偻者，肾心痛也；厥心痛腹胀满，心痛甚者，胃心痛也；厥心痛如以针锥刺其心，心痛甚者，脾心痛也；厥心痛，色苍苍如死灰状，终日不得太息者，肝心痛也；厥心痛，卧若从心间痛，动作痛益甚，色不变者，肺心痛也。真心痛，手足青至节，心痛甚，旦发夕死，夕发旦死。

(4) 真心脉至坚而搏，如循薏苡子累累然，色赤黑不泽，毛折乃死。

(5) 心脉急甚为瘛疭，微急为心痛引背，食不下。缓甚为狂笑，微缓为伏梁在心下，上下行，有时唾血。大甚为喉介，微大为心痹引背，善泪出。小甚为善哕，微小为消瘅。滑甚为善渴，微滑为心疝引脐，少腹鸣。涩甚为喑，微涩为血溢维厥，耳鸣癫疾。

(6) 赤脉之至也，喘而坚，诊曰有积气在中，时害于食，名心痹，得之外疾思虑而心虚，故邪从之。

(7) 病先发于心者，心痛，一日之肺，喘咳；三日之肝，胁痛支满；五日之脾，闭塞不通，身痛体重。三日不已，死，冬夜半，夏日中。

(8) 心病其色赤，心痛短气，手掌烦热，或啼笑骂詈，悲思愁虑，面赤身热，其脉实大而数，此为可治。宜服（缺宜服者药）。春当刺中冲，夏刺劳宫，季夏刺大陵，皆补之；秋刺间使，冬刺曲泽，皆泻之。此是手心主心包络经。又当灸巨阙五十壮，背第五椎百壮。

(9) 邪在心，则病心痛善悲，时眩仆，视有余不足而调之其俞。愁忧思虑则伤心，心伤则苦惊喜忘善怒。

(10) 心中寒者，其人病心如啖蒜齑状，剧则心痛彻背，背痛彻心，如蛊注。其脉浮者，自吐乃愈。

(11) 心之积名曰伏梁，起于脐上，上至心，大如臂，久久不愈。病烦心心痛，以秋庚辛日得之何也？肾病传心，心当传肺，肺适以秋王，王者不受邪。心复欲还肾，肾不肯受，因留结为积。故知伏梁，以秋得之。

【验方效方】

方一　乌头丸

［主治］心痛彻背，背痛彻心。

［药物组成］乌头六铢，附子、蜀椒各半两，赤石脂、干姜各一两。

方二　枳实薤白桂枝汤

［主治］胸痹，心中痞气结在胸，胸满胁下逆抢心。

［药物组成］枳实四两，厚朴三两，薤白一斤，瓜蒌实一枚，桂枝一两。

上五味，㕮咀，以水七升，煮取二升半，分再服。仲景方厚朴用四两，薤白半斤，水五升，煮取二升。

方三　瓜蒌汤

［主治］胸痹之病，喘息咳唾，胸背痛，短气，寸脉沉而迟，关上小紧数。

［药物组成］瓜蒌实一枚，薤白一斤，半夏半斤，生姜四两，枳实二两。

上五味，㕮咀，以白截浆一斗，煮取四升，服一升，日三。仲景、《肘后》不用生姜、枳实、半夏。

方四　茯苓汤

［主治］胸中气塞短气。

［药物组成］茯苓三两，甘草一两，杏仁五十枚。

上三味，㕮咀，以水一斗三升，煮取六升，去滓。为六服，日三，未瘥，再合服。

方五　细辛散

［主治］胸痹达背痛、短气。

［药物组成］细辛、甘草各二两，枳实、生姜、白术、瓜蒌实、干地黄各三两，桂心、茯苓各二两。

上九味，治下筛，酒服方寸匕，日三。

方六　蜀椒散

［主治］胸痹达背。

［药物组成］蜀椒、食茱萸各一两，桂心、桔梗各三两，乌头半两，豉六铢。

上六味，治下筛，食后酒服方寸匕，日三。

方七　前胡汤

［主治］胸中逆气，心痛彻背，少气不食。

［药物组成］前胡、甘草、半夏、芍药各二两，黄芩、当归、人参、桂心各一两，生姜三两，大枣三十枚，竹叶一升。

上十一味，㕮咀，以水九升，煮取三升，分四服。

方八　茯神煮散方

［主治］心实热，口干烦渴，眠卧不安。

［药物组成］茯神、麦门冬各三十六铢，通草、升麻各三十铢，紫菀、桂心各十

八铢，知母一两，赤石脂四十二铢，大枣二十枚，淡竹茹鸡子大，一枚。

方九 茯苓补心汤

［主治］心气不足，善悲愁恚怒，衄血，面黄，烦闷，五心热，或独语不觉，咽喉痛，舌本强，冷涎出（一作汗出），善忘恐，走不定，妇人崩中，面色赤。

［药物组成］茯苓四两，桂心二两，大枣二十枚，紫石英一两，甘草二两，人参一两，赤小豆十四枚，麦门冬三两。上八味，㕮咀，以水七升，煮取二升半，分三服。

方十 半夏补心汤

［主治］心虚寒，心中胀满，悲忧，或梦山丘平泽。

［药物组成］半夏六两，宿姜五两，茯苓、桂心、枳实、橘皮各三两，白术四两，防风、远志各二两。

上九味，㕮咀，以水一斗，煮取三升，分三服。

方十一 九痛丸

［主治］九种心痛。一虫心痛，二注心痛，三风心痛，四悸心痛，五食心痛，六饮心痛，七冷心痛，八热心痛，九去来心痛。此方悉主之，并疗冷冲上气，落马堕车，血疾等方。

［药物组成］附子、干姜各二两，巴豆、人参、吴茱萸各一两，生狼毒四两。

上六味，末之，蜜和。空腹服如梧子一丸，卒中恶腹胀痛，口不能言者二丸，日一服。连年积冷流注心胸者，亦服之，好好将息，神验。

（以上均录自：《备急千金要方》）

李杲

（倡导脾胃论，甘温除热法）

【医家简介】

李杲（1180～1251），字明之，晚号东垣老人，金代真定（今河北保定）人，是主“脾胃论”的金元四大家之一。他的门徒王好古、罗天益等都继承和发挥了他的学说而成为一代名医，他的立法用药对宋金元时期及后世许多著名医家都产生了深刻的影响。

相关著作：《脾胃论》、《内外伤辨惑论》、《用药法象》（又名《药象论》）、《兰室秘藏》、《医学发明》。

【主要学术思想和主张】

（1）脾胃论是他最重要的学术主张。认为脾胃是滋养元气的源泉——“土为万物之母”，“人以胃气为本”。脾胃属中土，在四时中又皆有土气，脾胃是人体精气升降的枢纽。脾胃是滋养元气的源泉，脾胃损伤必然导致元气不足而产生各种病变。

（2）内伤热中证是李杲关于内伤疾病的重要内容之一。其病机主要是由于脾胃虚弱所致的气虚血亏而造成“阴火”内燔，故其治疗不同于一般的火证。李杲用甘温之剂来培土补脾，升阳泻火，这也是他治疗内伤疾病的基本法则，即著名的甘温除热法。

（3）临床用药特点与其脾胃论的学术思想是一致的。对于脾胃内伤各种疾患，他继承张元素的用药法则，重视药物气味的升降浮沉理论，其处方中药味多而剂量轻，治法重在补益脾胃，升发元气，滋阴降火。

【医论医话】

（1）安养心神调治脾胃论：《灵兰秘典论》云：心者君主之官，神明出焉，凡怒、忿、悲、思、恐惧，皆损元气。夫阴火之炽盛，由心生凝滞，七情不安故也。心脉者神之舍，心君不宁，化而为火，火者七神之贼也。故曰火阴太盛，经营之气不能颐养于神，乃脉病也。神无所养，津液不行，不能生血脉也。心之神，真气之别名也。得血则生，血生则脉旺。脉者神之舍，若心生凝滞，七神离形，而脉中惟有火气矣。

善治斯疾者，惟在调和脾胃，使心无凝滞，或生欢忻，或逢喜事，或天气暄和、居温和之处，或食滋味，或眼前见欲爱事，则慧然如无病矣。盖胃中元气得舒伸故也。

（录自：《脾胃论》）

（2）心痛者，乃寒邪客于心包络也，前人以良姜、菖蒲大辛热之味末之，酒醋调服，其痛立止，此折之耳；真心痛者，寒邪伤其君也，手足青至节，甚则旦发夕死；脘痛者，太阴也，理中、建中、草豆蔻丸之类主之。

（3）厥心痛者，痛如银针刺其心，甚者脾心痛也，取之然谷，太溪，余脏皆然。

（以上录自：《东垣试效方》）

【验方效方】

方一　草豆蔻丸

［主治］胃脘当心而痛，气欲绝者，胃虚之极也。俗言“心痛”。

［药物组成］草豆蔻一钱四分，面裹烧熟，去皮脐，秤，吴茱萸汤洗去苦，焙，秤、益智仁、陈皮、白僵蚕、黄芪、人参各八分，生甘草、炙甘草、当归身、青皮各

六分，神曲末、姜黄各四分，桃仁七个，去皮尖，汤浸，泽泻一钱，小便数减半，半夏一钱，汤洗七次，大麦蘖钱半，炒黄，柴胡四分，详胁下痛多少用之，右一十八味，除桃仁另研如泥外，为极细末，周研匀，汤浸蒸饼为丸，如桐子大，每服三十丸，热白汤送下，食远。旋斟酌多少用之。

方二 白术附子汤

[主治] 夫脾胃之证，始则热中，终则寒中。阴盛生内寒，厥气上逆，寒气积于胸中，是肾水反来侮土，此所谓胜者妄行也。作中满腹胀，作涎，作清涕；或多溺，足下痛不能任身履地，骨乏无力，喜唾，两丸多冷，时作阴阴而痛；或妄见鬼状，梦亡人，腰、背，胛眼、腰脊皆痛，而不渴不泻，不渴不泻则温气去寒独留，寒独留则血凝冱，血凝冱则脉不通，故其脉盛大以涩，曰寒中。

[药物组成] 白术、附子炮去皮脐、苍术、陈皮、厚朴姜制、半夏汤洗七次、茯苓、泽泻、猪苓去皮，各半两，肉桂四钱。右件锉如麻豆大，每服半两，水三盏，生姜三片，同煎至一盏。去滓，食前温服。量病人虚实，加减多少。

（方一、方二录自：《医学发明》）

方三 益智和中丸

[主治] 心胃腹中大痛，烦躁，冷汗自出。

[药物组成] 草豆蔻四钱，益智仁二钱二分，缩砂仁七分，甘草炙，二钱半，黄芪、人参、当归身、干生姜、麦门冬、神曲末、橘皮各半钱，桂枝一钱半，桂花一钱，麦蘖三钱，面炒，黄连二分，生地黄二分，姜黄五分，木香二分。上件同为细末，汤浸蒸饼为丸，如桐子大，每服三十丸，温水送下，细嚼亦得。

（方三录自：《东垣试效方》）

【精选验案】

东垣治一妇，重娠六个月，冬至因恸哭，口服风寒，忽病心痛不可忍，浑身冷气欲绝。曰：此乃客寒犯胃，故胃脘当心而痛。急与草豆蔻、半夏、干生姜、炙甘草、益智仁之类。或曰：半夏有小毒，重娠服之，可乎？曰：乃有故而用也。岐伯曰：有故无殒，故无殒也。服之愈。

（验案录自：《名医类案》）

朱震亨

（倡导滋阴派，善滋阴降火）

【医家简介】

朱震亨（1281～1358），字彦修，婺州义乌（今浙江义乌）人，因世居丹溪，后人尊之为丹溪翁，元代著名医学家。自幼学习四书五经和程朱理学，三十岁后才开始学医，师从名医罗知悌，罗为刘元素再传弟子，旁通张从正、李杲之说并有所创见，侧重于阐述阴虚火旺之证，论治多以补阴为主，为滋阴学派之倡导者。

相关著作：《格致余论》、《丹溪心法》、《局方发挥》、《本草衍义补遗》、《金匮钩玄》等书。

【主要学术思想和主张】

（1）“阳有余阴不足”论。临床治疗上他主张滋阴降火，善用滋阴降火药，后世称其学术派别为养阴派（或滋阴派）。他所创用的越鞠丸、大补阴丸、琼玉膏等至今仍为常用方剂。

（2）相火论。根据《内经》论证“相火”有常有变，认为人体有赖于“相火”以温养脏腑和推动功能活动，但“相火”易于妄动，一旦相火妄动就会耗伤精血发生病变。在养生方面，主张节制食欲，色欲，以保养阴分。

【医论医话】

（1）心痛，即胃脘痛。虽日数多，不吃食，不死。若痛方止便吃物，还痛。必须三五服药后，方吃物。痛甚者，脉必伏，用温药附子之类，不可用参术，诸痛不可补气。

（2）夫心痛，其种有九：一曰虫痛，二曰疰痛，三曰风痛，四曰悸痛，五曰食痛，六曰饮痛，七曰寒痛，八曰热痛，九曰来去痛。其痛甚，手足青过节者，是名真心痛。旦发夕死，夕发旦死，非药物所能疗。有肾气上攻以致心痛，用生韭研汁和五苓散为丸，空心茴香汤下。时作时止，或饮汤水咽下而作哕者，是有死血在其中，以桃仁承气汤下之。草豆蔻丸，多治气馁弱人心痛，妙。

（以上录自：《丹溪心法》）

（3）心痛即胃脘痛。真心痛者，其痛甚，手足青至节，旦发夕死，东垣谓真头痛者，手足寒至节，不治。青则必寒，寒则必青也。此所论治乃胃脘痛以其在心之分，故俗名焉。

虽月久不食，亦不死，若治而痛止即食，必复痛，勿归咎于医也。

须分久新，若明知身受寒气，口伤寒物，于初病之时，宜用温散温利之药如草豆蔻丸之类。

（录自：《丹溪纂要》））

【验方效方】

方一　草豆蔻丸

［主治］客寒犯胃痛者，宜此丸，热亦可服，止可一二服。

[药物组成] 草豆蔻一两四分，面裹煨，去皮，益智、橘皮、僵蚕、人参、黄芪各八分，吴茱萸八分，汤洗去苦，生甘草三分，炙甘草三分，归身、青皮各六分，神曲炒，姜黄各四分，泽泻一钱，小便数者减半，桃仁七个，去皮尖，另研，麦芽一钱五分，炒，柴胡四分，译胁下加减用，半夏洗，一钱，上除桃仁另研，余为末，浸蒸饼丸如桐子大。服三十丸，白汤下，食远，旋斟酌多少用之。

方二 丁香止痛散

[主治] 心气痛不可忍。

[药物组成] 良姜五两，茴香炒、甘草各一两半，丁香半两。上为末，每服二钱，沸汤点服。

方三 失笑散

[主治] 心气痛不可忍，小肠气痛。

[药物组成] 蒲黄炒、五灵脂酒研，淘其砂土，各等分。上先以醋调二钱，煎成膏，入水一盏煎，食前热服。

（以上均录自：《丹溪心法》）

【精选验案】

案1

一人以酒饮牛乳，患心疼年久，身无汗，医多以丁香治之。羸弱食减，每痛以物拄之，脉迟弦涩，又苦吞酸，以二陈汤加芩、连、白术、桃仁、郁李仁、泽泻，每日服之。屡涌出酸苦黑水并如烂木耳者，服至二百余帖，脉涩退至添纯弦而渐充满，时冬暖，意其欲汗而血气未充，以参、芪、归，芍、陈皮、半夏、甘草服之，痛缓。与麻黄、苍术、芎、归等才下咽忽晕厥，须臾而苏，大汗，痛止。

案2

许文懿公白云先生因饮食作痰成心脾疼，后触冒风雪，腿骨痛，医以黄牙，岁丹、乌、附治十余年，艾灸万计。又冒风而病，加胯难开合，脾疼时胯稍轻，胯痛则脾疼止。予谓初因脘有食积痰饮，续胃寒湿抑遏经络，血气不行，津液不通，痰饮注入骨节，往来如潮涌，上则为脾痛，降下则为胯痛，须涌泄之。以甘遂末一钱，入猪腰子内煨名煨肾散。食之，连泄七行、足便能步，后呕吐大作，不食、烦躁、气弱、不语。予记《金匮》云：病人无寒热而短气不足以息者，实也。其病多年郁结，一旦泄之，徒引动其猖狂之势，无他制御之药，故也。仍以吐剂达其上焦，次第治及中下二焦，连日用瓜蒂、藜芦、苦参，俱吐不透而哕躁愈甚，乃用附子尖三枚和浆水与蜜饮之，方大吐膏痰一大桶。以朴硝、滑石、黄芩、石膏、连翘等一斤浓煎，置井中极冷饮之，四日服四斤后，腹微满，二便秘，脉歇至于卯酉时。予谓卯酉为手足阳明之应，此乃胃与大肠有横滞未尽，当速泻之。诸医惑阻，乃作紫雪二日服至五两，腹减稍安。后又小便闭痛，饮以萝卜子汁，得吐立通。又小腹满痛，以大黄、牵牛等分，水丸，服至三百丸，下如烂鱼肠二升许，脉不歇，又大便迸痛，小腹满闷，又与前丸百粒。腹大疝痛，腰胯重，眼火出，不言语，泻下秽物如棚油条一尺许，肛门如烧，以水沃之。自病半月不食不语，至此方啜稀粥，始有生意，数日平安。自呕吐至安日，脉皆平常，弦大，次年行倒仓法愈。

案3

一妇因久积郁，患后心痛，食减，羸恤，渴不能饮，心与头更换而痛，不寐，大便燥结。予四物汤加陈皮、甘草百余帖，未效。予曰，此肺久为火所郁，气不得行，亦蓄塞，遂成污浊。气壅则头痛，血不流则心自痛，通一病也。治肺当自愈。遂效东垣清空膏例以黄芩细切，酒浸透，炒赤色，为细末，以热白汤调下。头稍汗，十余帖汗渐通身而愈。因其膝下无汗，瘦弱，脉涩，小便数，大便涩，当补血，以防后患。以四物汤加陈皮、甘草、桃仁、酒芩服之。

案4

一妇春末心脾疼，自言腹胀满，手足寒时膝须绵裹，火烘。胸畏热，喜掀露风凉。脉沉细涩，稍重则绝，轻似弦而短，渴喜热饮，不食。以草豆蔻仁三倍，加黄连、滑石、神曲为丸。白术为君，茯苓为佐，陈皮为使，作汤下百丸，服至二斤而愈。

案5

一妇形瘦色嫩，味厚，幼时以火烘湿鞋，湿气上袭致吐清水、吞酸。服丁香热药，时作时止。至是心疼有痞块，略吐食，脉皆微弦，重似涩，轻稍和。与左金丸二十四粒，姜汤下三十余次，食不进。予曰：结已开矣，且止药。或思饮，少与熟水，间与青六丸。脉弦渐添，与人参酒，芍药汤引金泻木，渐思食。苦大便秘，以生芍药、陈皮、桃仁、人参为丸与之，蜜导，便通食进。

（案1至案5录自：《丹溪纂要》）

案6

丹溪治一人，年三十六，虚损瘦甚，右胁下疼，四肢软弱。二陈汤加白芥子、枳实、姜炒黄连、竹沥，八十贴安。

（案6录自：《名医类案》）

案7

朱丹溪治一妇人脾疼，带胁痛，口微干。问已多年，时尚秋，用二陈汤加川芎、干葛、青皮、木通，下芦荟丸二十粒。

案8

一妇人气晕，两胁、胸、背皆痛，口干。用青皮、半夏各一钱，白术、黄芩、川芎各三钱，木通二钱五分，陈皮、桔梗各二钱，甘草炙半钱，以上分六帖煎热服。又胁下有食积一条杠起，加吴茱萸炒黄连。

案9

朱丹溪治杨淳三哥，旧有肾疾，上引乳边及右胁痛，多痰，有时膈上痞塞，大便必秘，平时少汗，脉弦甚。与保和、温中各二十丸，研桃仁、郁李仁吞之，而愈。

案10

方提领，年五十六，因饮酒后，受怒气，于左胁下与脐平作痛，自此以后渐成小块，或起、或不起，起则痛，痛止则伏，面黄口干，无力食少，吃物便噯。服行气药，转恶风寒，脉之左大于右，弦涩而长，大率左手重取则全弦。此热散太多，以致胃气大伤，阴血下衰。且与和胃汤，以补胃气，滋养阴血。并下保和丸，助其运化，俟胃稍实，阴血稍充，却用消块和胃。人参三钱，白术钱半，陈皮一钱，白芍、归身各五分，干葛三分，红花豆大，炙草二钱，作一帖，下保和丸二十五，龙荟十五。

（案7至案10录自：《续名医类案》）

孙一奎

（论命门三焦，倡首重明证）

【医家简介】

孙一奎（1522～1619），字文垣，号东宿，又号生生子，休宁县（今安徽休宁）人，明代著名医家，为汪石山的再传弟子。汪石山虽然遥承朱丹溪之学，然又受到东垣学说的影响，而善用参、芪，注重营卫。孙氏虽为丹溪之再传弟子，然其并不学习朱氏的“阳有余阴不足论”，而在医理上如对三焦、火等有独到见解，在学术上擅长温补。

相关著作：《赤水玄珠》、《医旨绪余》、《痘疹心印》、《孙文垣医案》。

【主要学术思想和主张】

1. 论命门动气。

孙氏命门学说，胎息于《难经》，受《易经》哲学思想影响。认为人身的太极是两肾间的命门原气，即动气。命门动气为生生不息之根，对于呼吸功能来说特别重要。

2. 论三焦相火

宗《难经》三焦无形之说，认为三焦是上、中、下三焦之地位的合称，三焦原非五行正腑，不同于其他五脏、五腑的合应，只得依附于膀胱，故又称“孤府”。

3. 论治疗“首重明证”

认为“凡证不拘大小轻重，俱有寒、热、虚、实、表、里、气、血”之分，在遣方用药重视对三焦元气的保护，与其三焦、命门理论相印证。认为不惟纯阴苦寒之剂可伤脾胃、耗元气，且“若用辛香散气，燥热伤气，真气耗散”，又疏导过剂也可耗损元气，淡渗过剂，常致肾气夺伤。

【医论医话】

真心痛者，手足青至节，旦发夕死，夕发旦死。寒邪伤其君主也。今之治例，皆非真心痛也，以其在心之部位而名。或心之脉络，或手心主之脉络，或胃脘，或胸膈，或食伤，或寒伤，或气逆，或痰饮，或死血，或虫，或郁火，皆致痛也。

肝虚则胸痛引背胁，实则胸痛不能转侧，喜太息。仲景曰：肝中寒者，两臂不举，舌本燥，喜太息。胸中痛不能转侧，食则吐而出汗也。肝著，其人常欲踏其胸上。先未苦时，但欲饮热，旋覆花汤主之。

仲景治胸痹之病，喘息咳唾，胸背短气，寸口脉沉而迟，关上小紧数者，宜以瓜蒌薤白白酒汤主之。

【验方效方】

方一 《金匮》赤石脂丸

［主治］心痛彻背，背痛彻心，此寒厥心痛。

［药物组成］乌头三钱，炮，附子五钱，炮，蜀椒、干姜、赤石脂各一两。

上末，蜜丸，梧子大，食后白汤下一丸，日三服。

方二 术附汤

［主治］寒厥暴痛，脉微气弱。

［药物组成］甘草一两，炙，白术四两，附子一两半，炮。

每三钱，姜枣煎。

方三 瓜蒌薤白白酒汤

［主治］仲景治胸痹之病，喘息咳唾，胸背短气。

［药物组成］大瓜蒌一个，捣碎，薤白半斤，白酒七升。

三味同煮，取二升，分温再服。

方四 斗门方

[主治] 胸腹壅滞，去痰开胃。

[药物组成] 半夏泡净，焙干为末，生姜自然汁和为饼子，用湿纸包，于慢火中煨令香熟，水一盏，用饼子一块，如弹子大，入盐半钱，煎取一盏，温服。大能去胸膈壅逆，大压痰毒，及治酒食所伤，其功效大矣。

方五 茯苓杏仁甘草汤

[主治] 胸痹，胸中气塞，短气。

[药物组成] 茯苓二两，杏仁五十个，甘草一两。

水一斗，煮五升，温服一升，一日三服。

方六 橘枳姜汤

[主治] 胸痹，胸中气塞，短气。

[药物组成] 陈皮一斤，枳实二两，生姜半斤。

水五升，煮二升，分温再服。

方七 仲景薏苡附子汤

[主治] 胸痹缓急。

[药物组成] 薏苡仁十五两，大附子十个，炮。

为末，每服方寸匕，日三服。

（以上医方均录自：《赤水玄珠》）

【精选验案】

案1

进贤三尹张思轩公与潘少保印川公，皆受室于施氏，称联襟云。施故富家，而张公夫人贤慧，治家勤笃，为人精洁周致，以产多而气血惫，又以婚嫁繁而费用不支，积忧，年将五十，因病心痹，发则晕厥，小水短涩，胸膈痛不可忍，烦躁干哕，恶内蒸热，气愤愤上腾，肌削骨立，月汛不止。苕城时辈，有认为气怯者，有认为膈食者，皆束手无措，尸寝浃旬，浆粒不入口者五日，凶具备而待毙，举家计无所之，惟神是祷。予适在潘府，逆予诊之，脉左弦大，右滑大而数。诊毕，予曰：可生也。《病机》云，诸逆吐酸，皆属于火，诸风掉眩，皆属于木。法当调肝清热，开郁安神。诸医群然目摄而背谑曰：书云骨蒸肉脱者死，形瘦脉大胸中多气者死，绝谷食者死。孙君独许其生，果药王再世哉。予若不闻，而捡药以进。

竹茹、滑石各三钱，白豆蔻仁七分，半夏曲、橘红、姜、连、茯苓各一钱，甘草五分，水煎，令一口口咽之。

服毕，哕止晕定。次日用温胆汤调辰砂益元散三钱，服之，胸膈顿开，渐进饮食，小水通长，烦躁尽减，骎骎然安若无事。后用逍遥散、六君子汤，加黄连、香附，三越月而肌肉全，精神如旧。茗人骇然曰：能起此病，信药王矣。

案2

张文学子心，二尹可泉公长君也。自知医，弱冠病，吴下名医皆诊之，佥曰瘵，治久不效。子心亦自分必死，督家人具秘器，己沐浴，衣襚衣而卧正寝，断粒、绝药者二日。可泉闻予治其高第张星岳之婶奇，因访予曰：病心痹而尸寝浃旬者能起之，谁不啧啧称公高手，吾子病且革，幸怜而诊之。予至，诊其脉，左寸短弱，右关略弦，余皆洪大。其症咳嗽，下午热从两足心起，渐至头面，夜半乃退，而色青，形羸气促，多梦遗，交睫卧床褥奄奄一息耳。时则七月初旬也。诊毕，语可泉公曰：郎君病可治，不宜豫凶器也。可泉公曰：诸医佥谓火起九泉者，十不救一，大肉尽削者死，咳嗽加汗者死，脉不为汗衰者死，又当此铄石流金之候，又恐肺金将绝。豚子亦自谓无生理，先生何言可治也。予曰：汗多者，孤阳几于飞越也。可泉公曰：飞越亦死候也。予曰：几者，将成未成之辞也。症虽危，其色、其声音、其脉，尚有生意。终不可以一凶而废三善。两颧不赤，心火未焚也。声音不哑，肺金未痿也。耳轮不焦，肾水未涸也。相书云：面青者，忧疑不决，左寸短者，心神不足，关略弦者，谋为不遂。夫心者，万事万化之主，《内经》曰：主明则下安，主不明则十二官危。又肝主谋为，胆主决断。谋为不决，故色青。症与色与脉皆非瘵也。盖郎君志愿高而不遂其欲，殆心病，非肾病也。经曰：色脉相得者生。予故谓郎君之病可起也。病者闻言，明目语其父曰：吾今犹寐者初寤矣！从来未有此论沁吾心脾也。吾病由星士许决科于癸酉，是年予落第，而同窗者中，故怏怏至此。先生得吾心于色脉，神矣！此言可当药石，谨拜命。予为定方，煎方名调肝益神汤。以人参、酸枣仁、龙骨为君，丹参、石斛、贝母、麦冬、五味子为臣，山栀、香附为佐，服二十帖而病起。丸方则大龟板、熟地黄、枸杞子、人参、麦冬、五味、茯苓，蜜丸，服三月而精神健，肌肉完。次年生女。可泉公，茗中名士，奇予治，而延誉闻于大宗伯董浔阳公，宗伯交欢余者，由可泉公始也。

案3

吴见南令郎心脾痛。因劳倦而致，每痛必得可口之物压之立止。两腿生疮。右脉滑，左脉弱。以白芍药三钱，甘草一钱五分，白蒺藜、碧胡麻各一钱，当归、黄柏各八分，石菖蒲、白茯苓各六分，四剂而痛止。仍用小建中汤，减去桂枝，加黄柏、苍耳子、白蒺藜、何首乌，炼蜜为丸，服之疮亦寻愈。

案4

族侄妇戴氏，两寸脉滑大，两尺沉微，心痛彻背，背痛彻心，甚则必探吐其食乃已。近来每一痛必七日，仅进白水，粒食不能进，进则吐而痛更加，七日后痛渐已。如此者，十七年所矣。始则一年两发，又一年六七发。今则一月一发。以积气丸治之，不终剂而断根。

（以上验案均录自：《孙文垣医案》

叶天士

（创温病学说，重脾胃养阴）

【医家简介】

叶天士（1667～1746），名桂，号香岩，江苏苏州人。清代名医，四大温病学家之一，与薛雪等齐名。长于治疗时疫和痧痘，对温热病的病因病机、辨证论治造诣极深，是中医温病学的奠基人之一。

相关著作：《温热论》、《临证指南医案》、《叶案存真》、《未刻叶氏医案》等，系其门人编辑整理而成。

【主要学术思想和主张】

（1）勤求古训，创立新说。叶氏论温病，吸收了刘河间辛温解表等经验，对吴又可的邪自口鼻而入说、盛启东的热入心胞说、喻嘉言的三焦分治论等，都能兼收并蓄。在治疗中风、脾胃病中，提出了“肝为刚脏说”、“养胃阴说”、“阳化内风说”、“久病入络说”等具有创新性的学术观点。

（2）精研温病，治分经络。叶天士是温病学派的奠基者和集成者，他揭示了外感温热病传变的一般规律，创建了以卫气营血为层次的辨证纲领。

（3）重视脾胃，倡养胃阴。如“脾宜升则健，胃宜降则和”、“太阴阴土，得阳则运，阳明阳土，得阴自安”、“脾喜刚燥，胃喜柔润”等，构成了叶氏胃阴学说的主要内容。《临证指南医案》所载的养胃阴之方（麦冬、生扁豆、玉竹、生甘草、桑叶、大沙参），被后世命名为叶氏养胃汤，现已成为治疗各种阴虚型胃病的基本方。

【医论医话】

厥心痛一证，古人辨论者多且精矣，兹不复赘。但厥心痛与胃脘痛，情状似一而症实有别，世人因《内经》胃脘当心而痛一语，往往混而视之。不知厥心痛为五脏之气厥而入心包络，而胃实与焉，则心痛与胃痛不得不各分一门。今先生案中积劳损阳者，用归、鹿、姜、桂、桃仁、半夏治之，以其劳伤血痹，无徒破气，为之通络以和营也；脾厥心痛者，用良姜、姜黄、茅术、丁香、草果、厚朴治之，以其脾寒气厥，病在脉络，为之辛香以开通也；重按而痛稍衰者，用人参、桂枝、川椒、炙草、白蜜治之，以其心营受伤，攻劫难施，为之辛甘以化阳也。方案虽未全备，然其审病之因，制方之巧，无不一一破的。果能举一反三，其义宁有尽乎？（龚商年）

【精选验案】

案1

浦。中阳困顿，浊阴凝冱，胃痛彻背，午后为甚，即不嗜饮食，亦是阳伤。温通阳气，在所必施。胸脘清阳不运。

薤白三钱，半夏三钱，茯苓五钱，干姜一钱，桂枝五分。

案2

华四六。因劳胸痹阳伤，清气不运。仲景每以辛滑微通其阳。

薤白、瓜蒌皮、茯苓、桂枝、生姜。

案3

王。胸前附骨板痛，甚至呼吸不通，必捶背稍缓，病来迅速，莫晓其因。议从仲景胸痹症乃清阳失展，主以辛滑。

薤白、川桂枝尖、半夏、生姜。

加白酒一杯同煎。

案4

谢。冲气至脘则痛，散漫高突，气聚如瘕，由乎过劳伤阳。

薤白、桂枝、茯苓、甘草。

临服冲入白酒一小杯。

案5

某六五。脉弦，胸脘痹痛，欲呕便结。此清阳失旷，气机不降，久延怕成噎膈。

薤白三钱，杏仁三钱，半夏三钱，姜汁七分，厚朴一钱，枳实五分。

案6

徐六一。胸痹因怒而致，痰气凝结。

土瓜蒌、半夏、薤白、桂枝、茯苓、生姜。

案7

王五七。气逆自左升，胸脘阻痹，仅饮米汤，形质不得下咽，此属胸痹。宗仲景法。

瓜蒌薤白汤。

又，脉沉如伏，痞胀格拒，在脘膈上部，病人述气壅，自左觉热。凡木郁达之，火郁发之，患在上宜吐之。

巴豆霜一分，制，川贝母三分，桔梗二分。

为细末，服。吐后，服凉水即止之。

案8

某二六。肺卫窒痹，胸膈痹痛，咳呛痰黏。苦辛开郁为主。当戒腥膻。

瓜蒌皮、炒桃仁、冬瓜子、苦桔梗、紫菀、川贝母。

案9

华。阳气微弱，胸痹。

苓桂术甘汤。

案10

某二十。脉弦，色鲜明，吞酸胸痹，大便不爽。此痰饮凝冱，清阳失旷，气机不利。法当温通阳气为主。

薤白、杏仁、茯苓、半夏、厚朴、姜汁。

案11

某三八。气阻胸痛。

鲜枇杷叶、半夏、杏仁、桔梗、橘红、姜汁。

案12

某。脉沉，短气咳甚，呕吐饮食，便溏泻。乃寒湿郁痹，胸痹如闷，无非清阳少旋。寒湿郁痹。

小半夏汤加姜汁。

案13

王三三。始于胸痹，六七年来发必呕吐甜水黄浊，七八日后渐安。自述病发秋月，意谓新凉天降，郁折生阳，甘味色黄，都因中焦脾胃主病。仿《内经》辛以胜甘论。脾胃阳虚。

半夏、淡干姜、杏仁、茯苓、厚朴、草蔻。

姜汁法丸。

案14

某。痛久入血络，胸痹引痛。血络痹痛。

炒桃仁、延胡索、川楝子、木防己、川桂枝、青葱管。

[**按**] 胸痹与胸痞不同。胸痞有暴寒郁结于胸者，有火郁于中者，有寒热互郁者，有气实填胸而痞者，有气衰而成虚痞者，亦有肺胃津液枯涩，因燥而痞者，亦有上焦湿浊弥漫而痞者。若夫胸痹，则但因胸中阳虚不运，久而成痹。《内经》未曾详言，惟《金匮》立方俱用辛滑温通，所云寸口脉沉而迟，阳微阴弦，是知但有寒证而无热证矣。先生宗之加减而治，亦惟流运上焦清阳为主，莫

与胸痞、结胸、噎膈、痰食等症混治，斯得之矣。（华）

案15

宋。脉左涩伏，心下痛甚，舌白，不能食谷，下咽阻膈，痛极昏厥，此皆积劳损阳。前者曾下瘀血，延绵经月不止，此为难治。劳伤血滞。

生鹿角、当归须、姜汁、官桂、桃仁、炒半夏。

案16

谭三五。心痛引背，口涌清涎，肢冷，气塞脘中，此为脾厥心痛，病在络脉，例用辛香。脾寒厥。

高良姜、片姜黄、生茅术、公丁香柄、草果仁、厚朴。

案17

朱。重按痛势稍衰，乃一派苦辛燥劫伤营络，是急心痛证，若上引泥丸则大危矣。议用《金匮》法。营络伤，急心痛。

人参、桂枝尖、川椒、炙草、白蜜。

（以上均录自：《临证指南医案》）

吴 瑭

（学术源叶桂，倡清热养阴）

【医家简介】

吴瑭（1758～1836），字鞠通，淮阴（江苏淮阴）人。19岁时，因父亲病重不能起床，久治不效，于是决心发奋学医。远则“追迹于仲景”，近则“师承于叶氏”，吴氏的温病学说渊源于叶桂，并将叶氏的学说发扬光大，著成《温病条辨》一书，刊于嘉庆三年（1798），系统地阐述了温病的三焦病机，总结了治温大法和汇集许多名方，对温病学说的发展做出了贡献，是清代著名的温病学家之一。

相关著作：《温病条辨》、《医医病书》、《吴鞠通先生医案》。

【主要学术思想和主张】

（1）温热病之温邪，是火之气。肺者金之脏，温病先伤手太阴肺经，是以火乘金，这便是伤寒与温热病机的最根本的区别。温病由口鼻而入，自上而下，鼻通于肺，始乎太阴。太阴金也，温者火之气，风者火之母，火未有不克金者，故病始于此，必从河间三焦定论。

（2）阐发温病的三焦辨治，虽以三焦病证命名，但却以六经为基础，将温病的三焦辨治与《伤寒论》紧密联系起来，充实了六经证候，发展了外感热病的辨证体系。

(3) 温病的治疗，反对“以温治温”和“以苦寒治温”，把“清热养阴”作为治疗温病的基本法则。他治上焦，主要用辛凉之剂，如银翘散和桑菊饮，此二方，至今治感冒，仍为常用之有效方剂。治中焦，主要用甘寒之剂，如益胃汤、雪梨浆、五汁饮、玉竹麦门冬汤。治下焦，主要用咸寒，如复肠汤等，以恢复下焦之津液，阴复则阳留，则可以使肝肾之液不至枯竭，从而得到救治。

【医论医话】

四君子汤论

举世用四君子汤，不知其所以然之故。余借此一方，以开后学测古方之妙义，又开加减去取之法，是古方皆当如是体验也。四君为补气而设。按肺主气，补气必补肺矣。然不从肺着想，而从脾胃着想者何也？虚则补其母也，补土生金，即所以补气也。白术、炙甘草，脾经守药也。甘草纯甘，不兼他味，守中之守药也。白术兼苦而能渗湿，守中之通药也。人参、茯苓，胃中通药也。人参苦少甘多，通中之守药也。茯苓淡渗而能达下，通中之通药也。知此，欲单用通则去术、草，单用守则去参、苓，单用通中通则单用茯苓，单用守中守则单用甘草，当兼用通守者，则兼用之。能合能分，能加能减，能轻能重，能暂能久，用药之能事毕矣。补土必兼渗湿者，土最受湿而反恶湿也。色白黄之药，多兼走肺胃也。盖肺之脏象属金，化气属土也；胃之脏象属土，化气属金也。

（录自：《医医病书》）

【精选验案】

初五日，某，脉弦细而紧，浊阴上攻，胸痛。用辛香流气法。

川楝子三钱，良姜三钱，厚朴二钱，乌药二钱，淡吴萸三钱，槟榔一钱五分，小枳实二钱，荜拨二钱，广皮二钱，广木香一钱。三剂。

初八日：补火生土，兼泄浊阴。

茯苓块三钱，台乌药二钱，淡干姜二钱，益智仁煨，一钱五分，生薏仁三钱，半夏三钱，陈皮一钱五分，淡吴萸二钱。四帖。

（以上验案录自：《吴鞠通医案》）

王泰林

（深研古方剂，擅长治肝病）

【医家简介】

王泰林（1798～1862），字旭高，晚号退思居士，江苏无锡人。自幼随其舅父高锦亭学医，高氏擅长内科与外科，尤其在外科方面取得很大成就，闻名于江苏、浙江等地，曾著有《疡科心得集》，即后世所称外科三大流派中的心得派代表医家。王泰林学医后，开始以诊治外科为主，其舅父逝世后，继承其舅父之业，兼及内科。他一生对方剂颇有研究，多将古之方剂编歌括加以注释，明白晓畅，常有新意。

相关著作：《退思集类方歌注》、《医方证治汇编歌诀》、《医方歌括》、《西溪书屋夜话录》、《医学刍言》。

【主要学术思想和主张】

（1）肝病的辨证治疗，阐发了许多独到见解。肝气为病，有自郁本经者，有侮脾乘胃者，有冲心犯肺者，有挟寒挟痰者。其治法，有疏肝理气法、疏肝通络法、柔肝法、缓肝法、培土泄木法、泄肝和胃法、泄肝法、抑肝法。如疏肝通络法，方用旋覆、新绛、归须、桃仁、泽兰叶，适应证为疏肝不应，营气痹窒，络脉瘀阻，宜兼通血络。此取《金匮要略》旋覆花汤之意，属于肝气郁结的实证治法。

（2）肝风之病，内风成因，一是肝阳亢盛，化而为风，肝属木，木火相煽，风自内生；二是营血亏虚，肝木失营，木强风动。治肝风的5大法：曰熄火和阳，曰熄风潜阳，曰培土宁风，曰养肝，曰暖土以御寒风。

（3）肝火之病，因其灼烧游串三焦，在人身各个部位都能引起疾病。肝火的形成：一是肝气郁结太过太久逆乱化火，二是肝阳亢盛化火上冲。肝火为病，又分虚实。虚火本于阴亏；实火主要是阳亢。救治之法有：清肝、泻肝、清金制木、泻子、补母、化肝、温肝。

【精选验案】

案1

寒气稽留，气机不利，胸背引痛，脘胁气攻有块。宜辛温通达。

二陈汤去草，加瓜蒌皮、薤白、干姜、吴茱萸、延胡索、九香虫。

案2

某　肝胃不和，腰胁胸背相引而痛。舌光无苔，营阴内亏。大便溏薄，脾气亦弱，并无呕吐痰涎酸水等症。宜辛温通阳，酸甘化阴。

陈皮、茯苓、苏梗、吴茱萸、沙苑子、枸杞子、薤白、白芍、橘饼。

渊按：脾肾虚寒宜甘温，营阴内虚宜柔缓，故不用姜、附刚燥之药。

案3

吴　气血两虚，心跳头眩。肝郁不舒，胸中痞胀。用景岳逍遥饮参入丹溪左金丸。

大熟地、香附、当归、陈皮、白芍、茯神、枣仁、砂仁、白术、吴萸炒川连。

渊按：熟地恐碍膈。头眩属痰阻中脘最多。

（以上医案录自：《王旭高临证医案》）

陈莲舫

（承家传学术，药轻灵数方）

【医家简介】

陈莲舫（1840～1914），名秉钧，别署庸叟，又号乐余老人，江苏青浦县（今上海人）。为陈氏医家第19代传人，精通祖传外科，对内、妇、儿科造诣很深，善于治疗疑难杂证、急证、瘟疫。创办了我国中医界最早的学术团体——上海医会，开办中医学校，编写中医教材，课徒300余人。

相关著作：《陈莲舫医案秘钞》、《纪恩录》、《女科秘诀大全》、《医学启悟》、《医案拾遗》等书。

【主要学术思想和主张】

1. 一病数方

对一些慢性病急性发作病人，每每开列轻、重两方轮流进服；若是一些经年不愈的慢性疾病，则设春季方、夏季方、冬季方等，随季节变化而更迭使用；对于一些渐渐发展的病证，则有"现在之证"用方、"未来之证"用方、后期调养之方、备用之方，汤剂方、丸剂方或"食用酌用"等多种方法。

2. 用药轻灵，不尚峻烈

如他用桑叶、桔梗、连翘等清宣之品，轻者八分，至多一钱，取其轻而去实。又如对虚极之人，即使用一剂十全大补汤，也要分三日服进，以免产生虚不受补之虞。

3. 用药独特，尤善用参

如："风湿"、"痰浊"、"冬温"、"嗳气"、"呃逆"、"眩晕"、"不寐"、"腹痛"、"癖疾"、"足肿"、"疝气"、"痰饮"、"痰湿"、"咳嗽"、"心悸"、"肝厥"、"多怒"、"腰痛"、"调经"、"积聚"等医案中，都用参。所用大多为人参、吉林参、西洋参，也有用党参。

【验方效方】

备春冬两季调理方

九制首乌、淡苁蓉、西洋参、法半夏、炒丹参、左秦艽、甘枸杞、海风藤、生绵芪、抱茯神、杭菊花、新会皮。

加嫩桑梗、竹二青、红皮枣。

或加吉林参五六分，另煎随服。

备霉令夏令两季调理方

生于术、杭菊花、法半夏、白蒺藜、焦薏苡仁、夜交藤、黑芝麻、甘杞子、新会皮、全当归、云茯神、云茯苓、金石斛。

加竹二青、丝瓜络。

或加吉林须，或用条参五六分，另煎冲服。

有备无患诸方

万一感冒风热，如肌热头疼，脘满咳痰等恙。

冬桑叶、杭菊花、川通、冬瓜子、淡豆豉、光杏仁、嫩白薇、粉前胡、川贝母。

万一感冒风寒，如头重骨酸，脘满泛恶，咳呛，大便溏稀等恙。

西羌活、粉前胡、大豆卷、佛手片、新会红、黄防风、制川朴、范志曲、大腹绒。

万一湿痰阻中，如脘闷恶心，肢酸头重，饮食减少等恙。

法半夏、干佩兰、焦薏苡仁、新会皮、焦建曲、制川朴、佛手柑、川郁金、白茯苓。

备不寐调理诸法

多食不寐，用真福建神曲三五钱，煎汤去渣，乘热冲牛乳，或冲人乳服。

用心多，言不寐，用濂珠粉一二分，开水冲服。

过劳不寐，用法半夏一钱五，陈秫米三钱，西洋参八分，吉林参五钱，煎汤服。

或因虚而挟湿痰，当霉令不能成寐，用天王补心丹钱五煎汤服。

备肢臂酸麻，手指弛软，调理诸法

或服董文敏公延寿丹，每日二三钱许，开水送下。

用清阴搜风，和阳通络，服虎潜丸，每服钱五，开水送下。

常用野梧桐花（自采晒干），泡服代茶。

或用真桑寄生，熬膏调服，每服三四钱，开水冲。

夏季天热，用十大功劳叶，蒸露，每日一二中杯，炖热服。

备消痰诸方

消痰雪羹汤，用去皮荸荠、浸淡海蛰等分，煎汤服，一二中杯。

消痰用荆沥，以荆树叶捣汁，熬浓，开水冲服，一中杯。

添备不寐调理一法

心肝郁结，挟热生风，每晚用鸡子黄一枚调散，或杵百数，或杵千数，以成数为式，用开水冲服。

备出汗调理诸法

随常止汗，照正方内加入糯稻根五钱，炒淮麦三钱，重则加麻黄根钱五，轻则加瘪桃干五钱，夏季加冻蒲扇叶三钱。

随便加入方内，和养加用柏子仁三钱，炒枣仁三钱；潜育加用左牡蛎三钱，花龙骨钱五；固腠理加用生芪皮三钱，黄防风五钱。

【精选验案】

案1

金。胸痹泛沫，肢酸神疲，脉象濡细，治以和降。

瓜蒌仁、法半夏、川郁金、光杏仁、姜竹茹、杭菊花、薤白、制川朴、细白前、紫苏子、生白芍、广陈皮、沉香屑。

案2

濮紫泉廉访。历年操心，心阴不足，每每假用于肝，肝阳化风，煽烁络脉，痰邪湿邪随之走窜，臂指发酸，指节弛软，右肢麻而且酸，左肢酸而不麻，总不外营气两虚所致。考麻属气虚，酸属营虚。大致营不能灌溉，气不能通调，所以有络痹之象。且心之营注于肝，肝之气通于心，肝邪愈炽，心神愈伤，因之积劳、过食、多语、燥烦，往往寤不成寐，如怔忡然，疑虑交乘，恐怖并作。经旨脉滑主痰，脉弦主风，现在不见滑弦两端，而见濡软，于根柢无损，只以痰湿内风互扰，其间枢机若有失利，神明若有欠振，仍须痰从上咯而解，湿从大便而行。中焦升降，既宜清浊无干，则内风自能潜移默化。议证用药，请候政行。

（以上均录自：《陈莲舫医案秘钞》）

费伯雄

（擅长治杂病，药醇正和缓）

【医家简介】

费伯雄（1800～1879），字晋卿，江苏武进人。生长在世医家庭，家学渊源，先儒后医。高祖云庵，常与镇江名医王九峰切磋医学，是晚清以来孟河四大家之一。费伯雄擅长治疗杂病，道光年间（1821～1851）曾两度应召入宫廷治病，先后治疗皇太后肺痈和道光皇帝失音证，均取得显效，因而获赐匾额和联幅，称道其“是活国手”。

相关著作：《医醇賸义》、《费氏医案》、《医方论》、《怪疾奇方》、《费批医学心语》、《费氏食养三种》（包含《食鉴本草》、《本草饮食谱》、《食养疗法》）等。

【主要学术思想和主张】

（1）用药主张戒偏戒杂，要醇正，“和治”、“缓治”，以平淡之法而获奇效。认为“疾病虽多，不越内伤外感。不足者补之，以复其正；有余者去之，以归于平，是即和法也，缓治也。毒药治病去取五，良药治病去其七，亦即和法缓治也”，“天下无神奇之法，只有平淡之法，平淡之极乃为神奇。”

（2）费氏家学源远流长，儿子应兰，孙子绳甫、荣祖、绍祖均继承了祖辈之医业，特别是费绳甫，精于临证，求诊者日以百计，治虚证别有心得，以养胃阴著称。

【医论医话】

1. 营血久亏，肝气上升，犯胃克脾，胸腹作痛，治宜温运

当归身、杭白芍、上瑶桂、延胡索、焦白术、云茯苓、佩兰叶、广郁金、细青皮、白蒺藜、广木香、春砂仁、降香片、佛手片。

2. 胸腹作痛，为时已久，常药罔效，权用古方椒梅丸加味主之

当归身二钱，杭白芍一钱，真安桂四分，毕澄茄一钱，瓦楞子三钱，小青皮一钱，延胡索二钱，广木香五分，春砂仁一钱打，乌药片一钱，新会皮一钱，刺蒺藜三钱，焦乌梅一粒，花椒目廿四粒。

［**按**］祖怡注：此用古方而不泥于古方，宝之。

（以上录自：《费氏医案》）

【验方效方】

方一　一志汤

［主治］思虑太过，心烦意乱，食少神疲，四肢倦怠。

［药物组成］人参二钱，茯神二钱，白术一钱五分，甘草五分，黄芪二钱，益智仁一钱五分，远志、柏子仁各二钱，广皮一钱，木香五分，大枣二枚，姜三片。

水煎服。

方二　中和汤

［主治］郁怒动火，心烦意躁，筋节不利，入夜不寐。

［药物组成］山萸肉二钱，枣仁二钱，当归二钱，白芍一钱五分，酒炒，人参二钱，茯神二钱，甘草五分，沙苑蒺藜二钱，红枣五枚，橘饼四钱。

水煎服。

方三 大安汤

［主治］惊则气浮，真阳外越，真阴不守，心悸筋惕。

［药物组成］白芍一钱五分，晒炒，五味子五分，牡蛎四钱，煅研，龙齿二钱，木瓜一钱，酒炒，枣仁二钱，炒研，地黄五钱，人参五钱，茯苓二钱，柏子仁二钱。

金器一具，同煎。

方四 宅中汤

［主治］心劳者，营血日亏，心烦神倦，口燥咽干。

［药物组成］天冬二钱，紫河车二钱，人参二钱，茯神二钱，黄芪二钱，当归二钱，白芍一钱，丹参二钱，柏仁二钱，远志五分，甘草水炒，莲子二十粒，去心。

水煎服。

（以上医方录自：《医醇賸义》）

【精选验案】

案1

某。二天不足，心肾失交，夜寐不宁，动则头汗，甚则作渴。脉右强左弱，或时五至，似数非数。久虚之质，峻补不受，偏胜亦忌。当以调养精神，参以开合法，煎丸并进，渐可安康，久服延年，良非诬说也。

天门冬、炙生地、云茯神、焦白术、大丹参、云茯苓、潞党参、白归身、生牡蛎、煅龙齿、新会皮、春砂仁、夜合花、福橘饼、奎红枣。

如作丸，以橘饼、红枣二味煎汤泛丸，气分药可加重。

案2

某。营血久亏，心肾失交，夜寐不甜。宜养营血，以交心肾。

当归二钱，丹参二钱，茯神二钱，龙齿二钱，炒枣仁三钱，陈皮一钱，半夏一钱，夜合花三钱，薄荷一钱，石决明八钱，潼沙苑三钱，上沉香三分。

案3

某。肝营久亏，肝阳渐动，风火上升，心神烦扰，夜寐不安。盖人卧则魂藏于肝，肝阳不平，则寐不安也。拟珍珠母丸加减，渐望安适。

石决明、青龙齿、大丹参、大生地、云茯苓、春柴胡、南薄荷、沉香片、柏子仁、夜合花、橘皮白、佩兰叶、白蒺藜、台乌药、毛燕窝、荠饼、鲜藕。

案4

某。人卧则魂藏于肝，魄藏于肺。肝阳鼓动，则肺气不清，夜寐不安，心神烦扰，乃肝肺不相接洽，非山泽不交之例。拟柔肝肃肺，安养心神，渐冀痊可。

珍珠母、苍龙齿、云茯神、炙生地、川贝母、夜合花、柏子仁、上降香、川石斛、大丹参、薄荷叶、瓜蒌皮、红枣、鲜藕、荠饼。

案5

某。惊悸气促，喉舌作痛，驯龙驭虎汤。

莲子去心，二十粒，沉香人乳拌，四分，花龙骨二钱，琥珀一钱，珍珠母八钱，玉竹四钱，蒌皮四钱，石斛三钱，柏子霜二钱，白芍一钱五分，薄荷一钱。

案6

某。心血不足，风痰上升，不时迷昧，宜祛风痰，兼养心血。

丹参三钱，茯神二钱，生地三钱，麦冬二钱，珍珠母打，八钱，橘红一钱，僵蚕三钱，石斛三钱，天竺黄八分，蒲黄四分，竹叶二十张。

（以上医案录自：《费氏医案》）

李中梓

（治病求于本，重脾肾调治）

【医家简介】

李中梓（1588～1655），字士材，号念莪，华亭（今江苏松江）人，寓居苏州较长时间。少年博览群书，青年时曾应科举，后因痛感两亲子被庸医药误致死及自己早岁多病，转而习医。一生对中医理论研究十分重视，兼取众家之长。所著诸书，多能通俗易懂，最为初学、登堂入室之捷径，在吴中医界广为传诵，成为明清间江南一大医家与宗师，在中医学的普及方面作出较大贡献。

相关著作：《内经知要》、《药性解》、《医宗必读》、《伤寒括要》、《本草通玄》、《病家沙篆》、《诊家正眼》、《李中梓医案》等书。

【主要学术思想和主张】

1. 治病求本

治病即要掌握生命之本。生命之本有先天之本与后天之本两个方面。先天之本在肾，肾精充盛，则脏腑之精充足。要保全生命，必须保护先天肾中精气。后天之本在脾胃。他说："饷道一绝，万众立散。胃气一败，百药难施。一有此身，必资谷气，谷气入胃，洒陈于六腑而气至，和调于五脏而血生，而人资之以为生者也。故曰后天之本在脾。"这与李东垣脾胃为元气之本的认识相一致。

2. 重视对脾肾亏损的调治

在他的《医宗必读·肾为先天本脾为后天本论》中说"治先天根本，则有水火之分，水不足者，用六味丸壮火之主，以制阳光；火不足者，用八味丸益火之源，以消阴翳。治后天根本，则有饮食劳倦之分，饮食伤者，枳术丸主之。劳倦伤者，补中益气汤主之。"六味、八味二方，本为赵献可善用补肾命水火之剂，而枳术丸、补中益气汤又是李东垣补脾胃之神剂。李氏对此十分赞赏。

【医论医话】

(1) 经曰：厥心痛，与背相控，善瘛，如从后触其心，伛偻者，肾心痛也。腹胀胸满，心痛尤甚，胃心痛也。如以锥针刺其心，心痛甚者，脾心痛也。色苍苍如死状，终日不得太息，肝心痛也。卧若徒居，心痛间，动作痛益甚，色不变，肺心痛也。阳明有余，上归于心，滑则病人疝。心痛，引少腹满，上下无定处，溲便难者，取足厥阴。心痛，腹胀啬然，大便不利，取足太阴。心痛，气短不足以息，取手太阴。心痛，引背不得息，取足少阴。两章论心痛几十种，皆他脏病干之而痛，非本经自病也。

愚按：《内经》之论心痛，未有不兼五脏为病者，独详于心而略于胸腹，举一以例其余也。心为君主，义不受邪，受邪则本经自病，名真心痛，必死不治。然经有云：邪在心则心痛，喜悲，时眩作，此言胞络受邪，在腑不在脏也。又云：手少阴之脉动，则病嗌干心痛，渴而欲饮，此言别络受邪，在络不在经也。其络与腑之受邪，皆因怵惕思虑，伤神涸血，是以受如持虚。而方论复分九种：曰饮、曰食、曰热、曰冷、曰气、曰血、曰悸、曰虫、曰疰，苟不能遍识病因，将何以为治耶?

(2) 胸痛即膈痛，其与心痛别者，心痛在歧骨陷处，胸痛则横满胸间也。其与胃脘痛别者，胃脘在心之下，胸痛在心之上也。经曰：南风生于夏，病在心，俞在胸胁。此以胸属心也。肝虚则胸痛引背胁，肝实则胸痛不得转侧，此又以胸属肝也。夫胸中实肺家之分野，其言心者，以心之脉从心系却上肺也。其言肝者，以肝之脉贯膈上注肺也。

(3) 胸痛，肝虚者，痛引背胁，补肝汤。肝实者，不得转侧，喜太息，柴胡疏肝汤。有痰，二陈汤加姜汁。

(4) 脉候，弦为痛为食，涩为痛，短数为痛，大为病久，痛甚者脉必伏。细小沉迟者生，实大浮长滑数者死，大痛而喘，人中黑者死。寸口脉弦，胁下拘急而痛，其人恶寒。

(以上医论医话录自：《医宗必读》)

【验方效方】

方一 手拈散

[主治] 血滞，心腹作痛。

[药物组成] 延胡索醋炒、五灵脂醋炒、草果、没药各等分。

为细末，每服三钱，热酒调下。

方二　加味归脾汤

［主治］治心虚悸动而痛。

［药物组成］人参、黄芪炙、白术炒、当归、茯苓、酸枣仁各一钱半，远志肉八分，木香、甘草炙，各五分，龙眼肉二钱，大枣二枚，煨姜三片，菖蒲八分，桂心五分。

水二钟，煎一盅，食后服，亦有加柴胡、山栀者。

方三　金铃子散

［主治］热厥心痛，或作或止。

［药物组成］金铃子、延胡索各二两。

为末，每服三钱，酒调下。痛止，与香砂枳术丸。

方四　术附汤

［主治］寒厥心痛，脉微气弱。

［药物组成］附子一两，炮，白术四两，炒，甘草一两，炙。

为末，每服三钱，用水一盅半，姜五片，枣一枚，煎一钟，食前服。

方五　补肝汤

［主治］胸痛。肝虚者，痛引背胁。

［药物组成］山茱萸、甘草、桂心各三两，桃仁、细辛、柏子仁、茯苓、防风各一两，大枣二十四枚。

水九碗，煎四碗，分三服。

方六　柴胡疏肝散

［主治］胸痛。肝实者，不得转侧，喜太息。

［药物组成］柴胡、陈皮醋炒，各二钱，川芎、芍药、枳壳麸炒，各一钱半，甘草炙，五分，香附一钱五分。

水二盅，煎八分，食前服。

（以上医方录自：《医宗必读》

【精选验案】

案1

给谏章鲁斋，暑月自京口归邑，心中大痛，吴门医者令服香薷饮，痛势转增。余曰：寸口弦急，痰食交结也。服香砂二陈汤，二帖，痛虽略减，困苦烦闷，更以胃苓汤加半夏二钱，大黄三钱，下黑屎数枚，痛减三四。仍以前汤用大黄四钱，下胶痰十数碗，始安。

案2

县令章生公，在南都应试时，八月初五，心口痛，甚至不能饮食。余诊之，寸口涩而软，与大剂归脾汤，加人参三钱，官桂一钱。生公云：痛而骤补，实所不敢，得无与场期碍乎？余曰：第能信而服之，可以无碍，恐反投破气之药，其碍也必矣。遂服之，不逾时而痛减，更进一剂，连饮独参汤两日而愈，场事获竣。

（案1、案2录自：《医宗必读》）

案3

张侗初善怒善郁，服酬应繁剧，痛膈中痛甚；夜不成寐，医用菖蒲、枳、朴、木香、豆蔻。殊不知此症属虚，虚则浊阴不降，神气失守，故痛且寤也。遂以归脾汤倍用人参、当归，不十剂而胸次快然，安寝。

（案3录自：《续名医类案》）

林珮琴

（编类证治裁，擅各科杂病）

【医家简介】

林珮琴（1772～1839），字云和，号羲桐，江苏丹阳人。林氏以“学不博，无以通其变；思不精，无以识其微”为座右铭，历时数十余载，博览群书，勤究百家，而后采撷历代医著，择其精要，参以已见，仿照《张氏医通》体例，编撰而成《类证治裁》。他虽习举业，但喜读方书，至晚年以医济众。因“观近日悬壶家，大率学殖荒芜，心思肤浅”，于是“宗经立论，酌古用方，更欲略辑疡科，兼及幼科，而老病浸寻，来日苦短，缺略之憾，统俟续成。……编名《治裁》，愿与有志医学者共裁之”，故其专著命名为《类证治裁》。

相关著作：《类证治裁》。

【主要学术思想和主张】

（1）《类证治裁》分门别类地叙述了内科、妇科、外科各种病证的证治，宗经立论，酌用古方。对每一类病证，首先概要论述病因和脉证辨治，详细分析这一类病中的各个重点证候，然后介绍治法和应用方剂。每种病证后附有医案，提出自己的临床心得。本书理论与实践，基础与临床，辨证与处方相互参照，完备恰当，对读者在辨识病证，运用治法方面，颇有帮助。

（2）强调治病首在辨证。认为辨别证候是临床处方用药的关键环节，提出治病之难在于识病，而识病之难在于辨证。

【精选验案】

案1

蒋。胸右偏痛，呼号欲绝，日夕不能卧。医初疑胃气，疏香燥破气方，不应，改用乳香、当归、延胡、灵脂，由气分兼入血分，乃益痛，更谓心痛彻背。予问曾呕吐否，曰未也。予谓痛不在心胃，乃胸痹耳。症由胸中阳微，浊阴上干。仲景治胸痹喘息短气，用栝蒌薤白白酒汤通阳豁痰，复加半夏，正合斯症，仍加橘红，一啜遂定。

案2

赵。脉缓胸痹，阳气不舒。用苓桂术甘汤加砂仁壳，数服效。

案3

赵。有年，胸痹食阻，由举重伤气所致。脉小弱是阳结欲闭之候，述数月前膈痛，饮糜粥辄阻，自谓膈噎已成。今作胸痹治，通其脘中欲闭之阳。参《金匮》法，栝蒌、薤白、桔梗、杏仁、橘白、丁香，用辛滑温通，胸脘俱爽，食入不拒，竟进粥饭，然病初愈，恣意粉团干饭，非高年祝噎所宜。

案4

糜氏。中年脘痞，食减不饥，吐沫，渐成胸痹。乃上焦气阻，腑失通降。治者以为噎膈，专用术、附、蔻、朴，燥脾破气劫津，渐致阴伤液涸，大便不通，下焦壅则上焦益加胀满，恐延关格重症矣。宜辛通苦降法。蒌仁、杏仁、郁李仁、贝母、枳壳、苏梗、郁金汁、薤白汁，五七服胸膈舒，大便润而食进。

案5

马。病后脉弦胸痛，金不制木，当节劳戒怒。瓜蒌、橘白、白芍、茯神、杏仁、炙草、煨姜，二服愈。

（以上均录自：《类证治裁》）

下篇

近现代医家

丁泽周

（精教育辨证，因证处方药）

【医家简介】

丁泽周（1865～1926），字甘仁，清末明初江苏省武进孟河人。曾从业于精通内、外、喉科的马培之先生，能兼收并蓄马氏内外二科之长（包括喉科）。丁甘仁与费伯雄、马培之、巢崇山并称为孟河四大家，曾获孙中山先生赠予“博施济众”金字匾额。其门人有程门雪、余继洪、宋大仁、刘佐彤、朱振声、杨志一、黄文东等，对培养中医人才发展中医事业作出卓越贡献，乃清末民国时期杰出之医学家、医学教育家。

相关著作：《药性辑要》、《脉学辑要》、《丁甘仁医案》、《喉痧症治概要》等。

【主要学术思想和主张】

（1）治外感病能融会伤寒与温病之辨证治法，他是“寒”“温”合流的早期倡导者之一。

（2）对疑难重症，重辨证要点与治疗各法。如在治疗血证时，有从相火内炽，以养阴凉血清热止血之法治之；有从气郁化火治之；有从伤寒化火渐入营血治之；有从风操化火治之，等等，随症治疗。

（3）治湿温病，擅长选用那些既能发挥治疗作用而又无碍邪、不伤正的平稳之品，且用量轻微，中病即止。如芳香化湿者惯用藿香、佩兰；清热时常用银花、连翘、竹叶、青蒿；调中和胃每用砂仁、扁豆、白蔻、枳壳；利湿则用泽泻、滑石、薏苡仁、茯苓等。用量轻微，一般都在5分至3钱之间。

【精选验案】

案1

朱右。诊脉左弦、右涩，胸痹心痛，痛引背俞，食入梗胀，甚则泛吐，舌苔白腻。此寒客中焦，厥气上逆，犯胃贯膈，浊阴闭塞所致。拟瓜蒌薤白半夏汤加味。

瓜蒌皮三钱，薤白钱半，酒炒，仙半夏三钱，云茯苓三钱，枳实炭一钱，陈皮一钱，蔻壳八分，砂仁八分，研，制川朴一钱，范志曲二钱，生姜二片，陈香橼皮八分。

案2

袁左。胸痛彻背，背痛彻胸，脘胀肠鸣，甚则泛吐。舌苔薄白，脉象沉迟而涩。此寒客阳位，阴邪充斥，厥气横逆，食滞互阻，脾胃运行无权。急宜温通气机为主，畅中消滞佐之。

熟附子一钱，淡干姜四分，淡吴萸四分，桂心三分，姜半夏二钱，茯苓三钱，陈皮一钱，大砂仁一钱，研，范志曲二钱，薤白头钱半，酒炒，厚朴一钱。

二诊：前投温通气机畅中消滞之剂，胸背痛已见轻减，泛吐亦止，而脘闷作胀，不能饮食，脉沉小涩迟。脾不健运，胃不流通，肝气拂郁，寒滞未能尽化也。今原意进取。

桂心四分，炒白芍钱半，瓜蒌皮二钱，薤白一钱，酒炒，云茯苓三钱，姜半夏二钱，陈皮一钱，厚朴一钱，广木香五分，大砂仁一钱，研，范志曲二钱，谷麦芽各三钱，炒。

案3

吴左。胸痹嗳气，食入作梗，稍有咳嗽，肝气上逆，犯胃克脾，肺失清肃，脉象左弦、右涩。宜平肝理气，宣肺通胃。

代赭石三钱，旋覆花钱半，包，白蒺藜三钱，大白芍二钱，云茯苓三钱，仙半夏二钱，陈广皮一钱，瓜蒌皮三钱，薤白钱半，酒炒，制香附钱半，春砂壳八分，光杏仁三钱，象贝母三钱，佛手八分。

案4

陆右。营血不足，肝气上逆，犯胃克脾，胸痹不舒，食入作梗，头眩心悸，内热口干。宜养血柔肝，和胃畅中。

生白芍二钱，薤白一钱，酒炒，川石斛三钱，瓜蒌皮三钱，朱茯神三钱，青龙齿三钱，珍珠母四钱，川贝母二钱，潼蒺藜钱半，白蒺藜钱半，广橘白一钱，青橘叶一钱，嫩钩钩三钱，后入。

案5

瞿左。胸痹脘痛较轻，呕恶亦觉渐止，屡屡嗳气，舌苔薄腻，脉象左弦右细，厥气升腾，浊阴上干阳位，再宜泄肝和胃，温通气机。

肉桂心四分，研末饭丸吞服，大白芍钱半，薤白头钱半，酒炒，瓜蒌皮二钱，云茯苓三钱，仙半夏三钱，陈广皮一钱，沉香片四分，春砂仁八分，熟附片四分，代赭石三钱，煅，金沸花钱半，包，陈香橼皮八分，炒谷麦芽各三钱。

二诊：胸痹不舒，食入作梗，半月未更衣，苔薄白，脉沉细，此中阳不运，阴结于内。恙势尚在重途，还虑变迁，再宜温运中阳，而通腑气。

熟附块二钱，瓜蒌皮三钱，薤白钱半，酒炒，仙半夏二钱，云茯苓三钱，福泽泻钱半，陈广皮一钱，春砂仁八分，炒谷麦芽各三钱，佩兰梗钱半，郁李仁四钱，研，大麻仁四钱，半硫丸钱半，吞服。

三诊：腑气已通，纳谷浅少，脉象濡。再宜温运中阳而化湿浊。

熟附子块二钱，淡干姜六分，瓜蒌皮三钱，薤白头钱半，酒炒，云茯苓三钱，福泽泻钱半，新会皮钱半，仙半夏二钱，春砂仁一钱，研，炒谷麦芽各三钱，生熟苡仁各三钱，佩兰梗钱半，佛手八分。

（丁甘仁著，吴中泰整理．丁甘仁医案续编．上海科学技术出版社，1989）

案6

孙右。盛怒后忽然心胸大痛，喜笑不休，脉沉伏，肢冷。久郁伤肝，肝病善怒，怒则气上，所以心胸大痛；气郁化火，扰于膻中，所以喜笑不休；气机窒塞，所以肢冷脉伏。种种见证，皆由肝病为患。木郁则达之，宜疏肝解郁，而理气机，若误为寒厥则殆矣。

银花炭三钱，金铃子二钱，制香附一钱五分，川贝母三钱，薄荷叶八分，青陈皮各一钱，上沉香四分，大白芍二钱，广郁金一钱五分，白蒺藜一钱五分，金器一具，入煎，苏合香丸一粒，去壳研细末化服。

（以上验案均录自：武进县医学会．丁甘仁医案．江苏科学技术出版社，1988）

王锡章

（黔中名中医，擅内妇儿科）

【医家简介】

王锡章（1883～1959），名培忠，字锡章，以字行，贵州省贵定县人，黔中名中医。少年时投本籍名宿门下研习中医，25岁悬壶济世，继而开设培生堂药铺，医术日愈精进，尤擅长内、妇、儿科。解放后积极投身人民卫生事业，同时扶掖后学，其中嫡孙辈清国、清政、清术等尤能继承家传。

相关著作：《王锡章医案》手稿。

【主要学术思想和主张】

1. 妇科方面

强调经、带、胎、产四大证均与肝、脾、肾三脏有密切关系。冲任两脉分属于肝肾，而统摄之权则责之于脾，故治疗妇科病当采取补肝肾、调脾以固冲任之法。

2. 儿科方面

强调小儿为纯阳之体，所谓稚阴稚阳，形气未充，脏腑娇嫩，且脾气相对不足，肝气相对有余。这是儿科临床须予注意的。

3. 用药三个特点

一是宗法传统方剂加减化裁；二是保持原方用药，而在用量比例上精心调整变化；三是从自己多年丰富临床经验中提炼组成的自拟方。用药常以平淡轻灵之剂取效，一般少用或不用大寒大热、猛攻峻补之品，从而避免虚虚实实之弊。

【精选验案】

蒲某，女，56岁。

初诊：1956年6月30日。心前区剧痛，痛处固定不移。胸闷心悸，短气喘息，面色青紫，舌有紫暗瘀斑，六脉实牢。此属气血失调，产生瘀血，导致心脉瘀阻而引起之真心痛，治宜活血化瘀，方拟血府逐瘀汤化裁。但是前医根据心悸误诊为心脾两虚，拟用补益心脾法之归脾汤加减调治，服药后症见“实实之弊”。病家即令其子转请王老诊治而曰：“病属血瘀气滞，心血瘀阻，法当活血化瘀，顺气通滞。”

方用：当归尾15g，川芎12g，赤芍10g，熟地黄10g，红花12g，桃仁12g，枳实12g，丹参30g，降香9g，石菖蒲9g，香附10g，延胡索10g。水煎服。

上方连服10剂，药后中病，真心痛已减，症状好转。此为心血瘀阻渐通，通则不痛，仍用顺气、活血、化瘀之剂继续调治。原方去熟地黄、香附，加三七12g（冲服），五灵脂10g。

进服上方8剂后，真心痛霍然消除，“实实之弊”已解，各症均愈。

方解：归尾、川芎、赤芍、熟地黄、丹参活血；红花、桃仁、香附、延胡索、五灵脂、三七化瘀；石菖蒲通心气，降香、枳实顺气通滞。诸药共达通则不痛之功。

［**按**］“真心痛，手足青至节，心痛甚，旦发夕死，夕发旦死。又说：“心痹者，脉不通”（《内经》）。痛则不通，通则不痛，不荣则痛。气血不调，血行不畅，导致心血瘀阻而引起心前区剧痛，痛处不移，胸闷心悸，短气喘息，面色青紫等症。舌有紫暗瘀斑，六脉实牢，均属心脉瘀阻之象。拟活血化瘀、顺气通滞，方宗血府逐瘀汤化裁而效。

（以上均录自：王清国．王锡章医案．贵州科技出版社，2001）

施今墨

（重教育临床，倡中西结合）

【医家简介】

施今墨（1881～1969），原名毓黔，祖籍浙江萧山，出生于贵州，中医临床家，教育家。毕生致力于中医事业的发展，提倡中西医结合，培养了许多中医人才。擅长医治疑难重症，创制了许多新成药，献出700个验方。他与萧龙友、孔伯华、汪逢春有“北京四大名医”之称。

相关著作：《施今墨医案验方合编》。

【主要学术思想和主张】

1. 中医临床家

临床自创肠胃病治疗十法。对外感热病，恒以清解并举、表里兼治为法则；治内伤杂病，多用复方多法，以专病专方为常规。处方用药，每两两并书，或同物分部而施，或同类相聚而用，或性味合化而治，或相反相成而佐，总以气血升降、四气五味为要旨，其配伍心得必有原理，世称“施氏对药”。

2. 中医教育家

自筹创办华北国医学院，其门徒学生遍及华北各地，如祝谌予、哈荔田、董德懋、李介鸣、朱师墨、袁家玑、马继兴等，均是当代中医学界之津梁。

3. 中西医结合的先躯者和倡导者

他善于创新，以西医病名称谓自拟的丸散成药，如气管炎丸、皮肤病血毒丸、神经衰弱丸、高血压速降丸等。

【临证经验】

1. 冠脉硬化，治分初、中、末三期

根据冠状动脉硬化性心脏病发病规律和临床表现，分初、中、后三期拟定治疗方剂，制成缓调丸药。在各组丸药方中，同时兼顾本病伴有高血压、高血脂、高血糖的情况，酌选相应药物进行治疗。其方药以强心、通络、活血、行气为法，然其配伍比例不同。治初、中期以活血通络为主，滋养心阴（血）为辅。治后期患者，则以强心益气养阴为主，活血通络为辅。治疗此类病，宜照顾气、血、阴、阳各个方面，要根据病情和证候，分别轻重。在滋养心阴中稍加通阳之品，在理血药中稍加行气之品，用法灵活，疗效方能显著。

初、中期丸药适合冠状动脉硬化（闭塞、狭窄）、供血不足，见胸闷、憋气、叹息，或伴有高血压、高血脂及糖尿病者。方中用通络活血之药，如丹参、三七、藏红花、鸡血藤、延胡索、川芎、当归、蒲黄、桂枝等，使血脉通畅，血瘀得除，供血充足，而心肌功能恢复，症状逐渐解除；用益气养阴（血）药，如人参、茯神、五味子、枣仁、阿胶、龙眼肉、仙鹤草、生地、白芍、玄参诸味，作为主要组成部分。并指出滋养心肌，增强心脏功能，不可单纯滋养阴血，尚须稍加理气通阳药物，使其气血畅通，阴阳协调，药如薤白、桔梗、枳壳、柴胡，宽胸理气；旋覆花、代赭石，降逆平冲；菖蒲、远志、茯神、琥珀同用，既能开心窍，通心阳，又有宁心安神作用。方中尚用磁朱丸安神，花蕊石化瘀，黄连泻心火、除虚烦，鸡子黄益阴血。

后期丸药主治心肌缺血、心绞痛、心肌梗死，以及心力衰竭。方中以强心、益气、养阴血为主。如西洋参、野山参、黄芪、茯神、五味子、卧蛋草益气强心，酸枣仁、松子仁、柏子仁、阿胶、龙眼肉、当归养血安神，生地、麦冬、石斛养阴清热，又用益智仁、石菖蒲、远志通心窍、助心气，三七、丹参、琥珀活血通脉而生新血。在诸药之中，加用半夏、陈皮和胃，合秫米、朱砂可以安神定志。此方可强心力，助心血，安心神，理气解郁，活血通脉，服后心肌梗死或心绞痛局部症状得以改善。

2. 理气活血，治高血脂、高血糖

根据冠状动脉硬化性心脏病，常伴发高脂血症、高血压病及糖尿病的情况，又拟定相应方药，以资治疗时应用。丸药方有二，一以行气，二以和血，早晚分服，气血和谐，易于平衡，从而使症状逐次减退，化验指标有所改善。

甲方补气养血，活血化瘀，润燥通便，治气虚血燥之证。方用补阳还五汤益气活血，大黄䗪虫丸化瘀通络，当归龙荟丸泄热通便，三方合用而有所加减。又以麝香、白胶香、青木香芳香开窍，血竭、琥珀、血余逐瘀开结，鹿角、河车固本元、扶正气而通调奇经。

乙方理气化痰，软坚散结，有降低血脂、软化血管作用。方中用三甲散（山甲、龟甲、鳖甲）、三子养亲汤变化（白芥子、苏子、葶苈子）为主要组成部分，又用郁金、檀香、海藻、昆布、瓦楞子、厚朴、荜澄茄理气解郁，软坚散结，三七、三棱、莪术攻瘀通脉，人参、黄芪、黄精益气强心。

考虑到药味不全或药价昂贵诸因素，拟综合简易方，既保持了组方的原义，又保证了治疗的实用性。经临床应用，该方对解除心绞痛，降低血胆固醇，降血压，助睡眠等也有良好疗效。丸药中用加减复脉汤（桂枝、党参、炙草、阿胶、麦冬）、生脉散、枳术汤、逍遥散、柏子养心、琥珀养心诸方化裁出入，变化应用。又加海藻、昆布、瓦楞子、郁金软坚消脂，蒲黄、地龙、茺蔚子通脉活血，河车、鹿胶、龟板、阿胶、首乌通补奇经，固益本元。

3. 冠心病或心肌梗死等病，常见心绞痛之症状

中医论之可分为数因，有为心虚邪干而痛者，有为阳气郁伏而痛者，有为血因邪泣在络不行而痛者，有为血虚而痛者，有为痰湿阻抑而痛者，总之皆属血行不畅所致。余治此证以丹参、三七为主药，辅以菖蒲、远志，至于瓜蒌、薤白、二陈及桂枝汤之类亦常用之。丹参活血，通心包络亦可补心，生血去瘀。三七则散瘀定痛强心，两药合用治心绞痛之效果良好。

（施小墨．中国百年百名中医临床家丛书·施会墨．中国中医药出版社，2001）

【精选验案】

案 1

罗某，男，37 岁。1952 年 5 月 2 日。

胸闷、心悸已有两年，自恃体质素强，迄未医治，近月来症状加重，心悸气短，胸闷而痛，头晕目眩，不能劳累，影响工作。舌苔正常，脉象沉弦。体力素强，自以壮健，虽病而未求医，赖饮酒以解乏倦，日久损及心肾。肝肾本同源，头目眩晕，脉象沉弦，乃阴虚肝旺之象。阴血不足，心络闭阻，故胸闷而痛。病在心肾，着重治肝为法。拟养阴平肝，佐以通阳宣痹，活血通络。

处方：米党参 6g，鹿角胶 6g，另烊兑，炒远志 10g，广郁金 10g，全瓜蒌 12g，薤白 10g，代赭石 10g、旋覆花 6g，同布包，白蒺藜 10g，节菖蒲 6g，东白薇 6g，沙蒺藜 10g，米丹参 15g，炙甘草 30g。4 剂。

二诊：服药 4 剂，诸症均有所减，拟回家乡调治，希予丸方常服。

处方：沙苑子 30g，鹿角胶 30g，夏枯草 30g，双钩藤 30g，广郁金 30g，炒远志 30g，米党参 30g，龙眼肉 30g，酸枣仁 30g，甘枸杞 30g，炙甘草 30g，白蒺藜 60g，苦桔梗 30g，生牡蛎 30g，节菖蒲 30g，石决明 60g，川续断 30g，干薤白 30g，川杜仲 30g，山慈菇 30g，东白薇 30g。

共研细末，蜜丸如小梧桐子大，每日早晚各服 10g。

案 2

符某，女，50 岁。

患心绞痛多年，屡经医治，只能缓解一时，病根难除，两年前曾大痛一次，情况严重，入院治疗数月。近年来经常心绞痛发作，发作时脉缓慢，每分钟不足六十至。血压波动，一度增高至 180/130mmHg，现时 110/70mmHg。症见头晕，气短，胸闷，心烦，不能起床，只能睡卧，食欲、睡眠及二便尚属正常。一年前断经。舌质绛，脉细弱。

发病多年，气血两亏。心主血脉，阴血不足，肝失所养，故头晕、心烦、疲极多卧。疏泄失司，气机不畅，故胸闷时发心痛。阴虚火旺，舌质红绛。治以养心和肝，调理气血。

处方：紫丹参 20g，干薤白 6g，炒远志 6g，柏子仁 12g，五味子 5g，打，全瓜蒌 15g，打，朱茯神 12g，台党参 10g，寸麦冬 6g，卧蛋草 6g，杭白芍 10g，醋柴胡 3g，炒枳壳 5g，炙甘草 3g。4 剂。

二诊：药服 4 剂，已能起床，且可出门散步 15 分钟，每日散步二三次，心绞痛未发作，胸闷气短较好，仍觉心烦，遵前法加药力。

处方：干薤白10g，龙眼肉6g，紫贝齿12g、紫石英12g，同布包，柏子仁10g，苦桔梗5g，炒远志6g，熟枣仁10g，杭白芍10g，醋柴胡3g，紫丹参20g，炒枳壳5g，炙甘草3g，台党参10g，血琥珀、三七各2g，共研细末，分装胶囊，随药分2次送服。

三诊：前方隔日一服，已尽3剂，诸症均大减轻，改用丸方图治。

处方：田三七60g，醋柴胡30g，春砂仁15g，紫丹参60g，全当归30g，陈广皮15g，血琥珀60g，杭白芍60g，炒远志30g，朱茯神60g，柏子仁60g，五味子30g，寸麦冬30g，台党参60g，卧蛋草60g，酒川芎30g，大生地60g，炙甘草60g，炒枳壳15g，苦桔梗15g。

共研细末，龙眼肉300g煎浓汁去渣，和为小丸，每日早晚各服6g，白开水送。

案3

此为回忆医案。1960年6月，余在北戴河，康某亦在其地疗养，请余诊治。常感心区发闷而痛，气短心跳，行动即气促而喘，食欲欠佳，大便不畅。曾于三个月前心痛大发作两次。诊脉乍大乍小，并时见间歇。病属气血失调，流行不畅，络脉阻抑，发为绞痛。拟以行气活血镇痛治之。

处方：紫丹参25g，川桂枝5g，薤白10g、代赭石15g、旋覆花6g，同布包，北柴胡5g，川郁金10g，娑罗子10g，杭白芍10g，苦桔梗5g，紫苏梗5g，白檀香5g，炒枳壳5g，当归尾6g，陈香橼10g，绵黄芪12g，炙甘草6g。2剂。

二诊：服药2剂仍觉心区疼痛不适，每于下午2时及夜间即发，似有规律，并有左手指麻木。夜间发作，影响睡眠，服安眠药始能入睡。又服2剂后，药效渐显，疼痛有所减轻，心跳气短亦见改善，饮食渐增，精神较前为好。

处方：薤白6g，川芎5g，全瓜蒌25g，代赭石15g、旋覆花10g，同布包，白檀香5g，紫丹参25g，香附米10g，北柴胡5g，紫苏梗5g，杭白芍12g，川桂枝5g，苦桔梗5g，青橘叶10g，西党参12g，炒枳壳6g，柏子仁10g，炙甘草6g。

三诊：患者服前方，症状逐渐减轻，连服数剂。因客居招待所，服汤剂诸多不便，又以症状既见好转，健康日臻恢复，海滨散步，游览风景而气促心痛并未发作，改立丸方常服。

处方：紫丹参120g，柏子仁60g，红人参30g，云茯神60g，卧蛋草60g，干石斛60g，龙眼肉60g，仙鹤草60g，寸麦冬30g，当归身30g，五味子30g，山萸肉60g，陈阿胶60g，大生地60g，熟枣仁60g，炙甘草30g，田三七60g。

共研细末，蜜丸重6g，每日早、午、晚各服1丸，白开水送下。

此方服百日，避暑归京，仍继续服用，直至国庆节时，药始用完。百日间心绞痛从未发作，胸闷、心跳亦渐消失，但诊脉仍有间歇，遂将前方加用炒远志30g，川芎30g，杭白芍60g，鹿角胶60g配丸药。又服百日左右，症状全除，体力健旺。1961年再遇患者，据云已将此方传至家乡，又治愈心绞痛病多人。所用汤剂重在行气活血，丸方偏于强心养阴，使心脏气血流畅，机能恢复，心绞痛遂不发作。此例疗效甚显，兹记之，待进一步研究分析。

[**按**] 冠心病慢性期的临床表现，相当于中医所谓的“胸痹”，证属本虚标实者。实证以气滞、血瘀、湿痰阻滞为患，虚证呈气阴两虚为多，间有阳虚者。在临床上，本病常涉及心、肝、肾、脾多个脏器功能，在治疗上需在兼治的前提下，突出重点，主次分明，而其理论即五脏相关与生克制化。如案例1见心肾、肝三脏同病，以养肝肾为主而助心血，在二诊丸药方组成比例上反映尤其突出。案例2用四逆散理气，丹参、三七活血，颇堪玩味，其方中用丹参、三七、琥珀活血化瘀、养心安神，对本病见心悸、怔忡、失眠、多梦者尤佳。

（以上验案均录自：施小墨．中国百年百名中医临床家丛书·施今墨．北京：中国中医药出版社，2001）

蒲辅周

（精内妇儿科，擅急性热病）

【医家简介】

蒲辅周（1888～1975），四川梓潼县人，当代中医临床大家，善治内、妇、儿科，尤以善治急性热病而著称。

相关著作：《蒲辅周医案》、《蒲辅周医疗经验》，《中医对几种急性传染性疾病的辨证论治》和《中医对几种妇女病的治疗方法》等书，由蒲氏门人整理。

【主要学术思想和主张】

（1）强调治病必求其本，治病以胃气为本。抓住了这两个本，再抓住两个主要环节：一是季节气候和精神因素的影响；一是临床证候的分析综合。

（2）立法用药上，主张“汗而毋伤，下而毋损，凉而毋凝，湿而毋燥，补而毋滞，消而毋伐”原则，配方严谨，药味少，剂量小，价格廉，同样收到较好的疗效。

【精选验案】

案1

于某某，男，51岁，1964年2月7日初诊。

1960年3月某医院确诊为冠状动脉粥样硬化性心脏病。当时检查心电图有冠状动脉供血不足、陈旧性心肌梗死、左心室劳损。胸片：有主动脉增宽。并有心跳气短，下肢浮肿等，血压偏高已6年，现检查已属高血压第2期。1944年起有风湿性关节炎，至今天气改变即疼痛。自觉症状：胸闷气短，心前区疼痛牵连。背部，向左腋下及臂部放射，手臂不能上举，伸举即疼痛加甚，每日发作频繁，不能活动，走路即有心慌心跳，容易出汗，夜间难以平卧，每隔十多天即有一次类似休克样的发病，常有头晕头痛，睡眠不佳，每夜只能睡二小时，心绞痛发作甚时饮食即不好，曾服中药近500多剂，多为瓜蒌薤白半夏汤或炙甘草汤加减，诸证未见改善。血压200/120mmHg；诊其脉右关沉微缓，余脉沉细涩。舌正，微有薄黄腻苔，唇紫，此由营卫不调，心气不足，痰湿阻滞，治宜调营卫，通心气，化痰湿，以十味温胆汤加减。

处方：西洋参一钱，茯神二钱，枣仁三钱，远志一钱，九菖蒲八分，法半夏二钱，橘红一钱五分，枳实一钱，炒，竹茹一钱，川芎八分，丹参一钱五分，柏子仁二钱，炒，大枣三枚，擘。5剂。慢火煎两次，共取160ml，分两次温服。

1964年2月27日二诊：服药后头晕减，饮食稍好转，有少量黄而灰的痰咯出，仍耳鸣，睡眠不好，左关微弦细数，余脉同前，原方去丹参加桑寄生三钱，石决明六钱，7剂。

1964年4月9日三诊：上药共服二十多剂，诸症悉减，心前区疼痛亦已大减，发作次数已不频频，每日2~3次，未再发生类似休克样的表现，但自觉最近进步较前一段为慢，胸膺尚发闷，手臂伸举虽无牵制，但尚有放射性酸痛，睡眠略有进步，已能平卧，睡后亦觉舒适，饮食、二便皆正常。脉沉细涩，舌质色正，中心微有薄黄腻苔，近日因气候变化，可能影响疾病的转变，原方去大枣，西洋参改用白人参二钱，加宣木瓜一钱，血琥珀粉三分（分两次冲服）续服。

1964年5月7日四诊：一般情况已很好，心区仅偶然闷痛，但发作疼痛时间已很短，睡眠已好，手臂尚微痛，腰及腿部也微酸痛。脉沉细，舌正常，苔中心白腻，宜原方去竹茹、石决明加草薢二钱，怀牛膝二钱，狗脊（炮）二钱，除感冒则停服外可常服。此后病情遂趋稳定。

［**按**］心绞痛一证，有按胸痹论治的，有按心动悸论治的，本例曾用瓜蒌薤白半夏汤及炙甘草汤，亦即根据这些观点出发的。但已服药五百多剂，卒未见效，证明不能再按胸痹、心动悸论治。蒲老分析其症状及病情经过，结合脉涩唇紫，断为营卫不调，心气不足，痰湿阻滞，以心主营，营不调则卫亦滞，故重在通心气以调荣卫，用十味温胆，通其心气，兼化痰湿，加川芎，丹参和营，营气和则卫亦利，仅四诊而病情即能稳定，心绞痛亦能控制。可以看出，运用中医

学，治疗西医学确诊的疾病，不要拘泥某证即西医学的某种病，根据辨证论治的方法，区别对待。

案2

金某，男，52岁，1963年10月9日初诊。

去年9月发生心绞痛，一度严重，住某医院治疗7个月，诊为冠状动脉粥样硬化性心脏病，迄今未上班。心绞痛发作无规律，近来发作频繁，胸痛彻背，胸闷，心慌，血压偏高已多年，达180/130mmHg，现稳定在130/80mmHg，睡眠很不好，每晚皆服安眠药片。平时不吐痰，饮食、二便尚正常，面色灰暗，脉右沉濡，左沉弦细，舌正无苔。属心气不足，营气不调，治宜调和营卫，补益心气。

处方：茯神二钱，党参一钱，枳实八分，炒，炙甘草五分，法半夏一钱五分，远志一钱，炒，九菖蒲八分，枣仁三钱，炒，柏子仁一钱五分，浮小麦三钱，大枣三枚，擘，7剂，隔日1剂。

1963年10月21日二诊：开始服两剂药后心慌及心区疼痛未犯，继服则仍有心前区疼，可能因寒流气候突然转变而又诱发之故，脉舌如前，原方去法半夏加香橼皮一钱，黄芪一钱五分，血琥珀粉（另包冲服）三分，7剂。

1963年12月5日三诊：心慌已很轻微，心绞痛未发，睡眠亦略好转，但不能多看文件，脉见上盛下不足，仍宗原意，易汤为膏缓缓服之。

处方：茯神二两，党参一两，黄芪一两半，炙甘草五钱，远志一两，九菖蒲八钱，枣仁三两，柏子仁一两半，浮小麦三两，大枣十五枚，擘，枳实五钱，炒，香橼皮一两，血琥珀粉三钱，另包，慢火浓煎，去渣加蜜熬咸膏，和入琥珀粉，早晚各服一小匙。

1964年2月18日四诊：膏剂已服完，春节外出活动较多，尚能适应，惟劳累后胸膺尚觉不舒，心绞痛已很少发，发时亦轻，脉转缓和，舌正无苔，原方加龙骨一两，沉香粉一钱，为膏继服。

1964年4月6日五诊：药效甚著，平时胸膺已舒，工作繁忙或久坐之后，仍有胸闷现象，睡眠尚可，面色较前好转，精神亦较佳，食纳、二便皆正常，有时发风疹。脉弦缓有力，左寸仍不足，舌质正常无苔，原方加龟板四两（打），胡麻仁二两（炒），以后诊治，皆以此方略予增减，暑天则改为粗末，每包四、五钱，每日煎服一包，由是病情日渐好转和稳定。

［**按**］冠状动脉粥样硬化性心脏病，中医无此病名，但有类似此病的记载。本例属心气不足，故以枣仁、茯神养心气，菖蒲、远志通心气，甘麦、大枣甘缓悦脾宁心，即经所谓“虚则补之”之意。然补中应有通，故又有枳实之降，法半夏之辛，同时，冬则用膏，夏则用散，使能与季节相适应。

案3

苏某某，男，45岁。1963年12月30日初诊。

1962年初，心前区有时闷痛，2月份至某医院检查，诊为冠状动脉粥样硬化心脏病，而病情逐渐加重，心前区发作性绞痛，每2～3天即发一次，绞痛时间约四五分钟，伴有胸闷憋气，经常服硝酸甘油片，但只能解决发作时的难受，如饮食不节或吃了不易消化的食物即诱发，形体发胖，平时吐痰多，容易头晕心跳，大小便尚正常，脉弦滑，舌质正红，苔白腻边缘不齐，由本体湿盛，湿聚为痰以致影响心气运行，治宜温脾利湿，和胃涤痰，方宗温胆汤加味。

处方：茯苓三钱，法半夏二钱，橘红一钱五分，炙甘草七分，炒枳实一钱，竹茹一钱，姜南星一钱，白芥子一钱，炒，茅术一钱，厚朴一钱五分，生姜三片。14剂，隔日一剂。

1964年1月24日二诊：效果甚为明显，二十天来心绞痛仅发过3次，疼痛程度亦减，发病时未再服西药，咽间痰减少，头晕依然如前，平时胸尚憋闷，纳食、二便皆正常，脉沉弦滑，舌正红，苔中心黄腻，仍宜温化痰湿，原方去茅术加远志一钱，九菖蒲八分，5剂，隔日一剂。

1964年4月10日续诊：前方随证略予加减4次，心区疼痛一直未发，偶于饭后胸膺微闷。最近消化微差一点，自觉饭后胃胀，大小便尚正常，晚间仍头晕，脉弦缓有力，舌淡红、苔秽腻，近来气候阴雨，湿热郁闭，外湿与内湿相应，故胸膈不利，治宜原法加开胸利膈，清利湿热之品。

处方：茯苓三钱，法半夏二钱，橘红一钱五分，炙甘草七分，枳实一钱，竹茹一钱，白芥子一钱，炒，远志一钱，九菖蒲八分，黄连五分，炒，薤白二钱，厚朴一钱五分，陈皮一钱，麦芽二钱，生姜二片。3剂。

1964年4月17日续诊：十五号晚间心区疼痛又发作一次，最近两天一般情况尚好，饮食又转佳，二便正常，尚吐少量痰，胸膺发闷，脉沉弦，舌正苔薄黄腻，仍属痰湿阻滞，胸阳不畅，续宜温化痰湿。

处方：茯苓二钱，法半夏二钱，橘红一钱五分，炙甘草一钱，枳实一钱，炒，竹茹一钱五分，桂枝一钱，去皮，白术一钱，郁金二钱，厚朴一钱五分。5剂。以后病情稳定，未再服药，嘱其善自颐养。

［**按**］冠状动脉粥样硬化性病变，在中医辨证方面是多种的，本例心绞痛，不仅由一般心气作痛，而兼本体湿盛，湿痰阻滞，故重点温脾利湿，和胃涤痰。

案4

苏某某，女，36岁。1964年4月29日初诊。

发病已6年。1958年因心前区阵发性剧烈绞痛于莫斯科某医院检查诊为心绞痛，经治疗未效。1959年回国后渐觉腰部绞痛继起，向下放射，小便检查有红细胞，肾盂造影未发观结石，1962年初即住某医院，渐致不能起床，1963年初右胁下绞痛，化验检查谷丙转氨酶400U，并经各种检查确诊为：①心绞痛。②慢性胆道炎，胆绞痛。③慢性肾盂肾炎，肾绞痛。现症：心前区阵发性绞痛，发作频繁，每日5~7次，胸痛彻背，牵引肩背及上腹掣痛，胸感发憋气短，指甲发青，略有咳嗽，疼剧时有大汗出，据述前不久汗出浸湿之内衣拧出半盆汗液约2000ml，右胁下绞痛及肾绞痛亦经常伴随而作，或单行发作性疼痛，有时恶心，口苦，大便偏干燥，睡眠亦差，形体尚胖，面色苍白，腹不满，卧床不能下地活动已年余，经用各种方法治疗均未见效，病情反日渐加剧而于1964年4月29日请蒲老会诊。脉象寸尺沉弱，右关动数，左关弦细，舌质略淡，后根苔薄秽腻，月经尚不大差，据病程已久，肝胃失调，心脾不和，阳气不宣，宗气阻滞，以致胸痹绞痛走窜，属胸痹，先宜通阳宣闭，降逆和中。

处方：全瓜蒌六钱，打，薤白三钱，枳实一钱，炒，法半夏二钱，柴胡一钱，降香一钱。3剂。每剂煎两次共取160ml，分两次温服。

1964年5月11日二诊：药后心绞痛次数减少，大发作仅两次，一般发于饭后，疼痛程度减轻，服药当天很少发，停药则发作尚频，胆绞痛发作一次，饮食稍增，大便每日一次，脉象寸尺沉细，右关弦缓，左关弦细，舌正红苔秽腻略减，续宜理心气，和胆胃。

处方：茯苓三钱，法半夏二钱，广陈皮一钱，枳实八分，竹茹一钱，九菖蒲一钱，远志一钱，白芥子一钱五分，炒，高良姜一钱，川楝子二枚，炮焦，麦芽二钱。3剂，隔日一剂。

1964年5月19日三诊：服药后心绞痛很少发作，吃油腻物或吃牛奶后尚易诱发，右胁下疼痛阵发如前，伴有恶心，上肢及下肢经常起紫斑，大便已不干，精神更见好转，脉象左脉渐缓和，右沉细涩，舌正红、腻苔再减，续宜原方佐以行滞和络之品。

处方：茯苓三钱，法半夏二钱，广陈皮一钱，枳实八分，炒，九菖蒲一钱，远志一钱，炒，白芥子一钱五分，炒，川楝子二钱，炮焦，川芎八分，桃仁一钱，血竭五分，血琥珀五分，焦山楂一钱五分，麦芽二钱。3剂。

四诊：紫斑消退，心绞痛未犯，仍宗原方再服3剂。

1964年6月22日五诊：精神更见好转，能下床活动如散步等，前天进行肝穿刺，病理变化属迁延性肝炎，现觉胃不舒，泛酸嘈杂，口酸，呕吐一次，大小便正常，出汗较少。脉象两寸尺沉细，右关沉弱，左关弦细涩，舌质正常无苔，由肝胃不调，心气未和，治宜调肝胃，降逆气佐以养血。

处方：党参一钱五分，茯神二钱，小麦三钱，炒，当归二钱，白芍二钱，熟地二钱，狗脊一钱，炮，法半夏一钱五分，代赭石三钱，干姜四分，黄连五分，琥珀五分，沉香三分。第一煎煎1小时，取150ml，分3次服。

1964年9月3日来我院门诊：出院已一个多月，住北戴河休养，心绞痛仅犯过3次，每次疼痛时间较短，疼痛程度亦轻，但仍彻背和向右手臂放射，伴有憋闷感，走路气短头晕，不发时已能稍微活动和散步。右胁下绞痛比较稳定未发，有时腹胀及胃脘疼痛，心情依然很悲观，时时欲哭，睡眠不好，脉象沉细微弦涩，舌质正中心微有秽苔，脏腑失调，五气不和已久，但病情逐渐好转，宜续调肝胆，滋心脾。

处方：炙甘草一钱五分，杭白芍三钱，小麦四钱，炒，大枣四枚，擘，茯苓三钱，枣仁三钱，香橼皮一钱，高良姜一钱，焦山楂二钱，麦芽二钱，血琥珀五分，冲服。7剂，隔日一剂。

1964年10月23日再诊：上方随症加减3次，症情趋向稳定，心绞痛很少发，饮食亦好转，惟少腹有时发凉，脉沉细舌正无苔，续宜强心气，养肝脾以资巩固。

处方：黄芪二钱，党参一钱，白术一钱，茯苓二钱，炙甘草一钱，当归一钱五分，白芍一钱，熟地二钱，五味子八分，远志一钱，炒，陈皮七分，肉桂二分，后下，7剂。慢火浓煎两次，共取300ml加蜜一匙，分两天4次服，最后改用丸剂，朝服养荣丸1丸，晚服左归丸1丸。至11月底症情更为好转，食欲增加，精神大振，睡眠亦佳，体力增强，活动已不气短，诸痛皆平稳，脉缓有力，舌正无苔。欲回新疆工作，遂嘱续服养荣丸每日1丸，以善其后云。

［**按**］本例患者病情极为复杂。蒲老根据中医审证求因：不外是六淫之邪，由表入里，未能及时透邪外出，以致附着脏腑，或内伤七情以致机体功能紊乱，或两者相合为病。今患者病程已6年，脉寸尺沉弱，体质已虚，而见症皆实，如胸痛彻背，背痛彻心，胸感憋闷，指甲发青，恶心，大便干，右关动数，左关弦细，知其气机闭塞，胸中阳气不宣，急则治标，遂以瓜蒌薤白半夏汤加柴胡、枳实、降香通阳宣闭，调和肝胃。服后疼痛次数及程度皆大减，但停药则发作仍频且甚，右关由动数转弦缓此胸中阳渐通，气机初启，而心气不足，胆胃未和，故易十味温胆汤加减，益心气，和胆胃，再加高良姜温阳散寒，川楝子降逆清胆，麦芽和胃疏肝，又因上下肢有紫斑加川芎、桃仁、血竭行瘀和络。至五诊精神好转，已能下床活动，但其胃尚不舒，泛酸嘈杂或呕吐，改用法半夏、干姜、黄连、代赭石、沉香调肝胃，降逆气。用党参、茯苓、小麦、当归、白芍、熟地益心气，养肝血，于是患者病情进一步稳定。然而仍见心情悲观，睡眠欠佳，故用

芍药甘草汤合甘麦大枣加味，滋补心肝，健脾和胃。终则改服人参养荣丸，后加服左归丸，心、肾、肝、脾并调，补其不足以资巩固。从而精神、睡眠皆佳，饮食、二便正常，而回新疆工作。

（以上均录自：高辉远．蒲辅周医案．人民卫生出版社，1972）

刘惠民

（沂水名中医，藏中医书众）

【医家简介】

刘惠民（1900～1977），名诚恩，山东省沂水县胡家庄人。他祖传三代行医，为沂水著名中医。曾参加抗战，为适应战争需要，尽量将中药汤剂改制为片剂和药丸，先后制出疟疾灵、金黄散、救急散、救急水、牛黄丸等成品药近百种，为解放区的医药事业做出了贡献。历任山东省中医学院院长、省中医药研究所所长等职，临床擅治内科外感疾病、神经系统疾病以及妇科疾病。为毛主席的中医保健医生，以“大青龙汤加减”两剂，治好主席的感冒、发热、咳嗽。

相关著作：《伤科学读本》、《中西结合解剖生理学概要》、《中西药物学概要》、《中西诊断学概要》、《战地临时救护医院组织概要》、《麻疹和肺炎的防治》等。

【主要学术思想和主张】

（1）收藏中医书多。早在20世纪30年代，他大量购买“上海千顷堂书局”为主出版的中医书籍以及各种中医刊物，藏书甚多。

（2）对民间实用的中草药，注意调查研究。沂水一带有很多洋金花（白花，状若喇叭），群众有掺烟吸治喘者。他对其反复研究验证，终于查明了治病原理，扩大了适应证范围，规定了一般用量，使这味平常的草药，在治疗胃脘痛、气管炎、肺气肿中，发挥了好作用。

【验方效方】

方一　冠心活络丸

［主治］冠心病，胸闷，气短，心悸，心前区疼等症。

［作用］补肾养心，益气健脾，祛瘀通痹，活络开窍。

［药物组成］猪心切片，烘干，1具，当归54g，川芎45g，三七27g，西红花24g，橘络39g，知母39g，薤白45g，冬虫夏草45g，炒酸枣仁75g，远志39g，山药45g，柏子仁39g，枸杞子42g，生地30g，熟地30g，炙没药36g，生蒲黄39g，郁金39g，人参36g，玄参36g，桔梗39g，茯神36g，石菖蒲39g，山栀39g，炒，骨碎补

39g，白术60g，砂仁39g，麦冬42g，何首乌54g，鹿茸18g，全蝎54g，去刺，地龙36g，炙，路路通45g，上药共为细粉，加朱砂18g、麝香1.8g、冰片4.5g，调匀，再研细。

再用丹参150g，瓜蒌120g，合欢皮120g，桑寄生120g，夏枯草120g，水煎两三遍，过滤，取汁，缓火熬浓，拌入药粉中，混匀，干燥研细，以阿胶75g，鹿角胶75g，溶水打小丸，如绿豆大。

［服法］每次服5g，每日2次。

方二　冠心活络酒

［主治］冠心病，慢性冠状动脉供血不足，胸闷，气短，心前区闷痛等症。

［作用］养心益气，活血通络。

［药物组成］三七24g，冬虫夏草18g，西红花15g，橘络15g，人参15g，当归18g，川芎15g，薤白15g，上药共捣粗末，以白酒500ml，浸泡14天，每天摇动数次，过滤，药酒加白糖90g，溶化即成。药渣可续白酒500ml，浸泡5～7天，过滤后加糖再用。

［服法］每次服5ml，每日3次，饭后服。

【临证经验】

本病应属本虚标实的病证，气滞血瘀，痰浊内阻，经络闭塞等皆为病之标，而其本则为心、肾、脾等脏的虚弱。因此，主张本病除采用上述诸治标法则外，甚为强调补虚治本，认为这是取得疗效的关键。常用何首乌、生地、熟地、枸杞子、山茱萸、菟丝子、女贞子、石斛、黄精、天门冬、麦门冬、银耳、冬虫夏草、杜仲、桑寄生等以滋阴、补肾、培元，用酸枣仁、柏子仁、茯神、远志、珍珠母、琥珀、龙眼肉、当归、白芍等补心养血，用白术、山药、砂仁、鸡内金、黄芪等健脾益气，用川牛膝、赤芍、川芎、红花、鸡血藤、三七、丹参、延胡索、五灵脂、白酒等活血行瘀通络，用橘络、半夏、海藻、天竺黄、贝母等化痰，用瓜蒌、薤白、百合等温中通阳，理气宽胸，并根据具体病情随证加减，多能取效。

【精选验案】

案1

陈某，男，37岁，1961年2月21日初诊。

病史：几年来常感心前区闷痛不适，时轻时重，经医院检查诊断为冠心病、心绞痛。近来发作较频，疼痛较前加剧，时觉心前区隐痛不适，有时左下肢也疼痛。口干而苦。

检查：面色暗红，舌质红、苔白，脉沉细涩。

辨证：脾肾阴虚，心血不足，瘀血痰浊阻闭经络。

治法：养阴和血，豁痰行瘀开窍，通经活络除痹。

处方：炒酸枣仁18g，柏子仁9g，黄精9g，半夏9g，枸杞子9g，豆豉9g，石斛9g，天花粉9g，橘络9g，薤白9g，延胡索12g，千年健9g，白芍9g，合欢皮9g，石菖蒲9g，麦门冬15g，全瓜蒌12g，水煎两遍，分两次温服。

西洋参1.8g，琥珀0.6g，共为细粉，分两次冲服。

3月9日二诊：服药6剂，口干、胸闷、心前区痛、腿痛等症状均较前减轻，近日口角发炎糜烂。舌尖红、苔白，两口角轻微糜烂，上唇有小水疱一簇，脉同前。原方加山栀12g，水煎服。煎服法同前。

1961年3月27日三诊：服药6剂，口角糜烂及口唇疱疹均消，胸前闷痛已除，腿痛已减轻，但走路略多仍感疼痛。舌苔正常，脉沉细。原方去山栀，加鸡血藤12g，当归9g，虎骨胶5g，丹参9g，水煎服。煎服法同前。

另综前法配丸药一料服用。

处方：炒酸枣仁37g，山栀31g，石斛37g，柏子仁62g，黄精37g，枸杞子42g，麦门冬31g，天门冬31g，淡豆豉37g，红花24g，橘络31g，千年健31g，半夏24g，薤白24g，虎骨胶37g，冬虫夏草31g，白术37g，茯神31g，菟丝子37g，白豆蔻24g，西洋参31g，琥珀18g，三七粉31g，炙乳香31g，炙没药31g，银耳37g，十大功劳叶37g，血竭31g，冰片1.2g，细辛1.5g，上药共细粉，用豨莶草62g，鸡血藤93g，丹参93g，桑椹124g，熬水，取浓汁，与药粉共打小丸。每次6g，每日3次，饭后服。

6月24日四诊：服汤药数十剂及丸药两料后，心前区痛未再发作，腿痛也愈。舌脉已正常。嘱继服丸药，以资巩固。

案2

王某，男，54岁，1973年12月13日初诊。

病史：阵发性胸闷，憋气三四年，劳累、上楼时更加明显。一年前开始，常在阵发性胸闷的同时伴有剧烈疼痛，有时休息后可自行缓解，有时需含服硝酸甘油后才能缓解，一年来曾发作二三次，医院检查诊为冠心病、急性冠状动脉功能不全。病后自觉心情烦躁，睡眠不宁，多梦，有时阵发性出汗，饮食一般，消化尚好。

检查：体胖，面色红润，舌苔薄白，脉沉细涩。

辨证：心气虚弱，血瘀痰浊阻闭经络。

治法：益气养心，行瘀豁痰通络。

处方：炒酸枣仁43g，黄芪15g，枸杞子15g，柏子仁12g，薤白12g，瓜蒌15g，远志12g，百合15g，五灵脂15g，延胡索12g，豆豉12g，橘络12g，生牡蛎18g，白术15g，砂仁12g，水煎两遍，分两次温服。

三七3g，琥珀1.5g，天竺黄1.5g，冬虫夏草1.5g，共为细粉，分两次冲服。

药酒方：当归15g，川芎15g，人参15g，红花12g，冬虫夏草18g，橘络15g，薤白15g，三七24g，共捣粗末，以好白酒500ml，浸泡两周（每天振荡数次），过滤后，药酒加冰糖90g，溶化，再加水稀释一倍，放瓶中。每次服5ml，每日3次，饭后服。

半年后随访：服用上药十余剂后，症状减轻，继之服用药酒，并配合体育锻炼。半年来心前区痛未发作过，现仍在继续服药酒。

案3

雷某，男，53岁。1972年6月22日初诊。

病史：患高血压病3年多，血压一般持续在160/90mmHg左右。于两个月前的某日中午，突然胸闷，头晕，目眩，面色苍白，冷汗淋漓，继之失去知觉，急送医院，经心电图检查诊断为急性后壁心肌梗死，入院治疗月余，好转出院。现仍时感心慌，胸闷，活动略多则下肢浮肿，近日复查心电图，诊断为亚急性后壁心肌梗死。

检查：面色红润，体胖，舌苔薄白，脉沉弱细涩。

辨证：心肾两虚，血瘀痰浊阻闭经络。

治法：补肾养心，行瘀豁痰通络。

处方：生地15g，丹皮12g，山茱萸12g，桑寄生18g，川牛膝15g，夏枯草15g，珍珠母31g，远志12g，瓜蒌15g，薤白12g，陈皮12g，山药24g，丹参15g，当归12g，鲜玉米须31g，水煎两遍，分两次温服。

9月6日二诊：服药二十余剂，活动量较前增加，胸闷、心慌减轻，下肢浮肿也有好转，饮食、睡眠如常。目前除略感轻微头晕外，无明显不适。舌苔脉象如前。原方去山茱萸，加枸杞子12g，海藻15g，菊花15g，水煎服。煎服法同前。

12月25日三诊：又服药三十剂，胸闷疼痛已消失，血压较前下降，饮食、睡眠均好，近日复查心电图为陈旧性后壁心肌梗死。血压为150/80mmHg，舌苔薄白，脉沉弦细。仍守原法略行加减，配丸药一料，以资巩固。

处方：当归77g，远志77g，柏子仁77g，五灵脂62g，山药93g，丹皮74g，生熟地各46g，枸杞子62g，何首乌93g，延胡索62g，海藻77g，麦门冬93g，红花62g，鸡血藤62g，陈皮77g，薤白93g，瓜蒌124g，白术93g，土炒，砂仁62g，白芍77g，女贞子77g，菊花74g，龙眼肉77g，炒酸枣仁93g，莱菔子74g，炒，炙甘草62g，上药共为细粉，用玉米须93g，桑寄生248g，夏枯草248g，水煎两遍，过滤取浓汁与上药粉共打小丸。每次9g，每日3次，温开水送服。

案4

王某，男，53岁，1974年1月3日初诊。

病史：1960年发现血压偏高，一般持续在140/90mmHg左右。1962年查体发现动脉硬化。1963年心电图检查诊断为慢性冠状动脉供血不足。1964年4月曾因突然胸闷，憋气，心前区痛，诊断为心绞痛，住院治疗3个月，此后病情稳定。1973年12月初及12月底，曾因劳累后发作两次。每次发作均较突然，胸闷，憋气，心前区疼痛难忍，经吸氧或服用硝酸甘油后，逐渐缓解。目前仍有胸闷、气短、心前区不适、心跳较快、饭后脘腹闷胀不适、烦躁、失眠等症。

检查：舌质红、苔薄白，脉沉涩略数。

辨证：心肾阴虚，气血瘀滞。

治法：补肾养心，活血通络，佐以行气健脾。

处方一：何首乌15g，山药24g，杜仲12g，桑寄生12g，当归12g，白芍12g，生熟地各9g，薤白12g，瓜蒌15g，远志12g，橘络9g，大腹皮12g，麦门冬9g，白术15g，煨草果12g，炒酸枣仁30g，水煎两遍，分两次温服。

三七粉2.4g，川贝3g，朱砂0.6g，琥珀2.4g，共研细粉，分两次冲服。

处方二：三七粉31g，冬虫夏草24g，红花31g，川芎18g，当归18g，薤白18g，橘络15g，上药共捣粗末，用白酒一二斤，浸泡两周，过滤，药酒加冰糖90g，溶化，再加水半斤稀释即成。每次服5ml，每日两次。

1月11日二诊：服药6剂，胸闷、憋气大减，心前区痛未发，心跳较前减慢。入晚仍觉腹胀，睡眠不宁，血压较前有波动，为160/100mmHg。舌苔白，脉沉细，数象已减。原汤药方加枸杞子15g，夏枯草15g，厚朴12g，水煎服。煎服法同前。

11月19日三诊：药后心率已恢复正常，腹胀已轻，入晚仍偶觉胸闷，心口处阵发性灼热，血压150/100mmHg，舌苔白，脉沉细。原方去何首乌、厚朴，加山栀15g，珍珠母37g，黄精12g，菟丝子31g，水煎服。煎服法同前。

1975年2月20日随访：诊后服汤药十余剂，配服药酒，胸闷、心前区痛、憋气等症状大有减轻，精神、睡眠均好。目前仍在继续服药中。

案5

毕某，女，42岁，1953年4月21日初诊。

病史：三年前发现血压高，一般持续在140/90mmHg以上。一年前，因突然心前区痛、心慌、气短赴医院检查，诊为高血压病，动脉硬化病、冠状动脉供血不足，经治疗后好转，但经常于体力活动、情绪激动时发作胸痛，气短，呼吸困难，甚至需吸氧后上述症状才能逐渐缓解。近日来发作频繁。平时时感头晕，乏力，烦躁，失眠，大便稍干。

检查：面色暗黄，体形肥胖，舌苔薄黄，后部微厚，脉沉细弱。

辨证：心肾不足，痰浊瘀血阻闭经络。

治法：养心补肾，健脾豁痰，行血活络。

处方：炒酸枣仁24g，茯神9g，天门冬9g，莲子9g，远志9g，薤白12g，当归9g，红花15g，石斛12g，橘络9g，白术9g，鸡内金9g，生杜仲12g，海藻9g，水煎两遍，分两次温服。

银耳2.1g，西洋参1.2g，琥珀0.6g，共研细粉，分两次冲服。

4月30日二诊：服药6剂，心前区痛明显减轻，仍略胸闷。舌脉同前。原方加瓜蒌12g，半夏9g，水煎服。煎服法同前。

5月27日三诊：上药服用二十余剂，症状明显减轻，已有十余天未发病。平时略感胸闷，睡眠仍欠佳，舌苔正常，脉沉细。原方加山栀皮6g，白豆蔻6g，水煎服。煎服法同前。

[**按**] 冠状动脉性心脏病简称冠心病，其主要临床特征为阵发性或持续性心前区或胸骨后剧痛或压榨感，重者可伴有休克、心律紊乱。不典型者尚可表现为胃痛、恶心、呕吐等消化道症状。

中医文献对本病的记述多散见于"心痛"、"胸痹""心口痛"等病证中。目前比较普遍的看法，多认为本病乃由于寒邪内侵，导致气滞血瘀或痰浊内生、阻闭经络，经脉不通所引起，故治疗多用活血化瘀，通阳理气、化痰通络等以"通"为主的治法。

刘老医生认为，本病应属本虚标实的病证，气滞血瘀，痰浊内阻，经络闭塞等皆为病之标，而其本则为心、肾、脾等脏的虚弱。因此，主张本病除采用上述诸治标法则外，甚为强调补虚治本，认为这是取得疗效的关键。常用何首乌、生地、熟地、枸杞子、山茱萸、菟丝子、女贞子、石斛、黄精、天门冬、麦门冬、银耳、冬虫夏草、杜仲、桑寄生等以滋阴、补肾、培元，用酸枣仁、柏子仁、茯神、远志、珍珠母、琥珀、龙眼肉、当归、白芍等补心养血，用白术、山药、砂仁、鸡内金、黄芪等健脾益气，用川牛膝、赤芍、川芎、红花、鸡血藤、三七、丹参、延胡索、五灵脂、白酒等活血行瘀通络，用橘络、半夏、海藻、天竺黄、贝母等化痰，用瓜蒌、薤白、百合等温中通阳，理气宽胸，并根据具体病情随证加减，多能取效。

（以上均录自：戴岐，刘振芝，靖玉仲．刘惠民医案．山东科学技术出版社，1979）

黄文东

（脾胃药轻灵，善祛瘀活血）

【医家简介】

黄文东（1902～1981），著名的中医教育家、上海中医学院（现上海中医药大学）第二任院长。他14岁考入私立上海中医专门学校，因勤奋好学，成绩卓异，深获校主丁甘仁先生的激赏。1921年，黄文东以居于榜首的优异成绩从学校毕业返回故里，在吴县震泽镇悬壶应世，1931年，任上海中医学院教务长，开始长达50余载的教学生涯。

相关著作：《丁氏学派的形成和学术上的成就》、《继承整理李东垣学说的体会》等论文20余篇。《黄文东医案》（上海中医药大学附属龙华医院整理）。

【主要学术思想和主张】

1. 重视调理脾胃

他说："脾胃乃后天之本，为气血生化之源，久病体质虚弱，如治疗不当，容易积虚成损，所以必须时时注意照顾脾胃，切忌妄施苦寒克伐，或进大剂腻补。"同时，主张用药以轻灵为主，即使在用补益药时，也往往加入陈皮、木香等灵动之品，以助运化，既使补而不滞，更能有利于对补益药的吸收。

2. 治疗久病，善用祛瘀活血之法

认为"初病在气，久病入血"，并将王清任逐瘀活血之法，精心化裁，每获良效。

【精选验案】

案1

吴某某，女，52岁，干部。

初诊（1974年12月6日）：胸闷心悸及早搏已两年，近一年来早搏频繁。目前胸闷心悸，睡眠时好时差，四肢麻木，尤以下肢为甚，目干羞明。脉细带数（88次/分），兼有结代，舌质胖，苔薄腻。

北京某医院诊断"冠心病"。1974年11月5日在上海某医院检查，心电图：心率94次/分，频发性室性早搏；胸透：主动脉伸展迂曲，左室稍丰满。

胸阳痹阻，气失宣通，络脉瘀塞，血流不畅。治拟温通心阳，理气化瘀。

桂枝二钱，瓜蒌皮三钱，旋覆梗三钱，郁金三钱，赤白芍各三钱，枸杞子三钱，降香二钱，炙甘草二钱，茶树根一两，青陈皮各二钱。6剂。

二诊（12月13日）：服上方后，感觉口干，各症如前。

原方去桂枝、降香，加佛手片三钱。6剂。

三诊（12月20日）：自觉心悸，胸闷、下肢麻木等症均减轻，心率82次/分，早搏每分10次左右。再守原意。

瓜蒌皮三钱，旋覆梗三钱，郁金三钱，赤白芍各三钱，炙甘草二钱，枸杞子三钱，佛手片二钱，茶树根一两。4剂。

四诊（1975年1月7日）：上方加减，共服18剂。胸闷已除，心悸基本消失。脉细带数（88次/分），无结代。

本院心电图复查提示：窦性心动过速（103次/分），早搏消失。患者从楼下步行到二楼，故心率较切脉时增快。

［**按**］患者胸闷，心悸，脉结代已久，某院诊断为"冠状动脉粥样硬化性心脏病"。在初诊一月前心电图检查：频发性室性早搏。初诊时脉象结代。病由胸阳痹阻，气失宣通，络脉瘀塞，血流不畅所致。首用桂枝薤白瓜蒌汤合旋覆代赭汤加减，以温通心阳为主。本例之所以未用薤白、代赭石，前者因有强烈的葱蒜气，患者曾服此药，容易引起泛恶，后者因患者经常胸闷，用重镇之品，恐引起窒闷感。方中旋覆梗消痰顺气，郁金理气解郁，降香降气宽胸，瓜蒌滑润散结，此四味有不同程度的"扩冠"或降血脂作用。茶树根对控制早搏有一定的疗效。二诊时患者口干，故去桂枝、降香之辛温。以后续予原方加减，先后共计服药30余剂，胸闷已除，心悸基本消失，脉无结代。

案2

高某，女，43岁，工人。

初诊（1975年5月3日）：近一个月来时常心悸胸闷胸痛，痛时牵及左肩背，两下肢发冷，甚则疼痛。有子宫肌瘤，每次月经量多，大便干结。经某医院心电图提示心肌损害，做运动试验阳性，诊断为"冠心病"。舌苔薄，脉细弦。胸阳不振，血液循环不畅，脉络痹阻，兼有气血亏耗之象。治拟宣痹通阳为主，用瓜蒌薤白白酒汤加减。

全瓜蒌五钱，打，薤白头一钱半，郁金三钱，当归三钱，赤芍四钱，丹参三钱，党参三钱，陈皮三钱，木香三钱。6剂。

二诊（5月10日）：服药后胸闷胸痛减轻，本次月经量略少，胃纳佳，大便转润，再予前法。

原方加续断三钱。6剂。

三诊（5月17日）：胸闷不舒，太息，易心悸，下肢冷如浸水中。苔薄腻，脉细。再守原意，增强通阳活血之力。

全瓜蒌五钱，打，薤白一钱半，丹参三钱，郁金三钱，降香二钱，党参三钱，当归三钱，桂枝一钱半，赤芍五钱。6剂。

四诊（5月24日）：胸闷心悸已减，肢冷亦明显减轻，嗳气较多。再守原意。

前方加旋覆梗三钱。6剂。

五诊（5月31日）：胸闷心悸续见减轻，近来背部酸痛转向下肢，不能安眠。再予前法出入。

党参三钱，当归三钱，赤芍四钱，郁金三钱，桂枝一钱半，全瓜蒌四钱，打，薤白一钱半，降香一钱半，梗通二钱，威灵仙四钱。6剂。

六诊（6月7日）：胸闷心悸、下肢阴冷酸痛均已减轻，夜寐安。舌质偏红。再予前法。

原方6剂。

［**按**］本例由于胸阳不宣，气机痹阻，故见胸痛胸闷，太息嗳气；阳气不能温运于四末，寒邪侵袭，故肢阴冷酸痛；心血不足则心悸不宁，并有血液循环不畅之征。用瓜蒌、薤白辛温通阳为主。三诊时患者述及下肢冷如浸水中，加桂枝温通经脉散阴寒，四诊时下肢阴冷明显减轻。配合陈皮、郁金、木香理气解郁，当归、赤芍、丹参、降香养血活血，调气止痛。当归、丹参兼能调经。党参益气补中，起着推动作用。

（以上均录自：上海中医学院附属龙华医院．黄文东医案．上海人民出版社，1977）

章次公

（集各家学说，倡中西结合）

【医家简介】

章次公（1903～1959），名成之，字次公，号之庵，以字行世，江苏镇江人。民国8年就读于丁甘仁创办的上海中医专门学校，师事孟河名医丁甘仁及经方大家曹颖甫，又问学于国学大师章太炎，学业兼优。章氏热心为贫苦病人看病，用药以验、便、廉为主，深夜出诊常不取酬，有“贫民医生”之誉，历任北京医院中医科主任。

相关著作：《药物学》、《诊余抄》，部分曾发表于医学杂志。《章次公医案》、《章次公医术经验集》（此二书由其门人朱良春整理）。

【主要学术思想和主张】

（1）精通伤寒、温病学说，兼收并蓄。认为寒温两家没有不可逾越的鸿沟，阐发温病学说，正是对《伤寒论》的发展，对于过去所谓“经方”、“时方”之争，颇不以为然。章氏临床重辨证，立法用药，不持门户之见，有时用仲景之方，有时用金元四家之方，有时用叶天士温病派之方。

（2）善集各家学说之长，又参合西医学之理论，中西结合。临床用药剂量，或轻或重，突出重点，击中要害；对热性病很注意保护心力，增强抗病能力；对慢性杂病及妇女调经等方面，富有独特的经验；尤其擅长应用虫类药物，如蜂房、蕲蛇之用于风痹；蟋蟀、蝼蛄等之用于积聚、肿胀；蜈蚣、全蝎之用于头风痛等，治效卓著。

【临证经验】

冠心病之胸脘窒闷，或伴见干呕不舒，常被误认为胃病。先生在1940年前后即指出：“每多与胃病混淆，用健胃剂不能缓其所苦”，并提出其与胃病的鉴别点在“就寝胸脘窒闷，必欲起立乃舒”，且有“下肢浮肿”。这种鉴别诊断，法简易行，在临床上很有参考价值。

【精选验案】

案1

陈，女。胸闷不舒，饮食后干呕哕不得通彻，将及一年。其下肢之肿，亦历久不消。胃之不健，实基于心力之微弱，此用健胃药无效。

炮附块15g，上安桂1.2g，生白术9g，云苓12g，淮山药9g，破故纸9g，肉蔻6g，姜半夏9g，五味子4.5g，炙甘草2.4g。

案2

柴，女。心脏病患者时苦心中闷，每多与胃病混淆，用健胃剂不能缓其所苦，就寝胸脘窒塞，必欲起立乃舒。两日来更见周身浮肿。

炮附块4.5g，上安桂1.2g，分两次冲服，炮姜炭2g，五味子4.5g，黄芪皮9g，补骨脂9g，带皮茯苓15g，仙鹤草12g。

［**按**］胸闷为冠状动脉硬化性心脏病之常见症状，中医认为，多由气滞血瘀、痰浊内阻或胸阳痹阻，经脉不通而致。上列两案症状及用药基本相似，皆由心气不足而导致心阳虚，加之饮邪踞胸，阻遏胸阳，以致气不宣畅，故以附子、安桂、补骨脂、炮姜等温阳；茯苓、白术、姜夏、山药以健脾化痰。

案3

闵，男。平卧数小时即欲起坐，否则胸闷、心悸不可耐，反复发作，通宵为之不宁。此惟心脏病有之，非静养不为功，且非旦夕可期其效。

炙甘草6g，上安桂1.2g，大麦冬9g，炒枣仁9g，潞党参9g，干姜2.4g，干地黄18g，阿胶珠12g。

［**按**］张仲景用炙甘草汤治“脉结代，心动悸”。此案见症与炙甘草汤证近似，所以用该方去大枣、麻仁，加枣仁，并以肉桂易桂枝，干姜易生姜，以滋养阴血，温中通阳，宁心安神。

（以上均录自：朱良春．章次公医案．江苏科学技术出版社．1980）

祝谌予

（倡辨证辨病，擅活血化瘀）

【医家简介】

祝谌予（1914～1999），北京协和医院中医科主任、教授，我国一代名医，著名的中医临床家和中医教育家，全国首批五百名老中医药专家师承制导师之一，担负党和国家领导人的医疗保健工作，享受国务院“政府特殊津贴”。早年师从北京四大名医施今墨先生门下，并留学东瀛，精研中西医学。倡导中西医结合，主张辨证与辨病相结合擅长治疗糖尿病、胃肠病、妇科病和疑难杂症，首创应用活血化瘀法治疗糖尿病的新途径。

相关著作：《祝氏施今墨医案》、《施今墨临床经验集》。

【主要学术思想和主张】

（1）在学术上提倡中西医结合，临证时主张辨证与辨病相结合，善于在辨证原则指导下应用古方化裁治疗现代常见病，并能参考药理研究，将某些确有经过实验依据的方药付诸实践，并结合现代临床所见，提出古方今用的观点，以冀扩大经方的使用范围。

（2）潜心研究中医药治疗糖尿病多年。首创应用活血化瘀法治疗糖尿病的新途径。对糖尿病慢性并发症的治疗，亦积累了丰富经验。

【临证经验】

冠心病心绞痛病人常见胸闷不舒，脘腹胀满，嗳气则舒，餐后脘痛加剧，或牵引心前区亦痛，纳差恶心，或进食后易发心痛等症状，祝师谓之心胃同病。此类病人大都由于平素恣食肥甘厚味，少劳多逸，以致脾虚不健，胃弱不化，痰湿内生，气机不畅，痰浊与瘀血互结中焦，阻塞心脉，不通则痛。治疗必须以健脾化痰，通阳散结，理气开郁为主，常用香砂六君子汤合生脉散，再加菖蒲、郁金、瓜蒌、薤白等药，随着消化道症状的改善，心绞痛亦随之缓解，充分体现出审证求因的整体观念。

【验方效方】

方一 葛红汤加减

［主治］心脉瘀阻，气阴两虚，胸阳不振之胸痹。

［药物组成］葛根15g，红花10g，川芎10g，当归15g，白芍15g，丹参30g，菖蒲10g，郁金10g，羌活10g，菊花10g，全瓜蒌20g，薤白10g，柏子仁10g。

每日1剂，水煎服。

方二 生脉散加味

［主治］阴阳两虚，心血瘀阻，肝阳上亢之胸痹。

［药物组成］党参10g，麦冬10g，五味子10g，柏子仁10g，桂枝10g，葛根10g，丹参30g，菖蒲10g，郁金10g，羌活10g，菊花10g，木香10g，生山楂15g，钩藤15g，桑寄生20g。

每日1剂，水煎服。

【精选验案】

案1

王某，女性，58岁，退休工人。

1992年9月4日初诊。

主诉：高血压伴心前区发作性疼痛7年。

患者于1985年发现血压增高，口服复方降压片、硝苯地平等，血压可维持在142.5～157.5/90～97.5mmHg。数月后出现心前区发作性疼痛，外院查心电图示心肌缺血，诊断为“冠心病”。近5年来，心绞痛发作频繁，每日数次，口服硝苯地平、异山梨酯，或舌下含化硝酸甘油亦无显效。

现症：发作性心区疼痛，串及后背，伴胸闷憋气，心慌失眠。后背畏冷，双手发麻，腰痛膝软，口干不思饮，大便偏干。血压150/90mmHg，舌暗红，脉沉弦，脉律不整。

辨证立法：阴阳两虚，心血瘀阻，肝阳上亢。治宜温阳育阴，化瘀止痛，平肝通络，方用生脉散加味。

处方：党参10g，麦冬10g，五味子10g，柏子仁10g，桂枝10g，葛根10g，丹参30g，菖蒲10g，郁金10g，羌活10g，菊花10g，木香10g，生山楂15g，钩藤15g，桑寄生20g。14剂。

治疗经过：药后心绞痛明显减轻，后背不畏冷，血压基本正常。仍有胸闷、心慌，脉律不整。守方加川芎10g，赤芍15g，再服14剂。同时以上方配制蜜丸续服。1992年11月20日随诊：心前区疼痛未大发作，偶有脉律不齐，饮食、睡眠二便均佳。嘱守方加红花30g，再配丸药1料以资巩固。半年后随访，病告痊愈。

[**按**] 本案罹病7年，气病延血，阴损及阳，且挟高血压之肝阳上亢，治疗以生脉散益气养阴，充脉复律；桂枝、羌活温通心阳，宣畅气机；而菖蒲配郁金、羌活配菊花为祝先生治胸痹心痛常用的两组对药：菖蒲辛温，开窍豁痰，醒神健脑，化湿开胃；郁金苦寒，凉血清心，行气解郁，祛瘀止痛。菖蒲以开窍为主，郁金以祛瘀为要，二药伍用，一气一血，一温一寒，相互促进，豁痰行气，宣痹止痛，相得益彰，适用于气滞血瘀、痰瘀互结之胸痹心痛诸证。羌活辛温，善治头项脊背风寒，通太阳经与督脉之阳而治心痛彻背；菊花甘寒，疏风清热，平肝明目，《日华子本草》载其能"利血脉，治四肢游风，心烦，胸膈壅塞"。且两药经药理研究均有扩张冠状动脉定痛之作用。寒温相伍，互展其长而制其短，祝先生常用其治心痛彻背之心绞痛。钩藤配桑寄生平肝降压，补肾通络。

案2

赵某，女性，70岁，退休工人。

1992年2月28日初诊。

主诉：冠心病8年，心前区疼痛2月。

患者确诊为冠心病8年，经常有心绞痛发作。1991年冬季以来，心前区疼痛每日均发，曾住外院内科1月予异山梨酯、硝苯地平等口服西药治疗仍未缓解，因之来诊。

现症：心痛彻背，每日均发，劳累或活动后尤甚。伴胸闷憋气，后脊燥热，口干苦，纳差腹胀，呃逆反酸，心悸多梦，大便干燥。舌质暗红，舌下络脉青紫怒张，脉沉弦。

辨证立法：心脉瘀阻，气阴两虚，胸阳不振。治宜活血通脉，宣痹止痛。方用自拟葛红汤加减。

处方：葛根15g，红花10g，川芎10g，当归15g，白芍15g，丹参30g，菖蒲10g，郁金10g，羌活10g，菊花10g，全瓜蒌20g，薤白10g，柏子仁10g。每日1剂，水煎服。

3月13日二诊：药后心绞痛程度及发作次数明显减轻，夜能安卧，大便通畅，硝苯地平由每日3片，减至每日1片。仍感胸闷腹胀，心悸憋气，后脊燥热。守方加木香10g继服。

4月24日三诊：未再心绞痛，胸闷、燥热均消失，停服硝苯地平。晨起活动后心慌、气短。舌暗红，脉弦细。此心脉瘀阻暂畅而气阴仍亏之象，仍守原法掺入益气养阴之药。

处方：党参10g，麦冬10g，五味子10g，柏子仁10g，葛根15g，丹参30g，菖蒲10g，郁金10g，羌活10g，菊花10g，木香10g，陈皮10g，桔梗10g，枳壳10g。水煎服。

6月12日四诊：病情稳定，能操持一般家务，但过劳后仍有轻度心前区疼痛，乏力。守方去木香、陈皮、桔梗、枳壳加生黄芪20g，枣仁15g，生山楂15g。再服1月，诸证告愈，原方加当归、川芎、全瓜蒌、薤白、木香等配制蜜丸常服，以竟全功。

［**按**］本案年老体衰，心脏气血阴阳不足，心气不足则心脉不畅，心血亏损则心失所养，气虚血瘀，不通则痛，故心痛发作频繁，且伴口苦、燥热，失眠、便秘等瘀热内扰之象。祝先生本着急则治其标的原则，先用自拟葛红汤以活血化瘀、宣痹止痛。方中以葛根通络化瘀、升津舒筋为君；红花、丹参活血养血为臣；当归、赤芍、川芎、羌活、菊花养血和营，通督脉，熄肝风为辅，生脉散益气生津以固本。且方中葛根、川芎、丹参、羌活、菊花经药理研究，均具有扩张冠状动脉，改善心肌供血的作用。治疗半月，心绞痛控制，停用消心痛，则掺入生黄芪、柏子仁、枣仁等益气养阴安神之药标本同治，缓图竟功。可见祝先生应用活血化瘀法治疗冠心病时仍以辨证为主，顾护人体正气，以免犯虚虚之戒。

案3

张某，女性，61岁，保育员。

1992年7月3日初诊。

主诉：心前区疼痛半年，加重2周。

患者于1990年10月因患急性下壁心肌梗死住本院内科病房，经抢救治疗3周后病情好转而出院。嗣后长期服用硝苯地平、异山梨酯、氨酰心安等药，病情稳定。1991年11月突发心绞痛，含硝酸甘油可缓解，但停药则发，遂于1992年4月6日再次住院，冠状动脉造影显示左冠状动脉第二支段狭窄85%，右冠状动脉第三支段狭窄80%～85%，同时检查血糖>200mg/dl，确诊为糖尿病。心脏外科欲为其行冠状动脉搭桥手术，为本人及家属拒绝，经内科保守治疗症状好转于6月4日出院。但2周来心绞痛又频繁发作。

现症：心前区闷痛彻背，每日发作3～4次，每次持续10分钟左右，伴憋气汗出，心悸怔忡，四末不温，口干思饮，大便干燥。每日需用扩冠喷雾剂以止痛。舌淡暗，舌下脉络瘀张，脉弦滑。

辨证立法：气阴两虚，心血瘀阻。治宜益气养阴，活血通脉。方宗生脉散合葛红汤加减。

处方：党参10g，麦冬10g，五味子10g，柏子仁10g，葛根10g，红花10g，丹参30g，赤芍15g，菖蒲10g，郁金10g，羌活10g，菊花10g。每日1剂，水煎服。

治疗经过：服药14剂，胸闷憋气消失，心悸怔忡好转，心痛次数减少，仍乏力、口干，心痛放射至左肩背。舌暗红，脉弦滑。拟降糖对药方合葛红汤治之。

处方：生黄芪30g，苍术10g，玄参30g，丹参30g，葛根15g，当归10g，川芎10g，赤芍15g，木香10g，菖蒲10g，郁金10g，羌活10g，菊花10g。水煎服。

服药10剂，心绞痛明显减轻，已停用扩冠喷雾剂。胸闷心慌消失，仍腹胀，大便干燥，嘱守方再服10剂，同时用上方加沙参、麦冬、五味子、红花、生山楂、肉苁蓉、制首乌等配成蜜丸常服，以资巩固。

[**按**] 本案心绞痛发作频繁，胸闷憋气，心悸怔忡，舌质淡暗，舌下络脉瘀胀，显系心脉瘀阻之重证，故祝先生以活血化瘀为主治疗，俾心脉畅通则心痛缓解。但冠心病毕竟为本虚标实之证，长期单用活血化瘀有耗气伤阴之弊，患者又伴糖尿病，所以再诊时，以降糖对药方合生脉散加减益气养阴，培补脾肾以固其本，配成丸药长期服用，终至病情稳定。

案4

孙某，男性，55岁，干部。

1992年8月4日初诊。

主诉：反复胸闷、心前区疼痛2年。

患者2年前因患心肌梗死住外院诊治，出院后一直服异山梨酯、硝苯地平等扩张冠状动脉西药治疗，但胸闷、心前区疼痛仍反复发作，今年5月又因冠心病心绞痛发作而住院，经西药治疗改善不明显，求治于中医。

现症：胸闷不舒，心前区隐痛不适，纳食不甘，食后腹胀，口干嗳气，乏力气短，痰少不易咳出，大便偏干。舌暗红，苔白，脉细弦。142.5/90mmHg。

辨证立法：脾胃不和，痰湿内阻，心气不足。治宜健脾和胃，燥湿化痰，益心复脉。拟香砂六君子汤合生脉散加减。

处方：木香10g，砂仁6g，后下，党参10g，白术10g，茯苓10g，半夏10g，陈皮10g，麦冬10g，五味子10g，丹参30g，菖蒲10g，郁金10g，羌活10g，菊花10g，黄芩10g，炙甘草6g。每日1剂，水煎服。

二诊（8月18日）：药后胸闷及心前区疼痛明显好转，纳食增加，大便通畅，但仍有进食多则腹胀，多梦易醒，舌暗红，脉细弦。效不更方，守方加厚朴10g，枣仁10g，再服14剂。

三诊（9月22日）：心前区闷痛基本告愈，未再发作心绞痛，精神体力均佳，可从事一般工作。守方配制蜜丸常服，巩固疗效。

[**按**] 冠心病心绞痛病人常见胸闷不舒，脘腹胀满，嗳气则舒，餐后脘痛加

剧，或牵引心前区亦痛，纳差恶心，或进食后易发心痛等症状，祝先生谓之心胃同病。此类病人大都由于平素恣食肥甘厚味，少劳多逸，以致脾虚不健，胃弱不化，痰湿内生，气机不畅，痰浊与瘀血互结中焦，阻塞心脉，不通则痛。治疗必须以健脾化痰，通阳散结，理气开郁为主，常用香砂六君子汤合生脉散，再加菖蒲、郁金、瓜蒌、薤白等药，随着消化道症状的改善，心绞痛亦随之缓解，充分体现出审证求因的整体观念。

案5

罗某，女性，62岁，干部。

1987年12月5日初诊。

主诉：胸闷伴心前区不适3年，心悸、下肢水肿半月。

患者3年前经常胸闷、憋气，心前区不适，在阜外医院心电图检查确诊为"冠心病"，一直服用扩张血管西药治疗。半月前胸闷憋气加重，左胸疼痛，心悸气短，双下肢出现水肿，某医院考虑冠心病伴心功能不全，求治于祝师。

现症：胸闷憋气，活动后气短，左胸时痛，心悸阵作，手足发凉不温、麻木，双下肢可凹性水肿，尿少。舌质淡，有齿痕，脉沉弱数。心率124次/分，血压150/80mmHg。

辨证立法：心肾阳虚，水饮上泛。治宜温阳补肾，利水消肿，方用真武汤合生脉散加减。

处方：制附片10g，云茯苓30g，白术15g，白芍10g，干姜5g，西洋参10g，浓煎兑入，麦冬10g，五味子10g，丹参30g，山萸肉10g。每日1剂，水煎服。

二诊（12月17日）：服药10剂，入睡较好，尿量增加，舌质较前变红，脉沉滑数。守方加枣仁10g，葛根15g，再服14剂。

三诊（1988年1月17日）：药后心悸气短均明显好转，四肢转温，下肢水肿消失，舌淡红，脉沉弦滑。心率84次/分，血压140/80mmHg。守方加大熟地15g，灵磁石30g（先下），太子参30g，羌活10g。再服14剂。

四诊（1月30日）：水肿基本消失，略有畏寒，尿量保持1400ml/d左右，余证均不明显。嘱原方加制首乌15g，再服15剂。数月后随诊，病情稳定。

［**按**］心为阳中之太阳，肾主一身之水液。心阳虚衰日久致肾阳不足，蒸化无力，水液泛溢全身为肿；水饮上逆为喘为悸。四肢为诸阳之本，阳虚不能外达，失却温煦则手足厥冷。治以真武汤温补肾阳，利水消肿；生脉散益气补心，养阴复脉；加熟地、磁石以镇潜虚阳上越。药证切中，愈出必然也。

（以上均录自：董建华，季元，范爱平，等．祝谌予验案精选．学苑出版社，2005）

黄寿人

（重五脏虚实，崇尚滋阴法）

【医家简介】

黄寿人（1905~1978），名长华，又字瑞章，湖南湘阴县人。曾任武汉市中医院院长，武汉市第一医院副院长等职。师从南京名医孙少培先生，学成悬壶于南京剪子巷，黄氏擅长内科杂证，兼通妇、儿、喉、外诸科。

相关著作：其主要临床经验多经传人汇集按理，见于《黄寿人医镜》（武汉市卫生局主编）、《著名中医学家的学术经验》（黄文东主编）、《老中医医案医话选》（广州中医学院《新中医》编辑室编）。

【主要学术思想和主张】

（1）重视五脏虚实辨证。他认为脏病多虚，腑病多实。杂证久病及脏，故虚证为多，治疗总宜顾及正气。若虚实夹杂者，用化痰，通络，消滞之法，求其中病则已。攻邪之余，大病之后，久病之体皆宜进补，或以药养，或以食疗，以促使病体恢复。且五脏以阴精为本，故在补益剂中，尤崇尚滋阴法，自制“三子养阴汤”、“调气化瘀汤”、“安脑合剂”、“头昏合剂”、“肝肾膏”、“保肝膏”、“养脑宁神膏”、“健脾膏”、“宁心片”等方药调治五脏虚证。

（2）经方注重配伍法度，时方极尽化裁出入。在现存医案中，“金匮肾气丸”桂附两药的用量，总为全方量的十分之一，而所创局方逍遥散的加减法竟达八种之多，主治证候逾二十类。学深用宏，守常达变者可窥一斑。

【精选验案】

案1

魏某某，男，60岁。心慌，时发胸痛，头昏闷胀疼痛，失眠健忘，神疲乏力，大便秘结。曾患中风致偏瘫，治疗后虽能行走，但感活动不自如。旧患胆囊炎、慢性结肠炎、慢性气管炎等病。舌赤苔黄，脉象弦滑。显系痰热瘀血阻滞脉络，治用清化痰热，佐以通络。

方药：陈胆星9g，黄芩9g，法夏12g，杏仁12g，瓜蒌仁24g，玄参12g，麦冬12g，丹参12g，蔓荆子9g，白芍12g。共4剂。

二诊：咳痰略畅，头闷减轻，两胁作胀，心胸绞痛依然。治宗上法，加重通络。

方药：上方去杏仁，加川楝子9g，桃仁9g。共3剂。

三诊：凌晨突然心慌作胸剧痛，额汗不止，气短神疲。咳嗽痰多，舌赤苔黄，脉象细弱有结代。显系心、脾气阴两亏，脉络阻滞，治用补心健脾，化痰通络为法。方药：

（1）高丽参9g，麦冬15g，另炖急服。

（2）党参15g，黄芪12g，炙甘草6g，茯苓12g，白术12g，法夏12g，橘红9g，黄芩9g，薤白9g。共5剂。

四诊：服药后心胸酸痛减轻，额汗已止，精神转佳。但仍不思食，大便两日未解，时有矢气。苔黄微腻，脉来较前有力。治宗前法，佐以润肠。方药：

（1）高丽参9g，麦冬15g，另炖分服。

（2）党参12g，黄芪12g，炙甘草6g，白术12g，法夏12g，橘红9g，黄芩9g，丹参9g，麻仁12g，瓜蒌仁12g。共2剂。

五诊：大便已行，知饥欲食，睡眠略好，胸闷微有疼痛，头昏仍卧床未起。再宗前法，佐以安神。方药：

（1）高丽参9g，麦冬15g，另炖分服。

（2）上方去橘红、麻仁，加茯神9g，枣仁12g，白芍15g。共2剂。

六诊：食欲转佳，精神渐好，已能起坐，时有胸闷，心慌，头昏，苔黄，脉象细滑。治用补心清热，化痰通络。方药：

（1）高丽参6g，西洋参6g，麦冬15g，另炖分服。

（2）党参15g，黄芪12g，白术12g，炙甘草6g，法半夏9g，白芍15g，黄芩9g，酸枣仁12g，丹参9g，茯神9g，菊花9g。共3剂。

七诊：心痛未作，食睡尚可，心胸时闷。治以补心通络为主。

方药：上第二方，加鳖甲15g，三七末5g，入煎。共5剂。

连服半月，精神转佳，已能下床活动。调理月余后，心痛未作，病情稳定。至次年夏初发一次，但较前次发作为轻，仍以补心化瘀通络法，主以生脉散、四君子汤、二陈汤合裁加减施治，3月余，病复向愈。

［**按**］本案心虚兼痰饮、瘀血，属于虚中挟实证候。其本心虚，以气弱为主，是虚寒证一类。由于瘀、痰阻遏，故有时出现热候，成为虚实兼见、寒热错杂的证象。治时总以顾本为主，不妄攻实邪。或佐清化痰热，用黄芩、法夏，或佐通络，用丹参或三七。当痛甚而有虚脱现象时，急补元气以顾本。用高丽参为主药，是高丽参补气固脱之力，较其党参为大，欲脱之气赖此维护，直至病情趋向稳定方止。终用补心健脾，养肝通络法，以善其后，病日趋向愈。

案2

金某某，男，60岁。心胸绞痛频作，时觉胸闷气短，头昏眼花，后脑作胀，健忘多梦，心烦口干，入夜难寐。苔薄黄，舌质较暗，脉细数。证属心、肝、肾阴不足，又兼瘀、热，以致脉络不畅。治用补心养肝、益肾通络为法。用三子养阴汤（自订方）加味。

方药：党参24g，沙苑子12g，麦冬12g，生地15g，枸杞12g，女贞子12g，黄连6g，菊花12g，丹参12g，朱枣仁12g，朱远志9g，三七末5g，入煎。共5剂。

二诊：服上方，心胸绞痛次数减少，心烦不寐，寐则多梦，头仍昏胀，大便尚调。仍守前法为治。

方药：生地15g，沙苑子12g，枸杞12g，菊花9g，黄连6g，女贞子12g，朱柏子仁9g，丹参15g，朱枣仁12g，朱远志9g，三七末3g，入煎。共5剂。

三诊：心胸绞痛减轻，时觉心慌，有时心烦难寐，口干苦，纳食可。舌赤苔薄黄，脉细数。此阴虚内热，治用补心养肝，益肾清热为法。

方药：生地15g，枸杞12g，沙苑子12g，黄连6g，党参15g，麦冬12g，女贞子12g，酸枣仁12g，菊花9g，黄芩9g，白芍12g，丹参15g。共5剂。

四诊：服药周余，心慌已止，不烦能寐。惟感头昏，脑后作胀，有时眼花，饮食如常。舌赤苔薄，脉细。治仿前法。

方药：党参15g，生地24g，五味子3g，麦冬12g，枸杞12g，枣仁9g，沙苑子12g，黄连3g，菊花12g，白芍12g，女贞子12g。共5剂。

［**按**］本案属于虚热挟瘀，热滞脉络，故用补心、养肝、益肾合通络清热为治。主要用三子养阴汤合生脉散组方。通络则用丹参、三七。当心胸绞痛逐渐减轻，脉络瘀血阻滞渐有缓解，即可减去通络活血之品，以防祛瘀伤正。故在三诊后，渐去丹参、三七，即是此意。如果心气渐强，肝肾阴复，而脉络瘀阻未解除者，则三七、丹参等品可以继用。但是，应当看到，活血化瘀通络之剂，如果多用久用，常易损伤正气。

（以上均录自：武汉市卫生局．黄寿人医镜．湖北人民出版社，1983）

姜春华

（重辨病辨证，擅内科杂病）

【医家简介】

姜春华（1908～1992），字实秋，江苏南通县人，全国著名中医学家、中医藏象及治则现代科学研究奠基人。自幼从父青云公习医，18岁到沪悬壶，20世纪30年代即蜚声医林，曾获卫生部“继承发扬祖国医学遗产”金奖，活血化瘀的研究获全国科学大会重大科技成果奖，为必须继承的全国老中医药专家之一，享受特殊津贴待遇。擅长内科，对重症肝炎、肝硬化腹水、支气管扩张出血、支气管哮喘、慢性腹泻、慢性肾炎、糖尿病、痹证、疑难杂病等，辨病独具慧眼，治疗效果卓著。

相关著作：《中医基础学》、《中医病理学总论》、《中医诊断学》、《中医治疗法则概论》、《伤寒论识义》、《姜春华论医集》、《历代中医学家评介》、《肾的研究》、《活血化瘀》等10余部著作。

【主要学术思想和主张】

（1）学术特点为“撷采百家，融贯古今，拓展新路，重在实效”。

（2）主张“古为今用，西为中用”，“活用成规，创立新规”。提出“截断扭转学说”，在中医临床治疗学上树立了新的里程碑。

（3）主张“辨病与辨证相结合”，提倡既要为病寻药，又要重视辨证论治的独特创见。用药严谨，自成一格。经验名方有三合一方、软肝汤、巴漆丸、扶正化瘀利水汤、地乌蠲痹汤、黑大豆丸、百合片、截喘汤等，屡起危殆痼疾。

【临证经验】

胸痹的特征是心前区阵发性闷痛或绞痛。其辨证应从体质、夹杂症以及诱发因素等多方面予以诊查，其诱因有风、寒、湿、劳倦、内伤等。从夹杂证而言，有夹痰、夹饮、夹食（或有消化道症状）以及兼夹脏器其他疾病之不同。辨其体质，则心肾阳衰较为多见，年老力衰或久病人，往往阳气虚弱，心君失于温养。心脉赖阳气以温煦鼓动，若心阳不足或心气郁结，则心血瘀滞。临床可见到面色㿠白，胸闷气短，心中空虚，惕惕而动，形寒肢冷等现象。心阳之虚，其本在肾。肾主一身阴阳，为水火之脏，生命之根。肾中真阳不足，则不能振奋鼓舞心阳。临床可见胸闷、心悸、气短、纳差、畏寒、肢冷、腰膝酸软、头晕耳鸣等症。故对体质属心肾阳衰，气虚郁滞者，当以温药纠正之。

以温阳益气化瘀通脉治疗本病，如附子、人参、丹参、瓜蒌、麝香等。有些药物可以施治于多种疾病，如温阳之附子、肉桂，可以用于周围循环衰竭，也可用于急性病的休克，或慢性病的衰弱，或许多慢性炎症；温散药麻黄、桂枝等，既能解表祛寒，又可用于心血管病变；温中药吴萸、川椒、干姜、厚朴、半夏等一般治胃病，但对心血管病也有作用，在辨别其不同作用的基础上，运用异病同治的原理加以选用。

【验方效方】

瓜蒌薤白汤加减

［主治］胸痹。

［药物组成］瓜蒌24～30g，薤白9g，枳壳9g，丹参15g，郁金15g，或加川椒3g，吴萸3g，细辛3g。

［随症加减］经常胸痛者加制乳香9g，炒五灵脂9g；剧痛加川乌9g，蒲黄15g，檀香3g，降香9g；舌有瘀紫加赤芍9g，桃仁9g，当归9g，川芎9g，红花3g；有气虚表现者加别直参3g，黄芪15g；阳虚，唇紫舌暗，肢冷恶寒者加附子9g，肉桂1.5g（或川乌9g，桂枝9g）；若面白汗出肢冷者应急用参附汤；阴虚者加生地9g，麦冬9g，玄参9g，五味子9g；有痰湿者加半夏9g，茯苓9g。

［体会］凡痛久入络，阴邪闭结，常可温阳益气活血同用，如附子、川乌、肉桂、吴萸、川椒、党参或人参、丹参、赤芍、川芎、桃仁、红花等。但是若见舌红口干，不便用附桂，可改用瓜蒌、丹参为主，再佐以生地、麦冬、玄参之类。平时用附子、川乌、桂枝都为9g，亦可从3g开始增量。细辛不可重用，否则麻痹心脏。

【精选验案】

案1

史某，女，44岁。

冠心病心绞痛发作频繁，胸痛彻背，痛自肩臂内侧循至指端，右胸有蚁走感，常感胸闷、心悸、痰多、气短、纳差、形寒、肢冷、畏寒重、苔白、舌胖湿润、脉弦滑，以附片加枳实薤白桂枝汤与苓桂术甘汤加减。

附片9g，桂枝6g，枳实、厚朴各9g，全瓜蒌15g，薤白、茯苓各9g，白术6g，丹参、桑枝各30g，甘草6g。7剂。

药后胸闷，心痛及痰饮均减少，但仍畏寒。上方加干姜5g，党参、黄芪各12g。续服2个月，心绞痛未发作，复查心电图未见异常。

［按］冠心病心绞痛，古称真心痛，证属胸痹。本案辨证为心肾阳衰，寒痰停滞，胸阳痹阻，经脉不通而致。本案中先生用附、桂、参、芪温阳益气，合枳实、瓜蒌、薤白通胸阳，合苓桂术甘汤温化痰饮，则离照当空阴霾自散。丹参一两，化瘀通心脉，桑枝通痹活络，附子与干姜甘草相配，为四逆汤，温阳救逆。

案2

王某，男，62岁。

患冠心病已5年。经某医院心电图检查：诊断“冠心病心绞痛，左前支部分瘀阻，后壁供血不良。”现症胸闷，心悸，心痛，痰多气短，纳呆食少，形寒肢冷，酸痛，畏寒重，虽近火盖被亦无减轻，苔薄白，舌胖，脉弦滑。辨证属心肾阳衰，寒痰停滞，心脉瘀阻，痹阻经络。治拟温肾强阳，蠲除寒痰，宣畅心脉，通痹活络。以附片枳实薤白桂枝汤与二陈汤加减。

附片9g，桂枝6g，厚朴9g，枳实9g，瓜蒌实15g，薤白9g，半夏9g，陈皮6g，茯苓9g，丹参30g，桑枝30g，甘草6g。14剂。

药后，胸闷、心悸、心痛及痰饮均减轻，肢冷畏寒略减。

守上方加干姜5g，党参、黄芪各12g，续服2个月。复查心电图未见异常，已正式上班。

［**按**］本例用附、桂温肾强阳以治心肾阳衰，合二陈汤及枳实薤白桂枝汤，温化痰饮，宣畅心脉，则离照当空，阴霾自散，加桑枝通痹活络。后加干姜，与附子、甘草相配为四逆汤，回阳救逆，再与益气药同用，温阳益气，终获良效。

案3

金某，男，62岁。

患冠心病已7年，近半年来心绞痛发作频繁，胸痛彻背，痛自肩臂内侧循至指端，常感胸闷，心悸，痰多白沫，气短，纳差，下肢浮肿，畏寒重，舌胖润苔白腻，脉滑。证属心肾阳衰，胸阳痹阻。宜温阳化霾，通痹活络，方用苓桂术汤合枳实薤白桂枝汤加减。

附子9g，先煎，桂枝9g，茯苓15g，枳实9g，白术12g，全瓜蒌15g，薤白9g，厚朴9g，丹参30g，桑枝30g，甘草6g。7剂。

药后，胸闷、心痛、痰饮、浮肿均减轻，但仍畏寒。原方加干姜4.5g，党参12g，续服2个月，心绞痛消失，随访一年未发。

［**按**］心绞痛，古称真心痛。本例为心肾阳衰，寒饮停滞，胸阳痹阻，经脉不通而致，用温阳益气法以化痰饮兼畅血行。本例用附子、桂枝、党参、黄芪温阳益气，合苓桂术甘汤以化痰饮，合枳实薤白桂枝汤以温通胸阳，合丹参以畅血行。加桑枝通痹活络，后加干姜相配为四逆汤，回阳救逆。

案4

贾某，男，53岁。

心绞痛发作频繁，痛向背部放射，感寒痛甚，胸闷，喘息，短气，舌苔白腻，脉沉迟。证属寒邪壅盛，胸阳不振，治拟瓜蒌薤白白酒汤及四逆汤加减。心电图检查：心血供应不足。

附片9g，干姜6g，全瓜蒌24g，薤白9g，炙甘草6g，川椒1.5g，丹参24g，当归9g，细辛3g，乳香9g，黄芪15g，党参15g。7剂。心痛，胸闷大减，续方7剂。

［**按**］本案心绞痛由于寒邪壅甚，阳气不运，心血供应不足所致。又胸阳不

布，肺气升降受阻，故见喘息，短气，苔白腻，脉沉迟均属寒象，以四逆汤辛温通阳，加瓜蒌薤白白酒汤通阳散结，加参、芪及丹参、当归，温阳益气，舒心通脉。药后症状大减，续方调理2个月，心绞痛未发作，心电图正常。按十八反说附片和全瓜蒌二相反药物不能同用，但据本例经验：附片和全瓜蒌同用无不良反应。

案5

黄某，男，47岁。

近一个月来心悸，偶有早搏，夜间胸闷，透气困难，失眠多梦，又时有嗳气。唇干红，舌尖红，苔薄白，脉两寸弱，拟以瓜蒌薤白汤加味及天王补心丹同用。

全瓜蒌15g，薤白9g，丹参9g，郁金9g，降香3g，五味子9g，茯神9g，砂仁1.5g，旋覆花9g，包。15剂。

又天王补心丹4.5g，每晚服9g。

［**按**］本案为胸阳闭塞，心血亏损，故用瓜蒌薤白汤通阳散结；配丹参、降香及郁金，畅通血行；配茯神、五味子及天王补心丹治心血亏损之虚烦不眠，心悸多梦等。

案6

卡某，男，78岁。

有冠心病史十余年，后又发现脑血管硬化，常发心绞痛及早搏。心电图提示：Ⅲ度房室传导阻滞，自搏性交界性心律。主诉心悸、心痛、胸闷、头痛，手抖指红，大便有时秘结，有时日行2次，胃纳差，唇紫舌绛，苔白腻，舌边有瘀点，脉弦结（脉率42次/分，有不规则间歇）。证属心血瘀滞，寒凝营热互阻，脉行不畅，拟活血化瘀，舒心络而通心脉。

丹参15g，全瓜蒌15g，薤白9g，檀香6g，川椒1.5g，赤芍9g，红花6g，川芎6g，当归9g，桃仁9g，生地15g。14剂。

［**按**］凡冠心病、风湿性心脏病、病态窦房结综合征等，症见心痛、心悸、舌紫、脉迟涩或结代，不论寒热虚实，必有血脉运行障碍或瘀血搏结脉络的病因。此时血瘀为主要矛盾，治法首推活血化瘀、舒心通脉，再参以寒热虚实辨证配伍，常能使心血畅通，心脉得宁，心律恢复正常。本案取瓜蒌薤白白酒汤、血府逐瘀汤合丹参饮加减。连服14剂后，心悸已平，心痛、胸闷缓解，头痛手抖消失，脉弦有力（脉率68次/分，无间歇）。心电图复查：Ⅰ度房室传导阻滞，窦性心律，提示明显好转。后用活血化瘀加入益气药调理数月，心绞痛未复发，心律基本正常。

（以上均录自：张云鹏．中医临床家姜春华．中国中医药出版社，2002）

郭士魁

（擅心血管病，重化瘀温通）

【医家简介】

郭士魁（1915～1981），北京市人。曾任中国中医研究院西苑医院心血管研究室主任、西苑医院副院长，全国劳动模范。他是精通中医、中药的临床医学家，致力于中医中药防治冠心病的研究，发展了活血化瘀、芳香温通的理论，创制了冠心Ⅱ号方、宽胸丸和宽胸气雾剂等名方，获“全国科学大会奖”、“卫生部科研成果奖”。

相关著作：《活血化瘀文献选辑》、《杂病证治》。

【主要学术思想和主张】

（1）主张治疗真心痛重在益气，以参芪为主，佐以活血；治疗胸痹心痛，务必区分虚实标本缓急，以通为补；常选用活血化瘀、芳香温通、宣痹通阳等治则，以通为补、以通为主。

（2）与制药专家冉小峰合作，将心痛丸改制成心痛乳剂，用于治疗心绞痛病人，2～3分钟就产生止痛效果，改变中药在治疗冠心病中起效慢、服法繁、价钱贵的缺点。

【临证经验】

冠状动脉硬化性心脏病、急性心肌梗死，属中医的胸痹心痛及真心痛的范畴，它病位在心，表现本虚标实。本虚临床见证往往有气虚、阴虚、气阴两虚、阳虚；标实最常见的如血瘀、气滞、寒凝、痰浊等。冠心病也是一种心身疾病，冠状动脉硬化性心脏病、心肌梗死的治疗原则：一是补法，二是通法。制订治疗方案时，应以辨证为根据，临诊择方选药，既可先通后补，或先补后通，也可通补兼施。

1. 活血化瘀药的应用

冠心病主要见证为胸闷、胸痛、痛有定处，舌质紫暗或有瘀斑瘀点等气滞血瘀的表现，心脉瘀阻“不通则痛”。活血化瘀之剂应是治疗胸痹，心痛及真心痛的重要治法之一。常用活血化瘀方剂如冠心Ⅱ号方、血府逐瘀汤、活血通脉汤、失笑散、三七散等。常用的活血药物如：川芎、丹参、葛根、桃仁、红花、赤芍、鸡血藤、姜黄、蒲黄、五灵脂、血竭、苏木、益母草、茺蔚子、三棱、莪术、乳香、没药、羌活、三七、延胡索等。

2. 芳香温通药的应用

胸痹病人，标实主要为气滞血瘀。寒凝则加重气滞血瘀，“寒则凝”，“温则通”，故应用活血化瘀药物的同时佐以芳香温通药物，能起到辛香走窜，开窍宣痹止痛之功效。常用方剂如苏合香丸、哭来笑去散、良附丸、心痛丸、宽胸丸、宽胸气雾剂、丁桂香丸、沉香散等。常用芳香温通药物如：荜茇、高良姜、细辛、沉香、降香、木香、麝香、丁香、檀香、冰片等。

3. 疏肝理气药的应用

气滞易形成血瘀，气为血帅，气行则血行，在用活血药的同时配以理气药物，方能取得满意疗效。常用方剂如柴胡疏肝散、逍遥散、四七汤、橘枳姜汤、旋覆代赭汤等。常用疏肝理气的药物如：郁金、香附、柴胡、木香、川楝子、玫瑰花等。

4. 化痰浊药的应用

冠状动脉硬化性心脏病是中老年人的多见病常发病，这些病人脾肾已虚，运化失司，易生痰浊。痰浊血瘀相杂互结，阻塞血脉，致胸痹心痛。治疗中多加用化痰浊的药物如：小陷胸汤、温胆汤等。常用药物如：瓜蒌、半夏、茯苓、白术、石菖蒲、远志、陈皮、虎杖、草决明、荷叶、泽泻等。

5. 益气固本药的应用

胸痹心痛者本虚中以气虚最多见，其次为阴虚、阳虚。郭老常通补兼施，扶正祛邪同时应用。常用益气方如：保元汤、人参散、四君子汤等。常用的益气药物如：党参、太子参、黄芪、人参、白术等。补阳常用方剂如：真武汤、四逆汤、理中汤，吴茱萸汤等。常用温阳药物如：桂枝、桂心、木香、高良姜、细辛、干姜、淫羊藿、巴戟天、附片等。常用养阴方剂如：补心丹、一贯煎等。常用养阴药物如：沙参、麦冬、生地、玉竹、白芍、柏子仁、五味子、当归、百合、龙眼肉、枸杞子、女贞子等。气阴两虚常用方剂如：炙甘草汤、生脉散、当归补血汤、归脾汤、三参饮等。

6. 其他治疗

胸痹者多为中老年人，“五脏气相干”。故常有多种疾病，临床表现兼证较多，应随证施治，采用不同治疗如：心胃同治的温胆汤，枳实瓜蒌桂枝汤；心肾同治的菖蒲泻心汤，补肾丸；心脾同治的归脾汤；心肝同治的逍遥散，柴胡疏肝散等以及平肝解郁法，养血安神法，调理冲任法等，均因病情不同，酌加应用。

【验方效方】

方一 冠通汤

［主治］胸痹心痛，气虚血瘀证。

［药物组成］党参 12～15g，丹参 15～20g，当归 12～15g，鸡血藤 12～15g，全瓜蒌 15～30g，薤白 10～12g，红花 12～15g，延胡索 10～12g。

方二　冠通二号汤

［主治］胸痹心痛，血瘀明显兼有气虚者。

［药物组成］党参 12～15g，三棱 10～12g，莪术 10～12g，红花 12～15g，乳香 10～12g，没药 10～12g，当归 10～15g，郁金 12～15g，鸡血藤 12～15g，薤白 10～12g。

方三　降压通脉汤

［主治］胸痹心痛，有肝郁阳亢者。

［药物组成］全瓜蒌 15～30g，薤白 10～12g，草决明 12～20g，黄芩 12～15g，丹参 12～15g，红花 12～15g，鸡血藤 15～30g，郁金 12～15g，香附 10～12g，菊花 10～15g，珍珠母 20～30g。

方四　复方血竭丸

［主治］血瘀、寒凝、气滞之胸痹心痛。

［药物组成］血竭 10g，檀香 2g，沉香 2g，琥珀 1g，冰片 1g，延胡索 6g，三七粉 10g。

方五　三参饮

［主治］冠心病、心肌炎之气阴两虚血瘀者。

［药物组成］党参 15～30g，丹参 10～30g，北沙参 10～30g。

方六　人参三七散

［主治］气虚兼血瘀者，如心绞痛。

［药物组成］人参粉、三七粉（等量），每次 2～3g，每日 3 次。

方七　人参三七沉香散

［主治］气虚血瘀之胸痹心痛者。

［药物组成］人参、三七、沉香等量研匀。每次 2～3g，每日 3～4 次。

方八　活血止痛散

［主治］胸痹心痛，血瘀较重者。

［药物组成］乳香 10g，没药 10g，血竭 15g，冰片 0.5g，共研细粉。每次 1～3g，每日 3 次。

【精选验案】

案 1

赵某，男，71 岁，工人。

患者 1974 年开始心前区疼痛伴胸闷，近一年来疼痛加重且频繁，每日发作 4～5 次，可持续 2～3 分钟左右，夜间多发，常服用硝酸甘油，宽胸丸等药物。

近20天来病情加重，为持续性心前区疼痛，尤以夜间为甚，伴胸闷憋气，不能平卧，出汗，头晕，颈部僵硬不适，服用硝酸甘油效果不明显。高血压病史二十余年，患脑血栓2年。诊断为冠心病心绞痛、高血压病、脑血栓后遗症，于1979年2月20日入院。

患者入院后用中药辨证治疗，疼痛减轻，每日只发作1~2次，用宽胸丸或硝酸甘油可缓解。3月25日因外感咳嗽，心绞痛又加重，疼痛频繁伴胸闷憋气，端坐呼吸，曾用中西药治疗无明显效果，患者精神萎靡，面色晦暗，倦怠，思睡，疼痛频发，每因稍变动体位即可引起心绞痛，服中药及硝酸甘油不缓解，几天来曾多次使用罂粟碱、哌替啶止痛。心电图ST－T改变，Ⅰ、Ⅱ、avL、avF、$V_4 \sim V_6$导联T波倒置加深。

1979年4月25日郭老会诊：病人半坐位，自觉胸闷气短咳嗽，每日胸痛十几次，舌暗苔黄腻，脉弦紧。

证属：气虚，气滞血瘀，胸痹心痛。

立法：益气宣痹，活血化痰。

方用：瓜蒌30g，薤白20g，半夏12g，党参30g，黄芪20g，黄芩15g，茯苓30g，杏仁10g，紫菀15g，当归20g，木香12g，丹参30g，丁香10g，红花10g。止痛粉血竭粉1g，沉香粉0.5g，冰片粉0.5g，琥珀粉0.5g，三七粉1g，上药粉混匀，分5次，一日内吞服。

1979年4月28日二诊：服上药1剂后，心绞痛明显减轻，次数减少，4月27日心绞痛发作一次，继续服药治疗未再发生严重心绞痛，可平卧入睡，每日有心前区轻痛1~3次，用止痛粉很快止痛。服上方一个月，心绞痛每日0~1次，程度较轻，仍宗上法加减巩固疗效。

［**按**］本例为不稳定型心绞痛，疼痛较重且频繁，胸闷气短，不能平卧，头晕出汗。舌暗苔黄厚，脉弦紧。证属气虚，气滞血瘀，治疗用益气宣痹，活血化痰之剂。方中以党参、黄芪补气；瓜蒌、薤白、木香、丁香宽胸温通理气；茯苓、半夏、杏仁、紫菀止咳化痰；黄芩清肺热；丹参、当归、红花活血；止痛粉芳香温通，活血止痛。

案2

董某，男，46岁，干部。

患者1974年患急性前壁及高侧壁心肌梗死。此后偶有胸骨后疼痛，用硝酸甘油可缓解，同时经常服双嘧达莫、烟酸肌醇、冠心苏合丸等药物治疗。近一个月来因生气后心绞痛发作频繁，每日发作7~8次，每次持续数分钟至半小时左右，并向肩背及左上肢放射，伴有出汗头晕、乏力。于1978年8月3日住院治疗。

1978 年 8 月 26 日郭老会诊：患者每日心绞痛 3～5 次，持续 5～20 分钟，伴胸闷气短、头晕乏力，重则出汗，畏冷，睡眠欠佳。舌质淡有瘀斑，边有齿痕，苔薄白，脉细缓。心律齐，心率 72 次/分，血压 100/70mmHg。

证属：气虚，气滞血瘀，胸痹心痛。

立法：益气温阳，活血化瘀，理气止痛之剂。

方用：党参 20g，桂枝 12g，丹参 18g，川芎 15g，赤芍 18g，荜茇 12g，细辛 3g，高良姜 10g，香附 15g，红花 3g。

1978 年 9 月 1 日二诊：进上方 4 剂，心绞痛发作减少、减轻，每日 0～1 次，持续 0.5～1 分钟，精神好转，睡眠进步，但血压偏低 90～100/58～70mmHg，心律整，心率 70～80 次/分，舌暗有齿痕，脉沉细，上方继服 4 剂。

1978 年 9 月 6 日三诊：3 天来未发心绞痛。后来因活动量增大，劳累后心绞痛又有发生，每日发作 1～3 次，程度较轻，不需用药可自行缓解，睡眠仍差，9 月 11 日原方加夜交藤 30g，继服。

1978 年 9 月 22 日四诊：病人近四天来只发作过一次胸骨后疼痛，约 4～5 秒钟自行缓解。仍易出汗，睡眠欠佳，舌暗有齿痕苔薄白，脉沉细。血压 100/70mmHg。仍宗上方去陈皮，加生黄芪 15g，郁金 15g，继服。

1978 年 10 月 9 日五诊：病人半月来未发作心绞痛，头晕消失，出汗减少，精神明显好转，睡眠进步，舌暗边有齿痕苔薄白，脉细。心律整，心率 80 次/分，血压 104/70mmHg，带药出院休养。

[**按**] 本例为心肌梗死后心绞痛，伴胸闷气短、头晕乏力、畏冷。舌有瘀斑，苔薄白，脉细，血压偏低。证属阳虚气虚，气滞血瘀，以益气温阳，活血化瘀治之。方中以党参、黄芪、桂枝益气温阳；丹参、川芎、赤芍、红花活血化瘀；荜茇、细辛、高良姜、陈皮、香附、郁金芳香温通，理气止痛。

案 3

周某，女，67 岁，教师。

1978 年 1 月 3 日初诊：胸闷心慌胸背痛加重月余。自述近半年胸闷、胸背痛，心慌，口干，眼酸涩，易疲劳。心电图示 T 波改变，房性早搏。激动、劳累后上述症状加重。检查：舌质胖暗少津，苔薄白，脉细弱促。心律不整，早搏 6～7 次/分，心率 96 次/分，血压 130/70mmHg。郭老诊后：

辨证：心悸胸痹（气阴两虚）。

立法：益气育阴，温阳复脉。

方用：党参 15g，太子参 12g，生地 15g，麦冬 15g，桂枝 12g，当归 15g，柏子仁 10g，瓜蒌 20g，薤白 15g，香附 15g，郁金 20g，炙甘草 10g，大枣 20g，生牡蛎 30g，珍珠母 30g。

1978 年 1 月 5 日二诊：进药 12 剂，胸背痛完全缓解，心悸减少，偶有轻度胸闷，睡眠好。上方继服。

1978 年 2 月 3 日三诊：经过治疗，自觉无不适感，心律整齐未闻早搏。

[**按**] 本例胸闷、心慌、乏力、脉细弱，为气虚之象；口干、目酸涩为阴血虚；胸背痛为气虚阳虚、气滞血瘀、胸阳不振所致。故予以益气育阴，温阳复脉之剂，以炙甘草汤化裁。党参、太子参益气；生地、麦冬、当归、柏子仁育阴养心；瓜蒌、薤白宽胸散结，通心阳；郁金、香附疏肝理气；大枣、甘草补气养心；生牡蛎、珍珠母镇静宁心。

案 4

杨某，女，78 岁。

1979 年 2 月 12 日初诊，因急性心肌梗死，在外院治疗 5 日后，请郭士魁大夫会诊治疗。现证，精神萎弱、气短、胸闷、出汗、肢冷。检查：舌质暗红，苔黄腻，脉细数。

辨证：真心痛（心阳虚，心脉阻滞夹有脾胃积滞）。

立法：益气活血，佐以和胃化滞。

方用：党参 15g，生黄芪 12g，白术 10g，当归 15g，川芎 10g，玉竹 12g，广郁金 15g，五味子 10g，柏子仁 10g，莱菔子 10g，神曲 12g，炙甘草 10g。

1979 年 2 月 19 日二诊：进上方一般情况好转，已下地活动，仍有胸闷发憋，活动时感气短、心悸。舌质暗尖红，苔薄白，脉弦细，左寸脉弱。予以益气活血，理气复脉之剂。

党参 15g，生黄芪 15g，丹参 15g，当归 12g，红花 10g，玉竹 15g，五味子 10g，菖蒲 12g，木香 6g。

1979 年 2 月 26 日三诊：服药后精神好转，能在室内活动。畏寒，活动后气短、心慌均减轻，食欲有进步，睡眠好。舌质暗，苔薄白，脉弦细。上方加淫羊藿 10g、巴戟天 10g。

上方服用 7 剂，无明显胸闷、气短，活动较前增加，二便调，睡眠可，准备带药出院。

[**按**] 本例高龄真心痛，素体肾亏，心气不足。气为血帅，气虚则血瘀，血脉瘀阻，不通则痛而发为真心痛。自觉胸闷、气短、精神萎弱、畏冷、乏力，属阳虚，心气不足，血脉瘀阻。舌质暗为血瘀之证。舌苔黄腻为脾胃积滞运化失司之象。予以益气活血，佐和胃化滞之剂。党参、黄芪益气；丹参、川芎活血通

脉；玉竹、柏子仁、五味子养心阴；白术、木香、莱菔子、神曲和胃化滞；郁金理气；当归补血汤养血荣心；淫羊藿、巴戟天补肾；炙甘草补中调和诸药。

案5

康某，男，61岁。

1979年1月初诊：高血压病史二十余年，胸痛史8年。近来胸闷痛频发，活动、着急、冷水洗手均可诱发或加重胸骨后闷压痛憋气，每日含服硝酸甘油5～10片。检查：舌质暗紫舌尖赤，苔白，舌根白腻。脉沉弦细，血压150/90mmHg。郭老诊后：

辨证：胸痹（气阴两虚兼痰浊血瘀）。

立法：益气育阴，活血化浊。

方用：党参20g，丹参30g，北沙参20g，川芎10g，桃仁10g，红花10g，瓜蒌20g，薤白15g，郁金15g，荜茇12g，高良姜10g，乳香3g，没药3g，珍珠母30g，三七粉1g，沉香粉1g，后2味冲服。

1979年1月16日二诊：服药后胸闷痛减轻，每日发作5～6次，有时不含硝酸甘油可自行缓解，每日仍用硝酸甘油3～4片。睡眠可。舌质紫暗边尖赤，苔白，脉沉细弦。血压135/80mmHg。上方加减继用。

党参20g，丹参30g，川芎15g，北沙参20g，桃仁10g，红花10g，瓜蒌30g，薤白15g，郁金15g，荜茇12g，高良姜10g，细辛3g，后下、乳香3g，没药3g，香附15g，珍珠母30g，三七粉2g，沉香粉2g，延胡索粉2g，后3味分4次冲服。

1979年1月30日三诊：药后近一周未发生胸闷胸痛，睡眠好，二便调，舌质暗红苔白，脉沉细弦，血压130/80mmHg。

方用：党参20g，丹参30g，北沙参20g，川芎15g，红花10g，桃仁10g，瓜蒌20g，薤白15g，荜茇12g，郁金15g，高良姜10g，赤芍20g，香附12g，珍珠母30g。

另服宽胸丸，每服1丸，日2～3次。

［**按**］本例频发心绞痛，为气阴两虚，气虚则气滞，气滞则血瘀，气虚脾胃运化失司，而生痰浊，痰浊血瘀互结，血脉瘀阻。不通则痛，活动则耗气，激动则气郁，寒则凝，故均可激发胸闷胸痛。郭老予以益气育阴，活血化浊之品。党参益气；北沙参、当归育阴养血；丹参、川芎、桃仁、红花、赤芍、乳香、没药、三七活血化瘀；瓜蒌、薤白宽胸化痰散结；荜茇、高良姜芳香温通止痛；延胡索行气活血止痛；郁金、香附理气解郁，祛瘀止痛。

案6

成某，男，68岁，干部。

1979年2月15日初诊：自述胸闷痛史近十年，近月来胸闷憋气加重，心绞痛1～2次/日，每次持续1分钟左右，含服硝酸甘油可缓解。平时头晕、睡眠差，左手三指麻木，畏冷腿软。检查：血压130/80mmHg，舌胖暗苔白，脉沉弦尺弱。郭老诊后：

辨证：胸痹（心肾虚）。

立法：益气活血，补肾安神。

方用：党参25g，丹参30g，北沙参25g，当归15g，红花10g，赤芍15g，荜茇12g，高良姜6g，细辛3g，后下，夜交藤30g，炒枣仁15g，合欢皮12g，炙甘草10g，淫羊藿15g，生晒参10g，另煎兑服，三七末3g，冲服。

1979年3月1日二诊，进上方胸闷减少，两周来只有胸闷痛2次，未用硝酸甘油可自行缓解。上方继用6剂。

1979年3月10日三诊：胸闷痛完全缓解，睡眠改善，无其他不适，心电图检查ST段改变有好转。

［**按**］本例胸闷憋气、心绞痛、腿软、畏冷、肢体麻木、睡眠差，舌胖暗苔白，脉沉弦尺弱，为心肾虚，血瘀。予以益气活血，补肾安神之剂。党参、人参补元气；淫羊藿补肾温阳；川芎、红花、丹参、赤芍、三七活血化瘀；荜茇、高良姜、细辛芳香温通止痛；枣仁、夜交藤、合欢皮养心安神；甘草补气养心，调和诸药。

（以上均录自：翁维良，于英奇．中国百年百名中医临床家丛书·郭士魁．中国中医药出版社，2001）

裘沛然

（精医道儒学，方精奇巧博）

【医家简介】

裘沛然（1913～2010），原名维龙，浙江慈溪人。首届“国医大师”、上海中医药大学和上海市中医药研究院终身教授，我国著名的中医理论家、临床家。《辞海》副总主编兼中医学科主编等，享受国务院专家津贴。裘沛然善治疑难杂病，倡导“伤寒温病一体论”，提出“经络是机体联系的学说”及“疑难病症治疗八法”，对中医学的发展提出“中医特色，时代气息”八字方针，并对“中医可持续发展”战略提出独到见解。精通医道，兼通文史哲，笔耕不辍，获得了几十项奖励和成果。

相关著作：主持编写和主编的著作达40余种，《针灸学概要》、《经络学说》、《针灸治疗学》、《新编中国针灸学》、《中国历代各家学说》、《简明中医辞典》、《中医名言词典》、《中医历代名方集成》、《中国中医独特疗法》、《中国医学大成》（续编、三编），《辞海》（中医学科）、《中国医学百科全书》（中医卷）、《大百科全书》传统医学卷、《中国医籍大辞典》等，还参加编纂《汉英医学大辞典》，审定《中医人物词典》，编审《针灸学辞典》、《腧穴学》、《刺灸法》。另有力作《裘沛然医案百例》、《壶天散墨》、《剑风楼诗文钞》、《裘沛然选集》、《人学散墨》等。

【主要学术思想和主张】

（1）立方贵在“精、奇、巧、博”，擅治疑难杂病。

（2）博览医学、哲学、史学、文学书籍，对儒学及古体诗造诣尤深。

（3）吟诗为终生爱好。虽诊务繁忙，在悬壶济世之余，总是诗囊相随，七十余年，从未中断，写下了许多优美的诗句。

【验方效方】

方一　炙甘草汤合归脾汤加减

［主治］气血两亏，心脉不畅，心失所养之胸痛心悸。

［药物组成］炙甘草18g，桂枝18g，麦门冬15g，生地黄、熟地黄各24g，潞党参18g，生晒参15g，紫丹参18g，西红花1g，大川芎12g，阿胶9g，烊化，赤芍、白芍各15g，酸枣仁20g，夜交藤15g，炙远志9g，云茯苓、抱茯神各12g，制半夏15g，霍山石斛3g，焦六神曲、焦山楂各12g。

方二　乌头赤石脂丸合丹参饮

［主治］心阳衰微，阴寒盛之胸闷、胸痛。

［药物组成］制乌头10g，蜀椒9g，熟附子9g，淡干姜9g，赤石脂15g，大丹参20g，白檀香片6g，砂仁4.5g，后下。

方三　八仙长寿丸（又名麦味地黄丸）加减

［主治］肝肾阴虚之心悸、怔忡。

［药物组成］熟地黄30g，怀山药15g，山茱萸9g，茯苓12g，泽泻15g，车前子12g，包，麦冬15g，五味子9g，丹皮9g，陈皮10g，大枣7枚。

【精选案例】

案1

刑某，女，45岁。

就诊日期：1995年1月5日。

主诉：心悸、胸痛反复发作3月余。

病史：患者有神经衰弱史，平素经常失眠，夜梦纷扰，严重时彻夜难眠，近年来神倦心慌，记忆力下降，思想不集中。自去年入冬以来，心悸不宁，胸闷时作，经常在下午或晚上有期前收缩发生，曾到某医院检查，心电图提示："心肌缺血，心律失常"，诊断为"冠心病、心绞痛"。在近3个月来有3次严重的心绞痛发作，当时胸闷气短，心悸心慌加重，有昏昏欲倒之感，虽服各种中、西药物，未见明显效果。现在除胸闷心悸外，并伴有乏力身软，胃纳不香，面部见黑色斑点，大便偏干。舌质暗红，苔根黄腻，脉细，时有结代。

辨治：心气心血俱虚，痰浊夹瘀内阻；治当益气养血滋阴，通阳化瘀除痰。

处方：炙甘草20g，川桂枝24g，石菖蒲10g，降真香10g，制香附12g，寸麦冬18g，干地黄30g，紫丹参20g，西红花1g，麻仁泥15g，白茯苓15g，制半夏15g，川黄连9g，龙骨齿各24g。14剂。

上药服后，患者自觉胸闷心悸明显减轻，精神好转，入夜期前收缩、心慌显著减少，睡眠亦见改善，二诊时嘱服原方14剂，1月后，患者相告，胸闷心悸心慌均已消除，晚上偶见期前收缩，心电图检查已基本正常，胃纳大增，乏力神疲现象消失，睡眠也趋正常，特别是面部黑色斑点大为减退，舌苔根部黄腻好转，脉细。乃以前方为主，略有增减，再服14剂，以善其后。

[**按**] 此例为中年女性病人，由于工作繁忙，耗伤心血，阴血不足，心失所养，故夜不成寐，久之则心气虚弱，心悸胸闷，气虚伤脾，痰浊内生，胃纳不佳，气属阳，心气虚则心阳不足，气阳虚则心血瘀阻。方中以大剂量的炙甘草和桂枝相伍，辛甘化阳有益心气，通心脉，振心阳之功，使胸阳得振，心脉痹阻释然。干地黄还有化瘀通利血脉作用，用于心绞痛，与炙甘草、桂枝、麦冬、麻仁等配伍，乃取仲景炙甘草汤方意，兼顾心之气血阴阳亏虚。黄连苦寒入心经，现代药理研究示其主要成分小檗碱可使心脏兴奋，并能扩张冠状动脉，增加冠状动脉血流量。石菖蒲、茯苓、半夏化痰祛浊，疏畅胸脘，斡旋气机。

案2

徐某，男，50岁。

就诊日期：1989年12月6日。

主诉：胸痛、心悸频作3天。

病史：患者素有高脂血症，后因胸闷、心悸反复发作，赴外院就诊。心电图检查提示："右束支完全性传导阻滞"，运动试验：阴性，诊断为"可疑冠心病"，病至今日已有十余载。继后心律失常，多数呈"二联律"、"三联律"，服西药"心律平"可减少心律失常的次数。今岁10月因每分钟出现心律失常（三联律）约5~6次，每次短则数分钟，长则数小时，来裘老处要求中药治疗。裘先生给予炙甘草汤合丹参饮，嘱其普罗帕酮剂量减半，连续服药3周，三联律基本消失，期前收缩偶见，后因出差外省，停服中药1月余。3日前因工作劳累，期前收缩频见，并伴有胸闷、胸痛、心悸、汗出溱溱、短气乏力，面红口干。苔薄白腻，舌质暗红，脉弦细而结。

辨治：心气不足，心阴亏损，络脉瘀阻。治宜补心气、养心阴，佐以活血化瘀而通胸阳。

处方：炙甘草30g，怀小麦30g，大红枣7枚，川桂枝20g，干地黄30g，酸枣仁30g，煅磁石30g，合欢皮15g，生白芍30g，大蜈蚣2条，大丹参20g，杜红花9g，降真香5g。7剂。

服药7剂，期前收缩明细减少，胸痛消失，胸闷、心悸、汗出也均有显著改善，仍以上方再进以巩固。

［**按**］该患者有严重的心律失常，年龄已半百，并伴有高脂血症，故符合“冠心病”的诊断。裘老以甘麦大枣汤为主方，养心安神，加酸枣仁、磁石、合欢皮以增强养心安神的功效，加地黄以养心阴通血脉，白芍用以通阴结血痹，因考虑患者有传导阻滞及舌质暗红，提示体内络脉瘀阻，血行不畅，故加蜈蚣、丹参、红花、降香以活血祛瘀通络，其中丹参与降香合用，既能增强化瘀之力，同时降香有降气之功，专用于胸痹、胸痛，以防止冠心病心绞痛的发生。方中桂枝一味，最为重要，温通心脉，每奏奇功，近时医界多惧不敢多用，即使应用亦剂量甚轻，药不胜病，故难奏效，而裘老用量则经常在20～30g之间，最少也不低于15g，由于药证相当，故奏效特奇。

案3

曹某，女，53岁。

就诊日期：1991年3月16日。

主诉：心悸5年余，近又发作1个月余。

病史：患者从五年前因心悸、胸闷在本市某医院做心电图检查，示频发性室性期前收缩，拟诊“冠心病”。长期服用中西药，或轻或重，时发时止。近1个月来又发心悸不宁，自觉有期前收缩现象。平素睡眠不佳，易醒，伴耳鸣，纳食尚可，二便调。

初诊：一般情况尚可，面色红润，心率72次/分，心律齐。两肺听诊无异常。舌苔薄，边有齿痕，脉细。

辨证分析：心痛日久，波及肝肾，肝肾不足，心失所养，出现心悸。如《石室秘录》所说：“心悸非心动也，乃肝血虚不能养心也。”故症见耳鸣、心悸。肝阳不得潜降，故夜寐不安。

诊断：心悸、怔忡（肝肾阴虚型）。

治法：治心补肝益肾，用《医方集解》八仙长寿丸（又名麦味地黄丸）、增减。

处方：熟地黄30g，怀山药15g，山茱萸9g，茯苓12g，泽泻15g，车前子12g，包，麦冬15g，五味子9g，丹皮9g，陈皮10g，大枣7枚。7剂。

复诊：1991年5月15日。

上药坚持服用一段时间后，一度证情好转。近诉头晕头胀，神疲倦怠，腰膝酸软，少气，足心发麻，纳可便调，舌淡苔薄脉细弦。血压120/70mmHg。此脾肾亏虚，阳气不振。治拟健脾补肾，扶阳益气。

处方：生黄芪30g，熟附块12g，生白术18g，茯苓12g，枸杞子12g，菊花12g，白芍30g，甘草12g，白芷12g，炒枣仁18g，当归10g，山茱萸9g。7剂。

四诊：1991年6月12日。

双膝关节酸痛麻木，足跟重着胀痛，稍口干。追寻病史，1983年曾有类似病史，被某医院诊断为"关节炎"。舌苔薄，脉细，查两膝关节无明显肿胀、畸形。拟独活寄生汤加减。

处方：独活15g，桑寄生15g，秦艽15g，防风15g，川芎12g，细辛12g，当归15g，生地30g，白芍15g，杜仲15g，川牛膝15g，党参18g，桂枝15g，甘草15g，茯苓12g。14剂。

五诊：1991年9月11日。

右腕关节活动稍久而疼痛，胃脘部疼痛，大便日行两三次，稍溏，左胸骨旁稍痛，与呼吸无关。检血压135/75mmHg，心率68次/分，律齐，$A_2 > P_2$，左胸骨旁有压痛。过去有胃病史。

治法：苦辛通降，佐以通络止痛。

处方：黄芩24g，川黄连10g，干姜12g，党参18g，甘草18g，牡蛎30g，当归15g，川芎12g，白芍15g，海螵蛸15g，延胡索2g，木茴香各12g，焦楂曲各12g。7剂。

六诊：1991年11月13日。

服上药后胃痛已息，关节疼痛好转。近诉神疲乏力，稍口干，关节酸楚，心悸好转，睡眠欠佳，苔薄边有齿痕脉细，改拟归脾汤出入。

处方：生黄芪30g，党参18g，炒白术12g，茯苓15g，当归12g，甘草9g，炙远志6g，酸枣仁12g，木香9g，龙眼肉12g，大枣7枚，牡蛎30g，泽泻12g。14剂。

[**按**] 患者来诊时以冠心病诉心悸，裘先生不治心但治肝肾，取地黄汤加减，坚持服用一段时间，症情一度好转。当患者心悸基本控制之后，关节炎旧恙复燃，遂改进独活寄生汤加减，复有脘痛便溏之症，变方苦辛通降，使病情稳定，继用归脾汤善后。方随病改，药随症变。所谓辨证论治乃是一个动态的据证

施治之法。倘若死守“冠心病”、“关节炎”等西医概念，动辄以活血化瘀守治，恐于此病无补。

案4

吴某，男，44岁。

就诊日期：1993年10月21日。

主诉：心悸、胸闷两年余，加重已有1月。

病史：两年半前，患者因胸闷、心悸、气短而去医院就诊，经心电图检查，诊断为“冠心病”、“房室传导阻滞”，经中西医治疗，疗效不显，去岁春季又出现腰酸乏力及全身浮肿，尿常规发现蛋白尿（+++），诊断为“慢性肾炎”，虽经治疗，但尿蛋白始终在（++~+++）之间，尿红细胞（+），尿白细胞6~7/HP。

初诊：面色苍白，头晕耳鸣，心悸频作，胸闷气急明显，神疲乏力，动则汗出，腰酸腰痛，胃纳不佳，睡眠欠佳。苔薄腻，脉象细而促急。气阳不足，阴血亏耗，血行不畅，肾阳虚弱。治当益心气、通心阳滋养阴血，活血益肾。

处方：红参6g，川桂枝20g，炙甘草24g，寸麦冬15g，干地黄30g，丹参24g，白茯苓15g，西红花1.5g，川黄连9g，淫羊藿18g，阿胶9g，另烊，冲，党参24g，生黄芪30g，制半夏15g，生姜3g，红枣5枚。14剂。

复诊：患者服药1周后，心悸、胸闷，气急见减，精神振作，服药2周，病人心悸、胸闷气短已明显减轻，尿常规检查：蛋白（+），红、白细胞少量。苔薄，脉细带数。再以前方加川黄柏18g，土茯苓30g，再服14剂。

三诊：患者心悸、胸闷等均除，胃纳已佳，精神也振。心电图检查已正常，尿常规检查：蛋白微量，红、白细胞消失。病人恢复正常工作。

四诊：尿检已全部正常，前述诸证悉除，乃以前方再服2周以巩固之。半年后随访未见复发。

［**按**］本例患者为冠心病引起的房室传导阻滞，并伴有慢性肾炎，长期出现蛋白尿和血尿，裘老以益气温阳、滋阴养血着手，佐以活血益肾以调心肾，心气久虚则心阳必衰，心血久亏则心阴必损，而心血的流畅又离不开气阳的推动。方中红参、党参、黄芪、炙甘草大补心气，尤以炙甘草量大力专，与桂枝相配而相得益彰，为裘老用药的独到之处；麦冬、地黄、阿胶滋养阴血；丹参、红花活血通脉；川黄连清心宁神以助眠；茯苓、半夏健脾渗湿和中；淫羊藿益肾温阳；生姜、大枣调和营卫，并以和中；二诊时加黄柏、土茯苓清热利湿解毒。共服药近2月，数年顽疾竟全消除，恢复正常工作。

案5

张某，女，40岁。

就诊日期：1986年10月9日。

主诉：胸部刺痛5年，遇寒或劳累则胸部刺痛加重。

初诊：胸中痞闷有窒息感，面色晦暗，皮肤有黑斑。舌质紫暗，苔白腻，脉沉涩。寒凝心脉，气滞不通。心电图提示“心肌缺血”。治宜温通心脉，活血行瘀。温经汤合桃核承气汤加减。

处方：吴茱萸15g，桃仁15g，党参9g，麦冬12g，川芎12g，赤芍药12g，当归12g，制半夏10g，牡丹皮9g，生甘草12g，阿胶9g，酒烊化后分冲，生大黄12g，桂枝12g，生姜9g。14剂。

复诊：心绞痛好转，上方去生大黄、生姜，吴茱萸改为6g，加丹参15g，红花6g。10剂。

三诊：病情稳定。

处方：生地黄30g，川芎12g，当归12g，赤芍药12g，桃仁12g，红花6g，桂枝9g。14剂。

四诊：服四剂后心胸刺痛大为减轻，胸闷窒息感也有改善，面色仍为晦暗，皮肤黑斑，舌质紫暗。药后血瘀之症渐渐消解，但不可能一时尽除，仍须坚持服药，加丹参和红花，以增强活血化瘀之力。共服药14剂后心痛止，胸中痞闷消失，皮肤黑斑、舌质紫暗亦渐消除。最后以桃红四物汤加桂枝而收功。一年半后随访未见复发。

[**按**] 患者心痛遇寒而发，其病因则为寒凝血脉，气血痹阻。方中吴茱萸、生姜、桂枝为温经散寒、通甲宣痹，使血得温而行；半夏辛温，消痞散结以辅助之；大黄入血化瘀；赤芍药、桃仁、红花、丹皮等通行血痹，使瘀血去而新血生，邪去而正气复；党参、甘草、当归、麦冬为补气养血，使正气复而邪自去。温经汤为妇人少腹留有瘀血所治方剂，桃核承气汤亦为下焦蓄血主治之方，二方合用，一为温经，一为化瘀，同样适用于上焦寒凝瘀阻血脉之证，仅4剂，心痛即大为减轻，可见，仲景之方只要应用得当，切中病机，同样可以达到疗效。后用桃红四物汤以养血活血，桂枝温通心阳、散寒除痹，使气血阴阳调和，心络通畅，治疗半月余诸症悉除。

案6

盛某，男，65岁。

就诊日期：1991年3月6日。

主诉：春节以来心前区隐痛3次。

病史：春节以来心前区隐痛发作 3 次，平素有胸闷，近发现小便有白色沉淀，有高血压及糖尿病史，降糖药服用不规则，近未发作，过去有冠心病心绞痛史。

初诊：心前区隐痛时发作前来就诊，伴胸闷，形体肥胖，血压 165/90mmHg，心率 70 次/分，偶有期前收缩，两肺听诊无异常，舌苔白腻质稍暗，有瘀斑，脉弦滑，外院心电图示：右束支传导阻滞。

辨证分析：痰湿之体，浊邪内蕴，痹阻于胸则心痛，下注于膀胱则尿浊。舌有瘀斑，提示心脉瘀阻，证属痰瘀交阻。

中医诊断：胸痹，尿浊（痰瘀交阻），消渴。

西医诊断：冠心病，右束支传导阻滞，糖尿病，高血压。

治法：化痰消饮，活血行瘀。苓桂术甘汤合化瘀之品。

处方：茯苓 15g，桂枝 15g，生甘草 15g，生白术 15g，高良姜 12g，制香附 12g，延胡索 20g，车前子 15g，川牛膝 15g，萆薢 12g，川柏 20g。7 剂。嘱咐低脂低盐忌糖。

复诊：1991 年 5 月 8 日。

小便混浊沉淀好转，但仍有胸闷胸痛一周内出现二三次，放射至肩背，食欲好，夜寐欠安，神疲乏力，近查血糖 430mg/dl，未用降糖剂，血压 150/95mmHg，舌苔薄腻，脉细，活血化瘀与清化湿浊兼治。

处方：丹参 24g，延胡索 30g，徐长卿 30g，桂枝 15g，苦参 15g，片姜黄 12g，川郁金 12g，生地 30g，红藤 30g，党参 20g，生甘草 15g，制香附 15g。7 剂。

三诊：1991 年 7 月 10 日。上药加减服用 1 月余，心绞痛发作明显减少，近伴咳嗽咳痰，色黄黏稠，不易咳出，咽痛，纳可，便调，眠安。7 月 3 日心电图示："不完全右束支传导阻滞，电轴左偏，T 波变化，ST 段变化"。舌苔薄脉弦滑，治以化痰止咳。

处方：北沙参 15g，麦冬 15g，五味子 9g，炙马兜铃 12g，紫菀 15g，炙甘草 15g，桂枝 12g，丹参 20g，白前 12g，牛蒡子 12g，制半夏 12g，陈皮 10g。7 剂。

四诊：1991 年 8 月 7 日。

药后咳嗽已愈，近又感冒发热至 39℃，现热已退，惟咳嗽痰白量少，近未发胸闷心痛。检：心率 71 次/分，律齐，$A_2>P_2$，两肺呼吸音稍低，舌体胖边有齿痕，脉细弦。治以润肺化痰止咳。

处方：北沙参 12g，麦冬 15g，生甘草 12g，桔梗 6g，炙马兜铃 9g，紫菀 12g，百部 15g，黄芩 24g，细辛 12g，玉竹 15g，生薏苡仁 15g，炒谷麦芽各 15g。7 剂。

六诊：1992 年 2 月 26 日。

近两月胸部偶痛，曾作心电图基本正常，血压154/78mmHg，心率68次/分，律齐，$A_2 > P_2$，心尖区Ⅰ级收缩期杂音，拟滋阴温阳益气通脉。

处方：桂枝18g，生甘草18g，丹参20g，延胡索20g，熟附块12g，干姜3g，制半夏15g，五味子9g，麦冬12g，熟地黄30g，山茱萸12g，党参12g，生姜3g。14剂。

十二诊：1992年8月19日。

天暑酷热，停服中药1个月，病情稳定，胸闷胸痛未发作，爬楼梯也无妨，近天气变化又发轻咳，胸闷胸痛，痰色白量少，精神好。心率56次/分，律齐，血压150/85mmHg，胆固醇254mg/dl，甘油三酯79mg/dl，血糖118mg/dl，痰白，脉弦缓，再遵阴阳气血并调大法。

处方：桂枝18g，炙甘草18g，黄精15g，玉竹15g，细辛10g，川黄连10g，茯苓12g，干姜12g，生地30g，党参20g，麦冬15g，煅龙骨30g，桃杏仁各15g。14剂。

[**按**] 患者痰湿之体，浊邪内蕴，心脉痹阻，发为心痛。治疗本病以通阳化痰行瘀为基本大法，方用苓桂术甘汤，甘草桂枝汤，丹参饮，瓜蒌薤白汤，在温阳化浊的同时，不能忽视养心气益心阴，此乃气血阴阳互根之理。从临床看，心气虚，心阳不足者，也不乏其份，所谓“体阴用阳”，当不独指肝脏言，心主血脉属阴，其用指统帅神明之功。《内经》有“暴喜伤阳”，实际是指由暴喜而扰乱神明，神气外驰散逸，此可资证，心也是“体阴用阳”者也，故治心病必须体用兼调，阴阳兼顾。

（以上均录自：裘沛然．裘沛然医论医案集．人民卫生出版社，2011）

邓铁涛

（创中医新说，擅心血管病）

【医家简介】

邓铁涛（1916～），广东开平人，现为广州中医药大学终身教授，主任医师，博士研究生导师，全国名老中医、广东省名老中医，首批享受政府特殊津贴专家，国家科技部973计划首席科学家，首届“国医大师”。临床善治消化、心血管系统疾病，主持“重症肌无力临床研究与实验研究”获1992年国家科技进步二等奖，“中医五脏相关理论基础与应用”获2009年广东省科学技术一等奖。

相关著作：《邓铁涛医学文集》等7部共475万字，主编教材《实用中医诊断学》等8种、大型医学工具书《中国医学通史近代卷》等7种，点校中医古籍

《医碥》等3种，公开发表论文139篇。

【主要学术思想和主张】

提出对西医学发展有影响的理论学说，包括五脏相关理论基础与应用、脾胃学说继承与发扬、气血痰瘀理论的临床应用基础、中医诊法与中医诊断学教材建设、伤寒与温病融合为中医热病理论学说、岭南地域性医学研究、近代中医史研究等。临证擅长心血管疾病尤其是冠心病、高血压病中医药防治，神经肌肉疾病尤其是重症肌无力诊治，消化系统疾病如慢性肝炎、肝硬化及胃病的防治，以及其他疑难病症，如硬皮病、多发性硬化、红斑狼疮等。

【医论医话】

1. 辨证首先要辨明病位

本病《内经》称“真心痛”，其病位在心已为千古之定论，其次要详审病机。本病是标实本虚之证，虚与实往往同时并存，但期间有先后主次缓急之分，因而病人即有不同的症状表现。本虚虽指全身之虚，但心虚是其突出的矛盾。心虚必累及阴阳气血，因气属阳，血属阴，故可概括为阴阳。气血是阴阳派生的，因此轻则反映为气虚血虚，重则为阴虚阳虚。心虚的特点，心主火，意味着人体能源之所主。心搏一停，其他系统也就随之停止。《内经》所谓阳中之阳心也，故全身阳气中最重要的是心阳。当然，还有个命门亦十分重要，但从五脏角度言，心应当占重要的位置。实，主要是痰和血瘀。虚与实孰先孰后？应该说是先有虚。由于心阳心阴俱虚，才引起气血失畅，气虚生痰，血滞成瘀。且冠心病的发病率以老年人为最高，老年之病多虚。至于血瘀如何形成？瘀由于血流不畅。气与血，阴阳互根，所谓“气为血帅，血为气母”，故血瘀乃由于气滞。血随气行，气行则血行，故气是主动的，血是被动的。当然，血瘀也可导致气滞；痰湿等引起血瘀，亦可反作用于气。但冠心病一般是由气滞引起血瘀的为多。个人认为气虚也可引起血瘀，因气虚则无力推动血液流行。现代血流动力学认为，血液的推动力对流速、流量的影响是一个重要因素，这与中医所说的气的作用很相似。联系到胆固醇在血管壁内膜下的沉积，似可相等于痰的病证，心脏血管的痉挛，可能与气滞有关。这些问题有待于我们进一步去研究。血管内的粥样硬化斑块进一步发展，便会影响血液的流通，产生中医的所谓“瘀”。从全国各地对心肌梗死的治疗分析，大部分的方剂是以祛瘀为主的。通常所见之心肌梗死，亦以瘀证为多。说明冠心病的早、中期以痰证为常见，而中、后期则以瘀证为多。从广东的病例来看，心气虚（阳虚）兼痰浊者为多见。特别是早、中期患者，其后则兼痰瘀者为多。而心肌梗死患者则以瘀闭为主，亦有痰瘀相兼者。冠心病的病因可归纳为劳逸不当，恣食膏粱厚味，或七情内伤。但这些因素，并非可使人人罹患此病，而是决定于正气之盛衰，“正气存内，邪不可干”，正气虚则上述因素才起作用。正气内虚包括五脏之虚，但本病是因心阳亏虚，心阴受损，以致“心痹者，脉不通”，痰瘀痹阻心络而成“冠心病”。心与五脏关系非常密切。如高血压心脏病，往往先有肝阳亢盛，再影响到心，而肝的病又多先由肾阴虚衰，水不涵木所致。此外，与命门亦有关系。症见休克，阳气衰竭，脉微欲绝，这不仅是心阳衰，命门之火亦衰。心阳虚可用独参汤，甚则用参附汤，命门火衰则以四逆加人参为宜，心与肺的关系，肺为相傅之官，主治节，为心主血脉之助。脾为生痰之源，所以冠心病痰阻之证与脾的关系最为密切。

2. 辨证分型

（1）心阳虚（兼痰或瘀）：胸闷，心痛，心悸，气短，面色苍白或暗滞少华，畏寒，肢冷，睡眠不宁，自汗，小便清长，大便稀薄，舌质胖嫩，苔白润，脉虚或缓滑或结代，甚则四肢厥冷，脉微细或脉微欲绝。

（2）心阴虚（兼痰或瘀）：心悸，心痛憋气或夜间较显著，口干，耳鸣，眩晕，夜睡不宁，盗汗，夜尿多，腰酸腿软，舌质嫩红，苔薄白或无苔，脉细数而促，或细涩而结。

（3）阴阳两虚（兼痰或瘀）：既有心阴虚证，又有心阳虚证，同时兼痰或瘀。

痰瘀舌脉辨证：舌苔厚浊或腻，脉弦滑或兼结代者，为痰阻；舌有瘀斑或全舌紫红而润少苔，脉涩或促、结、代者，为瘀闭；若两者合并则为痰瘀闭阻。此证可并见于上述三型，不论因痰因瘀，心绞痛都较明显严重，或痛有定处，一般瘀的疼痛比痰的疼痛为甚。

至于心肌梗死，则以标证为主要矛盾，即痰瘀闭阻阳虚型，痰瘀闭阻阴虚型，痰瘀闭阻阴阳两虚型，一般以治标为主，以攻瘀为重点，随证变通论治。

3. 急性心肌梗死

急性心肌梗死多数病例都有较剧之心绞痛，故通脉止痛是抢救的首要步骤。一般可用冠心苏合丸1～2枚即嚼服；若阴虚或有内热者不宜用苏合丸，可用人工牛黄、冰片各0.4g，麝香0.2g，同研末含服。

冠心病用药物治疗只是一个方面，在药治同时或药治后，应注意饮食起居，以及精神生活方面的卫生，所谓起居以时，饮食有节，身心愉快等。此外坚持体育锻炼更是十分重要，体育锻炼宜采用柔和的运动（如太极拳、八段锦之类），不宜刚劲的运动。年过60岁的患者，宜散步不宜跑步，慢跑亦非所宜。

对于冠心病的标证，在强调痰阻的同时，亦不能忽视瘀闭。针对心绞痛有突然发作、疼痛剧烈难以忍受的特点，急则治其标，本人根据祖传治疗痛证的验方，创制出五灵止痛散，用于治疗心绞痛发作获得较满意的效果。近年来又在五灵止痛散的基础上，结合冠心病心绞痛的病机特点及中医脏腑经络学说，加减研制成冠心止痛膏，外贴心俞、膻中、虚里等穴，使其药效通过脏腑和经络的联系直达病所。汤散、膏剂内服外用合而治之，标本兼顾，急则治标，缓则治本。

【验方效方】

方一 温胆汤加党参

［主治］心阳虚之冠心病。

［药物组成］竹茹10g，枳壳5g，橘红5g，法半夏10g，茯苓15g，党参15g，甘草5g。

［加减］此方对于期前收缩而舌苔白厚、脉结者，有较好的效果。

若心阳虚而兼瘀者，用四君子汤加失笑散2～5g顿服。若阳虚而心动过缓者，用补中益气汤或黄芪桂枝五物汤加减。若阳气虚，四肢厥冷，脉微细或脉微欲绝者，选用独参汤、参附汤或四逆加人参汤（参用吉林参、高丽参与西洋参），选加除痰和祛瘀药。

方二 生脉散

［主治］心阴虚之冠心病。

［药物组成］太子参18g，麦冬9g，五味子9g。

［加减］心动过速者，加玉竹、柏子仁、丹参。期前收缩脉促者，加珍珠层粉2g冲服。心阴虚兼痰者，加瓜蒌、薤白；兼瘀者，酌加桃仁、红花或三七末2g冲服。

方三 温胆汤合生脉散或四君子汤合生脉散，或用炙甘草汤

［主治］阴阳两虚之冠心病。

［药物组成］炙甘草10g，党参15g，生地15g，阿胶6g，桂枝10g，麦冬9g，火麻仁10g，大枣4枚，生姜3片。

［加减］凡舌苔厚浊或腻者，不宜用炙甘草汤。

方四 温胆汤

［主治］兼痰兼瘀之冠心病。

［加减］痰证为主的可于温胆汤中酌加胆星、远志或瓜蒌、薤白之类，并按心阳虚、心阴虚加减用药，阴虚者可去法夏加花粉。瘀证为主，可用蒲黄、五灵脂、川芎、丹参、三七之属为主，并加入补益心阴心阳之药。

方五 参芎汤

［主治］急性心肌梗死。

［药物组成］党参24g，麦冬15g，五味子10g，丹参18g，川芎18g，红花10g，

陈皮2g，水煎服。

[加减] 若舌苔厚浊或为兼痰盛者，应加祛痰之药，如瓜蒌、薤白、法半夏等。若神志模糊者，是痰迷心窍，宜加石菖蒲12g、远志6g，或安宫牛黄丸、至宝丹之类。若心源性休克，需加用吉林参或高丽参10～18g，另炖服，并根据阴虚、阳虚加减用药。偏阴虚者，可用西洋参10～18g，另炖服。

（以上均录自：邓铁涛．邓铁涛临床经验辑要．中国医药科技出版社，1998）

【精选验案】

案1

邵某，男，54岁，干部。

因心前区间歇发作针刺样疼痛及压迫感4年余，于1976年1月21日入院。1971年7～9月因陈旧性心肌梗死在某医院住院，出院月余后开始经常感到心前区间歇发作针刺样疼痛及压迫感，含服硝酸甘油片后始能缓解，近年来发作较频而入院。舌暗红，苔黄浊腻，脉缓。心电图：窦性心动过缓兼不齐，陈旧性后壁心肌梗死。

西医诊断：冠心病，心绞痛，陈旧性后壁心肌梗死。

中医诊断：胸痹（痰瘀闭阻型）。

处方：党参15g，云苓12g，法半夏9g，橘红4.5g，甘草4.5g，竹茹9g，枳实6g，布渣叶15g，郁金9g，藿香4.5g。

住院中期曾出现头痛，左手麻痹不适，用健脾补气法以四君子汤加味治疗。处方：党参15g，白术12g，云茯苓15g，甘草4.5g，丹参12g，葛根30g，山楂子30g。后期又用温胆汤加味治疗直至出院。住院期间心绞痛发作症状明显减轻，无需含服硝酸甘油片。心电图复查：窦性心律不齐，陈旧性后壁心肌梗死。病者精神、食欲均正常，于1976年4月26日出院。

出院后续服温胆汤加味制成的丸剂。治疗追踪3个月，无心绞痛发作，病情稳定。

案2

陈某，男，43岁。

因“反复胸闷痛3月，再发1天”于2000年12月5日入院。患者于3月前出现胸闷痛，经我院确诊为冠心病，并成功行经皮腔内冠状动脉成形术加冠状动脉内支架术，术后症状消失出院。1天前于上楼时再发胸闷，全身乏力，服单硝酸异山梨酯无效入院。诊见：神疲气短，心前区闷痛，多梦易醒，舌淡红少津，苔薄白，脉细。

西医诊断：①冠心病心绞痛。②2型糖尿病。③高脂血症。

中医诊断：胸痹（气阴两虚）。

中药以益气养阴，西药扩冠抗凝对症治疗。经10余天中西医调理，症状未明显缓解，建议冠脉造影检查，患者拒绝。

12月22日邓教授会诊：胸闷痛，上楼梯气促，气短，纳差，睡眠差，舌淡，苔薄白，脉虚，关脉浮。证属气阴两虚，痰瘀阻络，治以益气养阴，活血化瘀。

处方：党参24g，黄芪、玉米须、桑寄生、山药各30g，茯苓、白术各15g，三七末冲、炙甘草各3g，枳壳、橘红各6g。7剂。

12月30日邓教授二诊：胸闷痛发作略减，精神改善，舌嫩淡红，苔薄稍黄，脉虚。证属心脾气虚，兼有痰浊，治以健脾调心，化痰通滞，守方加五爪龙50g、竹茹10g。

调理1周，症状缓解出院。门诊以邓教授冠心方加减，随访10月一般情况良好，胸闷痛未发。

案3

潘某，男，79岁。

因“反复胸闷10余年，加重1周”，于2001年3月17日入院。患者10年前出现反复胸闷，每于劳累后发作，休息数分钟后可以缓解，外院诊为“冠心病，心绞痛”。服用异山梨酯、单硝酸异山梨酯等药物，症状反复，一周来症状加重，每于晨起胸闷，伴胸痛，持续时间数分钟，2001年3月17日因再次发作胸闷痛，伴冷汗出而收入院。症见神清疲乏，胸闷隐隐，动辄气促，纳眠欠佳，小便略频，大便溏。既往高血压病史30余年，最高达220/115mmHg，服用贝那普利、硝苯地平、卡托普利等药物，血压控制在170～185/85～95mmHg。

体格检查：唇紫绀，双下肺散在细湿啰音。心界向左下扩大，心尖抬举性搏动，心率86次/分，律齐，心尖部2级收缩期吹风样杂音，主动脉瓣区第二心音亢进。双下肢轻度浮肿。心电图示：完全性右束支传导阻滞，左前支分支传导阻滞，T波改变。心肌酶、肌红蛋白、肌钙蛋白正常。舌淡苔白厚，脉弦。

西医诊断：①冠心病，不稳定心绞痛。②高血压病3级，极高危。③肺部感染。

中医诊断：胸痹（气虚痰瘀）。

入院后，以邓铁涛教授调脾法辨证用方益气活血化痰。

处方：橘红、枳壳各6g，竹茹、法夏、豨莶草各10g，云苓12g，甘草5g，党参24g，丹参12g，黄芪30g，五爪龙20g，三七末3g，冲。5剂。

服药后患者症状显著改善，胸闷痛发作次数减少、程度减轻，精神纳眠改善。21日行冠脉造影示冠脉三支弥漫性严重病变，未行介入治疗。家属拒绝冠脉搭桥术。患者得知病情严重，思想焦虑，胸闷痛反复发作，口干苦，纳差，便结，舌红，苔黄白厚，脉细。原方酌加清热化痰之品，但患者情况仍未见好转，心绞痛再次发作，4 月 2 日凌晨突然胸闷痛而醒，气促冷汗出，呼吸 24 次/分，心率 94 次/分，双肺干湿性啰音，考虑急性左心衰，紧急处理后症状有所控制，仍胸闷隐隐。

4 月 12 日邓教授一诊：患者轻度胸闷心悸，短气，精神纳眠欠佳，口干，干咳，小便调，大便干，面色潮红，唇暗，舌嫩红而干，苔少，微黄浊，右脉滑重按无力，尺脉尚有余，左寸脉弱，中取脉弦，证属气虚痰瘀，兼有津伤，治以益气生津，化痰通络。

处方：太子参 30g，茯苓 15g，怀山药 12g，竹茹 10g，枳壳、橘红各 6g，石斛 15g，胆南星 10g，花粉 10g，橘络 10g，千层纸 10g，甘草 5g，红参须 12g，另炖，五爪龙 50g。3 剂。

4 月 16 日见患者劳力时稍有气促胸闷，口干减，精神、纳眠可，面色稍红，舌质暗红，苔白浊，脉细弱。主管医师治以益气养阴，活血化痰，红参须换西洋参 10g（另炖），8 剂。

4 月 23 日邓铁涛教授二诊：便溏，一日数行，胸闷痛症状减轻，口淡，纳差，面黄白无华，舌质暗红，苔少而白，脉弱。心电图示：心动过缓。证属脾虚湿盛，治以健脾渗湿，参苓白术散加减。

处方：党参 15g，茯苓 12g，白术 10g，山药 20g，薏苡仁 12g，甘草 5g，砂仁 6g，后下，桔梗 10g，扁豆 12g，陈皮 6g，法半夏 10g，竹茹 10g。4 剂。

28 日腹泻止，活动后心悸，气促，舌质暗红，右侧舌苔浮浊，左侧苔少薄白，脉迟。主管医师疑法半夏偏燥，改橘红 8g，石斛 12g，西洋参 10g（另炖）。

5 月 1 日邓教授三诊：大便溏，每日 4～5 次，疲乏，咳嗽，痰难咯，劳力少许胸闷，无气促，舌嫩红，苔中浊，尺弦滑，寸细弱。此为心肺气阴两虚，痰瘀内阻。

处方：五爪龙 50g，太子参 30g，茯苓 12g，山药 15g，竹茹 10g，枳壳、橘红各 3g，石斛 12g，橘络 10g，沙参 10g，胆南星 10g，桔梗 10g，甘草 5g，红参 12g，另炖。7 剂。

5 月 8 日，精神可，偶胸闷亦能较快缓解，胃脘隐痛，大便调，舌嫩红，苔中浊，脉弦滑，守上方，4 剂，5 天诸症消除，以邓老冠心方加减门诊随诊。

案 4

劳某，男，60 岁，工人。

因心悸、气急、胸闷 10 余天，于 1976 年 4 月 21 日入院。患者 10 余天前开始气急，心悸，左前胸发闷，尤以劳动后为甚，胸闷有压迫感，但不放射至其他部位，一直未作检查。以往无高血压史。检查：血压116/78mmHg，能平卧，心律不规则，心率102次/分，心音强度不一，各瓣膜区未闻杂音，脉搏短细。唇舌暗红，少苔，舌边有瘀斑，脉促。胸透：主动脉段稍增宽，各房室不大。心电图：心房纤维颤动。

西医诊断：冠心病，心律失常。

中医诊断：胸痹（阴阳两虚兼痰瘀闭阻型）。

治法：养心除痰，兼以活血祛瘀。

初用温胆汤合生脉散，方中人参用党参效果不显，发现病人脉促而虚大稍数，舌红少苔，为明显气阴不足，乃改用：吉林参须9g，另炖，麦冬9g，五味子9g，云茯苓12g，炙甘草6g，橘红4.5g，竹茹9g，玉竹15g，珍珠层粉1.5g，冲。

服药后，第2天心律规则，无脉搏短细现象，心电图复查：窦性心律、左前半束支传导阻滞，肢导联低电压。仍照前方，惟将参须改党参。服药3天后恢复心房颤动。考虑心房颤动反复主要与党参易参须有关，后仍守前主，人参仍用参须9g，几天后心律恢复窦性心律，自觉症状减轻。仍守前方参须改6g，后又发现心律不规则和脉搏短绌现象，以后又将参须改为9g，心律又规则。几次更换处方，几次心房颤动反复，皆与补气药有关，守前方一段时间后，去参须代以党参、黄芪及五指毛桃，心律一直稳定，观察一个多月，症状无反复。1976年7月6日心电图示：窦性心率，左前半束支传导阻滞。患者一般情况良好，心律规则，好转出院。

案5

奇某（英国人），男，48岁。

1972年9月1日初诊。患者到达广州后第2天，到各处参观访问，甚为劳累。入院前1小时，于大便过程中突感心前区压榨痛，放射至双上臂，疼痛持续不减，冒冷汗，面色苍灰，无发绀，神倦，神志清楚，无恶心呕吐。有眼底动脉硬化、胆固醇较高病史，但无心绞痛史，有溃疡病史。白细胞$16.9\times10^9/L$，血沉106mm/h，血清谷草转氨酶140U/L，血清胆固醇260mg/dl。胸部透视：主动脉心型，双肺清晰。心电图示：急性后壁心肌梗死。

西医诊断：冠状动脉硬化性心脏病；急性后壁心肌梗死伴再发急性前侧壁心肌梗死；阵发性室性期前收缩伴三联律。

次日请中医会诊。

诊查：症见心前区隐痛，咳嗽，痰多，口干喜热饮，面色苍白，脉缓滑，舌有裂纹，质嫩有瘀点，苔白滑。

辨证：胸痹，属心阳虚，痰瘀闭阻。

治法：补心气、祛瘀逐痰。

处方：以温胆汤加高丽参、田七末。竹茹 10g，法夏 10g，枳壳 6g，云茯苓 15g，橘红 6g，炙甘草 5g，田七末 3g，分 2 次冲服，高丽参 6g，另炖服。

二诊：入院第 3 天伴再发急性前侧壁心肌梗死，呈心源性休克前期状态。症见左胸疼痛，表情痛苦，面色苍白，大汗淋漓，四肢逆冷，恶风毛竖，脉微弱，舌暗滞有瘀点，舌中有少许灰白苔。为心阴心阳两虚，痰瘀闭阻。拟补心气，养心阴，活血除痰法。予四君子汤合生脉散、失笑散加减。

处方：西洋参 15g，另炖，麦冬 6g，五味子 10g，橘红 5g，云茯苓 10g，炙甘草 6g，火麻仁 12g，扁豆花 10g，枳壳 5g，田七末 3g，冲，蒲黄 10g，五灵脂 10g。连服 3 天。3 天后去火麻仁、扁豆花，加高丽参 6g（另炖）。

三诊：住院第 9 天，病情好转，脉弦数，较前稍有力，舌质尚暗（但较前转鲜），中有厚浊苔。上方去枳壳，加竹茹 10g、酸枣仁 12g、法半夏 6g，连服近 1 个月。

此后进入恢复期，诸症好转，自觉无不适，精神、食欲亦好，二便如常，脉缓，间有结象，舌质红润，仍有少许裂纹，苔薄白。治以补气健脾，佐以除痰导滞。

处方：高丽参 10g，另炖，白术 15g，云茯苓 12g，炙甘草 6g，黄芪 15g，枳壳 5g，怀山药 18g，桔梗 10g，鸡内金 10g。

上方药连服约 1 个月后出院。1 年后患者爱人来院表示感谢，并谓患者出院后情况一直良好。

案 6

刘某，女，73 岁。

心悸，气促，反复 2 年，加重 1 周。现症见心悸胸闷，呼吸喘促，劳则加重，头晕气短，肢体乏力，纳呆，右腿麻木，大小便正常。舌光红无苔，脉结，寸脉弦，尺脉沉。既往有高血压病，冠心病，房颤，心力衰竭。坚持服用降血压药物。

处方：生晒参 6g，另煎，太子参 30g，麦冬 12g，五味子 6g，炙甘草 10g，大枣 4 枚。

同时服用养心胶囊，每次 6 粒，每日 3 次。

二诊：心悸气促有所改善，胸闷，口干不欲饮，夜寐欠安。舌光红少津，无苔，脉结，寸脉弦，尺脉沉，血压 150/90mmHg。

处方：生晒参 10g，另炖兑服，太子参 24g，麦冬 12g，五味子 10g，炙甘草 10g，大枣4枚，酸枣仁15g，柏子仁12g，阿胶6g，烊化，橘红12g。

三诊：症状明显好转，活动多则气短、乏力、心悸，腰膝酸痛，夜尿多。舌淡红少津有裂纹，无苔，脉结而涩。

处方：太子参30g，麦冬12g，五味子10g，炙甘草10g，酸枣仁15g，柏子仁15g，竹茹10g，五爪龙60g，狗脊18g，桑螵蛸10g，桑寄生30g。

（以上验案均录自：邱仕君．邓铁涛医案与研究．人民卫生出版社，2004）

刘渡舟

（重六经辨证，用经方时方）

【医家简介】

刘渡舟（1917～2001），辽宁营口人，著名中医学家，伤寒论研究大家，北京中医药大学终身教授，是我国首批中医硕士生导师和博士生导师之一。临床擅治内科、妇科、儿科疾病，尤对肝病、心脏病、肾病、脾胃病、痿证、痹证、眩晕、失眠等病有独到经验，用药以精简灵验著称。

相关著作：《伤寒论校注》、《伤寒论诠解》、《伤寒论十四讲》、《伤寒论通俗讲话》等。主编《伤寒论辞典》，编撰《伤寒论选读》、《伤寒论讲义》教材。

【主要学术思想和主张】

（1）重视《伤寒论》的六经辨证，对六经的实质有独到的见解，认为六经是经络、脏腑、气化的统一体。《伤寒论》主论外感风寒，兼论内伤杂病，因而六经辨证不但用于外感病，且广泛用于临床各科疾病。

（2）临床善于调气，尤以重视调肝胆和脾胃之气为主。调肝胆之气以疏利肝胆为法，他常用张仲景的“柴胡剂”系列方；调脾胃之气以升降脾胃为法，他常用《伤寒论》的“泻心剂”系列方。他在张仲景“水气凌心”的理论基础上，发展“水心病”的诊断，将苓桂术甘汤灵活运用于临床，并在此方基础上创制治疗水气上冲证的系列方剂。

（3）临证时，强调抓主症，推重经方，不薄时方，并提出“古今接轨”的新论点，主张方证相对，有证有方，在诊治许多疑难重症时，每能出奇制胜。

【精选验案】

案1

陆某某，男，42岁。

形体肥胖，患有冠心病心肌梗死而住院，抢治两月有余，未见功效。现症：心胸疼痛，心悸气短，多在夜晚发作。每当发作之时，自觉有气上冲咽喉，顿感气息窒塞，有时憋气而周身出冷汗，有死亡来临之感。颈旁之血脉又随气上冲、心悸而胀痛不休。视其舌水滑欲滴，切其脉沉弦，偶见结象。刘老辨为水气凌心，心阳受阻，血脉不利之水心病。

处方：茯苓30g，桂枝12g，白术10g，炙甘草10g。

此方服3剂，气冲得平，心神得安，心悸、胸痛及颈脉胀痛诸症明显减轻。但脉仍带结，犹显露出畏寒肢冷等阳虚见证。乃于上方加附子9g，肉桂6g以复心肾阳气。服三剂手足转温，而不恶寒。然心悸气短犹未全瘳，再于上方中加党参、五味子各10g，以补心肺脉络之气。连服六剂，诸症皆瘥。

［**按**］本案冠心病为水气上冲之所致，刘老名之谓“水心病”。总由心、脾、肾阳虚，水不化气而内停，成痰成饮，上凌无制为患。临床辨识此病，当注意色、舌、脉、证的变化如下：

望色：多见面色黧黑，此为“水色”。病重者，在额、颊、鼻柱、唇围、下颏等处，或皮里肉外出现类似“色素沉着”之黑斑，名为“水斑”。

察舌：舌质淡嫩，苔水滑欲滴。

切脉：或弦，或沉，或沉弦并见，病重时见脉结代或沉伏不起。

辨证：①有水气上冲之候。病人自觉有一股气从心下上冲胸咽。②胸满，夜间为甚，遇寒加重，多伴有咽喉不利，如物梗阻。③心悸，多发于晨起、夜卧、饮食之后，或伴有左侧颈部血脉胀痛。④短气。表现为动则胸闷发憋，呼吸不利，甚则冷汗自出。

治疗“水心病”，首选苓桂术甘汤。本方《伤寒论》用治“心下逆满，气上冲胸，起则头眩，脉沉紧”。《金匮要略》用治“心下有痰饮，胸胁支满，目眩”等水气凌心射肺的病证。苓桂术甘汤有两大作用：一是温阳下气而治心悸，胸满；二是利小便以消水阴而治痰饮咳逆。方中茯苓作用有四：一是甘淡利水，二是养心安神，三是助肺之治节之令，四是补脾厚土，为本方之主药。桂枝作用有三：一是温复心阳，二是下气降冲，三是通阳消阴，亦为本方之主药。桂枝与茯苓相配，则温阳之中以制水阴，利水之中以复心阳。二者相得益彰，缺一不可。白术补脾，助茯苓以制水，炙甘草温中助桂枝以扶心阳。

案2

杨某某，女，70岁。1994年1月31日初诊。

患者于两月前因冠心病大面积心肌梗死入某医院抢救。出院后，因气候突变，寒流袭来，又感胸部闷胀，气短，心前区隐隐作痛，两胁亦持痛不休，左手臂胀麻。伴有咳吐白黏痰，腹胀，大便干燥等症。患者精神紧张，夜寐易发惊悸。视其舌苔白腻，脉来沉弦而滑。脉证合参，辨为胸阳痹阻，痰浊凝聚，心胸脉络不通则痛。治宜宣痹通阳，豁痰通络止痛。疏方：

糖瓜蒌30g，先煎，薤白6g，半夏15g，旋覆花10g，红花10g，茜草10g，桂枝10g，丹参20g，郁金10g，木香10g，紫降香10g。

服5剂后，胸满、胸痛大为缓解，咳痰减少，夜睡已能成寐。又续服5剂，诸症皆安。

［**按**］“胸痹”一证，《金匮要略》将本证病因病机概括为“阳微阴弦”四字。“阳微”，即寸脉来微，主胸中阳气不足；“阴弦”，指尺脉见弦，主在下痰浊水邪反盛。胸阳不振，反使下焦之阴邪乘虚犯上，使心脉痹阻，气血不通。导致了胸痹心痛的证候发生。至于两胁疼痛之原委，亦属胸痹胁逆气冲之类。本证的治疗用温通胸阳，化痰宣痹，佐以疏肝理气通络之法。以瓜蒌薤白半夏汤、旋覆花汤及颠倒木金散三方相合。用瓜蒌薤白半夏汤通阳开痹，宣化痰浊之邪；旋覆花汤活血通络止痛，斡旋胸胁之气；颠倒木金散则专以疏肝理气，而行气血之滞为特长也。

案3

钱某某，女，66岁，内蒙古人。1995年4月26日初诊。

患高血压性冠心病16年之久，一直用中、西药治疗，曾服复方降压片、降压灵、复方丹参片等，血压不稳，旋降即升，测血压160/100mmHg。近一年病情加重，头目眩晕，心悸，胸闷，背部酸沉，少寐，口干，手足时发震颤，最为奇者，舌麻为甚，五味不辨。视其舌大而偏红，舌苔白滑，脉沉。辨为心阳虚弱，水寒之邪上冲之证，治用苓桂术甘汤：

茯苓30g，桂枝12g，白术10g，炙甘草10g。

服14剂药后，胸闷、心悸、背沉减轻。然患者之舌麻反甚。血压因舌麻旋即升高，头眩、失眠、心悸、口干、手足瞤动亦随舌麻而加重。再视其舌红而少苔，脉沉细无力。细辨此证，前按阳虚水气上冲而反加重，今舌红少苔，脉来沉细，呈现阴虚而有手厥阴风火上燔之势，此阴虚风动也，治以滋阴潜阳熄风为急，疏方：

麦冬30g，白芍30g，酸枣仁30g，生地20g，炙甘草14g，龟板12g，先煎，牡蛎30g，先煎，鳖甲16g，先煎，阿胶10g，烊化，太子参20g，桂枝3g，五味子10g。

此方服后，症状大为减轻。又照上方自进7剂，舌麻已愈其半，大便爽，心悸、失眠、口干、掉眩诸症皆减。舌麻多在凌晨感觉明显。“晨起而发者，阳动而阴未济也”，仍守上方，继服三十余剂，舌麻一症痊愈。血压120/80mmHg，冠心病亦得到控制，随用羚羊钩藤汤与黄连阿胶汤交替服之，以善其后。

［**按**］本案之舌麻，为厥阴阴虚不能涵养肝木，水不制火，阴不潜阳而风阳

发动之象，故伴有心悸、头晕目眩、手足震颤、舌红少苔、脉来沉细等候。治当以滋阴潜阳熄风为法，乃用吴鞠通“三甲复脉汤”加味，用“复脉汤”滋阴养血，加“三甲”潜阳熄风。

值得注意的是，本案患者脉来沉细无力，结合其心脏病史，其人亦有心阳不足的一面，所以在方中又加入太子参、桂枝等甘温之品，扶助心阳之外，又有活泼气机，协调阴阳之妙义。

案4

闫某某，男，26岁。

患心下築築然动悸不安，腹诊有振水音与上腹悸动。三五日必发作一次腹泻，泻下如水，清冷无臭味，泻后心下之悸动减轻。问其饮食、小便，尚可。舌苔白滑少津，脉象弦。辨为胃中饮不化，与气相搏的水悸病证。若胃中水饮顺流而下趋于肠道，则作腹泻，泻后胃饮稍减，故心下悸动随之减轻。然去而旋生，转日又见悸动。当温中化饮为治，疏方：

茯苓24g，生姜24g，桂枝10g，炙甘草6g。

药服3剂，小便增多，而心下之悸明显减少。再进3剂，诸症得安。自此之后，未再复发。

[**按**] 胃中停饮一证，临床可见有心下悸动，四肢不温，或见下利，舌苔水滑，脉象滑或弦。本案脉证，主胃中停饮，根据仲景治水之法，处以茯苓甘草汤温胃化饮获效。本方为苓桂术甘汤去白术加生姜而成，因生姜有健胃化饮行水之功，用于水饮停胃，与气相搏，阻碍气机与阳气所致的“厥而心下悸”之证，甚为切中，故生姜为本方治疗主药，剂量一定要大，起码是15g以上。病重者亦可改之用生姜汁冲服。本证的特点是水饮停滞于中焦胃腑，而非下焦之水邪，故治疗总以温中暖胃，通气化饮为法。

（以上均录自：陈明，刘燕华，李方．刘渡舟验案精选．学苑出版社，2006）

朱良春

（辨证治顽痹，虫药领风骚）

【医家简介】

朱良春（1917～），江苏省丹徒县人（后移居南通），师从孟河马派传人马惠卿先生学医，师承章次公先生。朱良春历任南通市中医院院长，是首批全国继承老中医药专家学术经验导师，首届“国医大师”。他擅治内科杂病，尤其对风湿病、脾胃病、肝病、肾病、老年病等疗效显著、研制了“益肾蠲痹丸”、“复肝丸”等经验方，发掘了著名的季德胜的蛇药、陈照治瘰疬的拔核药、成云龙治肺痈的铁脚将军草。

相关著作：《中医学入门》（合著）、《汤头歌诀详解》（合著）、《传染性肝炎综合疗法》、《章次公医案》、《现代中医临床新选》（合著）、《虫类药的应用》、《朱良春用药经验》、《医学微言》、《章次公医术经验集》等。

【主要学术思想和主张】

（1）治急性热病“先发制病”，采用清热通腑法，使疗程缩短。如治疗痰热腑实型肺炎，初起即用大剂量的大黄配伍宣透清热之品，多在数日内建功。

（2）研究虫类药数十年。创制了治疗顽痹（如类风湿关节炎晚期、强直性脊柱炎等）的“益肾蠲痹丸”。此方集7种虫类药于一方，有显著的抗炎、消肿、镇痛、调节免疫功能、修复类风湿性关节炎造成的骨质破坏等效果。

【医论医话】

1. 冠心病、心绞痛

概括于真心痛、厥心痛、胸痹之内，多由气滞不畅，血脉瘀阻，或心阳失展，心脉痹闭而致，活血化瘀，理气通阳是其大法，而参用善于化瘀通脉、降脂解凝之水蛭，解痉通络之蝉衣，每可提高疗效。

2. 风湿性心脏病

相似于“心痹”之侯，多因风、寒、湿之邪内舍于心，致使心体受残损，心脉痹闭而出现的一种病证。《素问·痹论》：“心痹者，脉不通，烦则心下鼓，暴上气而喘，嗌干善噫，厥气上则恐。”是风心而出现心力衰竭的生动描述。舌有瘀斑，脉细结代。凡瘀血征象明显而体气不太亏虚者，应侧重活血化瘀，佐以温阳利水，益气宁心。可予心痹汤：生黄芪、潞党参、炒白术、茯苓各20g，当归尾、丹参、桃仁、红花各10g，水蛭粉2g，分吞，炙甘草5g，每日一剂。如体气亏虚较重者，当先予温阳益气以扶正，而后再用活血化瘀之品。扶正可用炙甘草汤加味：红参粉3g（分吞），熟地黄20g，炙黄芪30g，肉桂末2g（分吞），阿胶、麦冬、炙甘草各10g，五味子4g，炒枣仁15g，红枣10枚，生姜3片。此外，在风湿性心肌炎阶段，尚未形成风心病时，如及早采用“银翘白虎汤”以清热解毒，利痹通络，多可控制其风湿活动而获得痊愈，免除风心病之产生。处方：连翘20g，银花、防已、木瓜、知母、粳米各24g，蛇舌草30g，生石膏60g，甘草6g。随证加味：湿重加苍术20g，薏苡仁30g，厚朴10g；热重加栀子、黄柏各12g，黄连5g；心前区闷痛者加丹参20g，参三七末3g（分吞）；心悸者加枣柏仁各30g，琥珀末3g（分吞）。

【验方效方】

方一　心痹汤

［主治］体气不太亏虚，瘀血征象明显者之胸痹。

［药物组成］生黄芪、潞党参、炒白术、茯苓各20g，当归尾、丹参、桃仁、红花各10g，水蛭粉2g，分吞，炙甘草5g。每日一剂。

方二　活血化瘀，理气通阳法汤

［主治］心脉瘀阻之“真心痛”。

［药物组成］太子参、制黄精各15g，麦冬、丹参、蝉衣、泽泻各10g，檀香6g，水蛭2g，研，分两次吞，炙甘草6g。

水煎服，连服半月后，如症情稳定，舌唇之瘀暗渐化，可改为丸剂巩固之。

方三　活血化瘀，理气通阳法丸

［主治］心脉瘀阻之“真心痛”。

［药物组成］党参、制黄精、丹参、生山楂、广郁金各90g，蝉蜕60g，洗净，水蛭30g，檀香20g，共研极细末，水泛丸如绿豆大。

每服4g，日2次，开水送服。

方四　炙甘草汤加味

［主治］体气亏虚较重之胸痹。

［药物组成］红参粉3g，分吞，熟地黄20g，炙黄芪30g，肉桂末2g，分吞，阿胶、麦冬、炙甘草各10g，五味子4g，炒枣仁15g，红枣10枚，生姜3片。

（以上均录自：朱良春．中医临床家朱良春．中国中医药出版社，2001）

【精选验案】

案1

患者，男，45岁，干部。近两年来，经常心区窒闷不畅，甚则刺痛，出汗，稍有活动则心悸气短。血脂偏高，心电图：ST段下垂，双侧心室肥大，传导阻滞。诊断为冠心病。经常服用调脂及扩张心血管药，刺痛时服硝酸甘油片可缓解。舌苔微腻，边有瘀斑，唇暗，脉细，间见结代。此为心脉瘀阻，经脉痹闭，心阳失展，不通则痛之“真心痛”，治宜活血化瘀，理气通阳。

处方：太子参、紫丹参、制黄精各15g，水蛭1g，研粉，分两次吞，全瓜蒌、薤白各12g，广郁金9g，檀香、川芎各4.5g，生山楂30g，炙甘草4.5g。水煎，每日1剂。

连服15剂，症情稳定，舌唇之瘀暗渐消，改用下列丸剂巩固：

太子参、丹参、制黄精、制何首乌、生山楂、广郁金、泽泻各90g，檀香30g，延胡索60g，共研细末，水泛为丸如绿豆大，每日早晚各服4.5g。

1个月后心电图复查已正常。1年后随访，未见发作。

［**按**］若见气滞血瘀，经脉挛急，血运不畅而致之心绞痛，甚则心肌梗死，而舌与口唇有明显瘀斑时，朱老在一般活血祛瘀、理气通阳之剂中，常常加用化瘀解凝之水蛭1g，每获佳效。水蛭宜研粉吞服，不宜煎煮，因新鲜水蛭唾液腺中含水蛭素，过热或酸性环境下易变质。

案2

患者，男，58岁，干部。患冠心病心绞痛已5年，经常发作，辛劳、怫逆均易引发。舌苔薄质紫，脉细弦。心电图：ST段异常，显示供血不足。此气虚血瘀，心脉痹阻之胸痹心痛也，可予失笑散加味。

处方：五灵脂、生蒲黄、川芎、桃仁、红花、郁金、赤芍药各9g，生黄芪、太子参各15g。每日1剂，连服1个月。

经心电图复查，已趋正常，心绞痛未剧作，基本稳定。乃间日服1剂，连服2个月，而获临床痊愈。

［**按**］朱老在治疗冠心病心绞痛表现为气滞血瘀时，常使用活血化瘀法，鉴于五灵脂良好的活血化瘀功效，常常配合蒲黄成失笑散予以活血化瘀。有歌诀谓“人参畏五灵脂”，但张石顽说：“人参与五灵脂并用，最能浚血，为血蛊之的方也。”又在《本经逢原》中指出：“治月闭用四物加入人参、五灵脂，是畏而不畏也。”章次公先生曩日亦经常选用五灵脂，治疗胃痛大吐血后，与朝鲜参等同用。根据现代药理研究显示，党参与五灵脂配伍后未有明显毒性，反而有改善肝肾功能的作用。是故，朱老强调“用药宜讲求辨证论治”，“有是证用是药”，不可拘泥于古人所论。

案3

某男，59岁，干部。近几年来，心区经常憋闷而痛，劳累、怫逆或天气阴沉时，易致诱发，经医院检查，确诊为冠心病心绞痛。顷以情绪激动，突然剧烈心绞痛，四肢厥冷。舌苔白质紫暗，脉微欲绝。此心阳式微，心脉闭阻，阳虚欲脱，为“急性冠脉综合征”之象，急服六神丸15粒，并予独参汤缓缓饮服，服后疼痛即有所缓解，10分钟后续服10粒，心绞痛即定。继以温阳益气、活血通脉汤剂善后之。

［**按**］朱老从六神丸的配方（牛黄、麝香、蟾酥、雄黄、冰片、珍珠）中悟出，此方对冠心病心绞痛当有不俗之作用。盖麝香、牛黄、蟾酥，皆具芳香走窜之功；结合现代药理发现，六神丸具有强心、调节冠状动脉、升高血压、兴奋呼吸中枢及抑制血管通透性等多种复合作用。值得注意的是蟾酥用量如太大，可造成心脏、呼吸麻痹而致死，所以不可过量。据报道有初生儿服六神丸以除胎毒而

引起中毒者，已出现多例，故不可不慎。

案4

范某某，女，68岁，城镇居民。胸膺作痛，板滞不舒，气短如窒，夜寐欠安，苔薄腻，脉弦代。心电图示：房性早搏，部分未下传，左室肥厚，心肌损害。此气机失畅，心脉痹阻之候。治宜益心气，通心脉，宣痹散结，调气宽胸。予：

太子参20g，合欢皮、全瓜蒌、丹参各15g，薤白、郁金、降香、娑罗子、火麻仁各10g，炙甘草12g。每日1剂，水煎服。

服用5剂，心气复展，胸痹渐开，胸痛气窒减轻。再服5剂，胸痛停止。

案5

吴某某，女，50岁，干部。

夙有冠心病、乙型肝炎病史。近日胸闷殊甚，神疲乏力，纳谷欠香，舌质衬紫，苔薄腻，脉细。证系久病痰瘀互阻心脉，心气失展，治宜调畅心脉，豁痰化瘀。

处方：太子参、合欢皮各15g，全瓜蒌20g，三七末2g，分两次冲服，薤白、法半夏、川芎各10g，生山楂12g，甘草5g。每日1剂，水煎服。

加减共服15剂，胸膺宽舒，纳谷知香，体力渐复。

［**按**］在治疗心脏疾患时，朱老指出：须注意心肝同补，特别是气机郁结、气阴两耗的冠心病、心肌炎、心律失常等病症，心肝同治尤多，用药首选太子参、合欢皮、随症施方，每每应气取效。用此二味，意在益气和阴，舒畅心脉，令心气旷达，木气疏和，则胸痹心痛即可蠲除。上述两例，均有心气不足、胸阳失旷之见症，故均用太子参配合合欢皮，以益心气，畅心脉。范案兼见气机失畅，故选娑罗子、降香、郁金调气通络；吴案瘀滞之症明显，故用三七、山楂活血化瘀，此同中之异也。

（以上验案均录自：陈建明，周玲凤．朱良春冠心病证治经验．中医研究，2007）

赵绍琴

（三代御医家，药平正轻灵）

【医家简介】

赵绍琴（1918～2001），男，汉族，北京人。赵绍琴生于三代御医之家，其曾祖父、祖父和父亲均在清太医院供职为御医。其继承父业悬壶北京，拜师于太医院御医韩一斋、瞿文楼和号称北京四大名医之一的汪逢春，尽得三家名医之真传，是北京中医药大学终身教授，当代著名的温病学家，擅治疗温热病及疑难重症。

相关著作：《温病浅谈》、《温病纵横》、《赵文魁医案选》、《文魁脉学》、《赵绍琴四百法》、《赵绍琴内科学》和发表论文近百篇。

【主要学术思想和主张】

（1）当代著名的温病学家，擅治温热病。善于运用叶天士“透热转气”法救治高热不退、昏迷等危重病症。在内科临床方面，善治疑难重症，其特点是辨证准，立法明，用药少，疗效好，已故著名中医学家秦伯未先生曾盛赞曰“平正轻灵一名医”。

（2）重视脉诊，强调脉分浮、中、按、沉四部。即把传统的浮中沉三候扩展为浮中按沉四部，在温病中以应卫气营血，在杂病中反映标象和本质的关系，如浮中部所得仅反映疾病的现象，沉按部所得才反映了疾病的实质。

（3）重视饮食宜忌和运动锻炼。强调忌口，例如在治疗慢性肾病时有一张专门的饮食调控单，上面开列哪些忌食，哪些宜食。强调病人的运动锻炼，是配合治疗的重要方面。

【精选验案】

案1

谭某，女，51岁。

初诊：1991年7月12日，患者一年来自觉心悸气短，胸闷乏力，胸脘胀满，纳食不香，西医检查血脂较高，心电图异常，诊断为可疑冠心病，服用愈风宁心片，丹参片等疗效不佳。望其形，体胖丰腴；观其舌，舌胖苔滑腻；查其脉，脉象濡滑。全是痰湿阻滞，气机不畅之征。治以宣郁闭，化痰湿之法。

药用：苏子叶各10g，莱菔子10g，白芥子6g，杏仁10g，枇杷叶10g，猪牙皂6g，菖蒲10g，郁金10g，瓜蒌10g，枳壳6g，焦三仙各10g。嘱其加强体育锻炼，忌食肥甘厚味，宜清淡饮食。服药20余剂后自觉症状见轻。又以此方服药30余剂，症状基本消失，纳食转佳，心电图正常，血脂下降至正常范围。

［**按**］此患者平日好逸少劳，素体痰湿较盛，时至51岁，病初以围绝经期综合征治疗无效，经查出血脂较高，心电图异常后，按冠心病治疗，仍疗效不明显。接受赵老治疗后，积极配合，控制饮食，走路锻炼，前后治疗两月，心电图与血脂检查已基本正常。

案2

蒋某，男，48岁。

初诊（1989年10月8日）：自1987年8月患心肌梗死，经医院抢救后病情缓解。仍遗留下胸痛时作，中脘满闷，不思饮食，乏力头晕等症。观其舌质红苔黄腻厚，脉濡缓，时有结代，血压偏高。证属湿浊不化，气机阻滞，升降失常。治宜宣郁化湿疏调升降，佐以活血通络方法。

药用：荆芥6g，防风6g，蝉衣6g，片姜黄6g，旋覆花10g，代赭石10g，半夏10g，薤白10g，瓜蒌30g，佩兰10g，杏仁10g，焦三仙各10g。

嘱其改变一直以卧床休息为主的习惯，每日早晚走路锻炼各1～2小时；饮食宜清淡，服药7剂，心情舒畅，胸痛未作，头晕乏力见轻，胸脘胀满见舒，食欲好转，舌红苔白，脉滑数，湿郁渐化，仍以前法进退。

药用：荆芥6g，防风6g，蝉衣6g，僵蚕10g，片姜黄6g，赤芍10g，丹参10g，大腹皮10g，槟榔10g，香附10g，焦三仙各10g，水红花子10g。

服上方2周，饮食二便正常，精神振作，未见其他不适。改为益气养阴方法。

药用：荆芥6g，防风6g，沙参10g，麦冬10g，炙甘草10g，丹参10g，赤芍10g，香附10g，郁金10g，焦三仙各10g，炒槐花10g，水红花子10g。

1月后，去医院复查：心电图大致正常，血压正常，并能参加一些体育活动。

[**按**] 此病案系心肌梗死后，胸痛未愈，在家卧床休息2年，精神负担很重。赵老根据脉、舌、色、症辨为湿阻气机，升降失常之证，先以宣郁化湿为治，仅服药7剂，症状大减，增强了患者战胜病痛的信心，积极配合，每天坚持走路锻炼，开始30分钟，逐渐增加到5个小时左右，3个月后可以去公园，爬山等活动。实践证明走路锻炼可以改善心脏冠状动脉循环，增加心肌营养，有促进病愈的作用。

案3

李某，男，56岁。

初诊（1992年12月2日）：自今年8月开始，胸前区憋闷疼痛经常发作。西医以其心电图有改变诊断为心肌梗死。中药、西药，从未中断，闻赵老之名，特来求治。现仍胸闷疼痛不舒，心悸气短，头晕体倦，心烦急躁，梦多失眠，面色无华，舌红少苔，脉濡缓。血压180/120mmHg。证属气机不畅，心血瘀阻。治宜疏调气机，活血通络方法。

藿香10g，佩兰10g，蝉衣6g，僵蚕10g，片姜黄6g，大黄1g，竹茹6g，炒枳壳6g，赤芍10g，丹参10g，川楝子6g。服药7剂，胸闷渐舒，头晕见轻，余症好转，血压120/90mmHg。但见口干而渴，心悸气短。改用益气养阴，活血通络方法。

药用：蝉衣6g，僵蚕10g，片姜黄6g，沙参10g，麦冬10g，五味子10g，炙甘草10g，丹参10g，赤芍10g，杏仁10g，焦三仙各10g，香附10g。

服药20余剂，精神转佳，心情舒畅，胸痛未作，血压稳定，心电图复查：大致正常。又以此方加减服药月余，未再复发。

［**按**］冠心病之心绞痛或心肌梗死，属于中医学“胸痹”、“真心痛”的范畴。其病多因思虑过度，劳伤心脾；饮食不节，痰饮内生；情志不畅，肝郁阴伤等所致。但其根本病机为气机不畅，心血瘀阻所为。在治疗上赵老非常强调药物治疗同时，配合体育锻炼，节制饮食与精神调摄等综合调理，才能使病人早是康复。此病例以疏调气机为先导，活血通络、益气养阴为基本治法，疗效满意。

（以上均录自：彭建中，杨连柱．赵绍琴验案精选．学苑出版社，2005）

路志正

（治风湿类病，化湿浊通心）

【医家简介】

路志正（1920～），字子端，号行健，中国中医科学院主任医师，全国老中医药专家学术经验继承工作指导老师，“国医大师”，“首都国医名师”，国家级非物质文化遗产传统医药项目代表性传承人。他潜心于痹证，胸痹的临床研究，“路志正调理脾胃法治疗胸痹经验的继承整理研究”课题获国家中医药管理局科技成果二等奖。他研制的痹病系列新药：寒湿痹冲剂、湿热痹冲剂、瘀血痹冲剂均获国家新药证书。

相关著作：《痹病论治学》、《实用中医风湿学》、《中医湿证学》、《中医临床资料汇编》等。

【主要学术思想和主张】

1. 完善风湿病、湿病学

提出了以“风湿病”代替“痹病”，将现代疾病中诸如颈椎病、强直性脊柱炎等几十种疾病统归于中医风湿类疾病，并首次提出了“燥痹”、“产后痹”，制定了五体痹、五脏痹、燥痹等许多风湿类疾病的诊疗标准，主持编辑出版了《实用中医风湿病学》，使之成为中医的新学科。

2. 提出冠心病的发病非独在于心

五脏逆气冲心，均可引发冠心病，并首次系统地阐述了厥心痛、肺心痛、脾心痛、肾心痛、肝心痛理论，认为冠心病的形成与湿、痰、瘀有关，提出“化浊祛湿通心”为冠心病治疗的大法，系统阐述了调理脾胃治疗冠心病的新理论。

【医论医话】

1. 肾心痛和辨证分型

（1）肾气虚心痛证：人体的生长发育到衰老死亡是肾气由盛转衰的结果，这个过程主要通过肾之精气所产生的一种“天癸”物质所完成，“天癸”动态变化的过程也是肾气变化的过程。《素问·上古天真论》说：“丈夫……二八肾气盛，天癸至，精气溢泻，阴阳和故能有子。七八……天癸竭，精少，肾脏衰，形体皆极。女子……二七而天癸至，任脉通，太冲脉盛，月事以时下，故有子……七七任脉虚，太冲脉衰少，天癸竭，地道不通，故形坏而无子也。”人到中年，肾气渐衰，阴阳俱损，天癸渐少，形体趋于老化，脉络趋于僵化，血流缓慢滞涩甚或瘀阻不通，而出现心痛等症候。

临床表现：胸闷不舒，阵发心痛，心悸怔忡，健忘气怯，腰膝痿软，精神萎靡不振，阳痿滑精，畏寒肢冷；或见呼多吸少，喘促汗出；或见睡中遗尿，小便失禁；或见面色苍白，滑精频作；舌质淡，苔白；脉沉细无力，或间歇。治宜补肾气、滋肾阴、壮肾阳。方用《景岳全书》右归丸（熟地黄、山药、山萸肉、枸杞子、菟丝子、鹿角胶、杜仲、当归、肉桂、制附子）加减，气虚血瘀酌加生黄芪、人参、丹参、桃仁等益气活血；乌药、桑螵蛸等以固摄肾气；滑精加龙骨、牡蛎、莲须、芡实等以固涩肾精。

（2）肾阴虚心痛证：心阴靠肾阴不断地补充、滋养，才能血脉流畅，维持其正常的功能活动。肾阴虚、心阴失养可出现以下表现。①心阴虚，心血津液匮乏，脉道涩滞，心脉瘀阻，心肌失养而发心痛。②心肾阴虚，相火妄动，热炼津亏，血液黏缩，堵塞心脉，血流失畅，引发心痛。③心肾阴虚相火偏亢，心脉失于濡养，虚风上扰，所致之心脉痉挛故而可引起阵发性心绞痛。

临床表现：心胸灼痛，头昏目眩，耳鸣，口干咽干，五心烦热或潮热，或骨蒸劳热，盗汗遗精，失眠，易做惊梦，小便短赤，舌质红，少苔或光剥无苔。少数病人阴虚内热伤及血分伴见齿衄或尿血。肾阴虚夹湿热则伴见膏淋下消（糖尿病性冠心病心绞痛）。

治宜壮水滋肾，清相火热。方用《景岳全书》左归丸（熟地黄、山药、山茱萸、枸杞子、菟丝子、鹿角胶、龟板胶、川牛膝）合《症因脉治》知柏天地煎（知母、黄柏、天门冬、生地黄）加减应用。考虑到兼有瘀血的病机，应适当加丹参、川芎、赤芍、桃仁、郁金等养血活血药物。伴有眩晕耳鸣加石决明、灵磁石；遗精加金樱子、覆盆子等收敛固涩药；伴有血尿加女贞子、旱莲草、茜草、阿胶珠等凉血止血药；伴见下消证加黄芪、山药、苍术、枸杞、玄参等。

（3）肾阳虚心痛证：肾阳对人体各脏腑起着温煦生化作用，是推动各脏腑生理活动的原动力，正如《难经》所云："命门者，诸神精舍之所舍，原气之所系也。"若肾阳亏虚，不能温煦心阳，致心阳不振，形成心肾阳虚。阳虚则生内寒，胸阳失于温煦鼓动，寒凝心脉，瘀阻不通，不通则痛。如阳虚复感寒邪，阴寒凝结胸中，胸阳不得伸展，心脉痹阻。《素问·调经论》指出："寒气积于心中而不泻，不泻则温气去，寒独留则血凝泣，凝则脉不通。"如阳虚不能化气行水，水湿内聚，致水气凌心。或水湿蕴结，凝为痰浊，阻闭心脉，气血失于正常流通；若命门元阳衰微，心阳失去鼓动的原动力，血流缓滞，则心痛猝然发作。多见于老年体衰病人，心痛虽不明显，但病情险恶，常危及生命，应严密观察，先为防治。

临床表现：心痛彻背，呈阵发性绞痛，心悸气短，畏寒肢冷，神倦阳痿，舌质淡胖，苔白或腻，脉沉细或结代。或面浮足肿，阴下湿冷，或见五更泻，或突然昏仆，不省人事，目合口开，手撒遗尿之脱证。

治宜温肾壮阳，益气活血。方用金匮肾气丸（干地黄、山药、山茱萸、泽泻、茯苓、牡丹皮、桂枝、炮附子）合《景岳全书》保元汤（人参、甘草、肉桂、黄芪、糯米）加减。兼水肿者酌加温阳化气行水之药。兼见五更泻者，酌加《证治准绳》四神丸（补骨脂、肉豆蔻、五味子、吴茱萸、生姜、大枣）以温阳厚肠。若见肾心痛的脱证，先益气回阳固脱，及中西医结合救治；兼见心律衰竭、脉数疾、气短、口唇紫绀等症，属中医心肾阳衰、水气凌心者，选用真武汤、人参汤、五苓散等方加减应用。兼见心律失常、病窦综合征者，酌用生脉散、人参养荣汤、麻黄细辛附子汤等。如频发早搏属湿邪阻滞者，在温阳的同时，加用祛湿化浊法，选藿朴夏苓汤、三仁汤灵活加减运用。

（4）肾精虚心痛证：《素问·六节脏象论》曰："肾者主蛰，封藏之本，精之处也。"《上古天真论》曰："肾者主水，受五脏六腑之精而藏之。"肾藏先后天之精，精充则肾气旺。肾精不足，则不能生髓，髓不能生血，而精虚衰，心脉失营，而发心痛。

临床表现：心胸隐痛，或阵发隐隐作痛，腰膝酸软，精神萎靡，健忘怔忡，眼花耳鸣，面色黧黑，毛枯发脱，阳痿，过早衰老，舌淡，苔白，脉多沉细无力，或细数，或结代。治宜填补肾精，养血活血。方还少丹（熟地黄、山药、牛膝、枸杞果、山萸肉、茯苓、杜仲、远志、五味子、楮实子、小茴香、巴戟天、肉苁蓉、石菖蒲）合四物汤（当归、川芎、白芍药、熟地黄）加减。可酌加紫河车、龟鹿胶、阿胶等血肉有情之物。

（5）心肾不交心痛证：心主火，肾主水，心火下降，肾水上升，水火既济，心肾交泰，阴平阳秘，精神乃治。如肾阴虚不能上济心阴，致心火独亢于上，反而下汲肾水，久则肾阴肾精不足，先天告匮，心阴心血更亏，而形成恶性循环，手足少阴二经经脉功能失调，心脉失养，心神不安，心痛频作。

临床表现：心胸憋闷灼痛、心烦懊恼、失眠多梦、腰膝酸软、烘热盗汗、五心烦热、咽干口干、舌红少苔、脉细数等症。

治宜交通心肾，养血通络。方用《伤寒论》黄连阿胶鸡子黄汤合《韩氏医通》交泰丸（黄连、肉桂）或《摄生秘剖》天王补心丹（生地黄、五味子、当归、天门冬、麦门冬、柏子仁、酸枣仁、人参、玄参、丹参、茯苓、远志、桔梗、朱砂），根据临床不同病情，灵活加减应用。

（6）惊恐伤肾心痛证：《素问·阴阳应象大论》曰“恐伤肾”，《素问·举痛论》曰：“惊则气乱，……惊则心无所倚，神无所归，虚无所定，故气乱矣。”“恐则气下……恐则精却，却则上焦闭，闭则气还，还则下焦胀，故气下行矣。”《宣明五气论》曰：“五情所并……并于肾则恐。”《类证治裁》曰：“惊恐伤神，心虚不安。”大惊猝恐，则精神内损，肾气受伤，气陷于下。肾气损则精气怯，致惶惶然不可终日，惕惕然如人将捕之。现代法医对因受惊吓死亡的人尸检，发现心肌断裂。

临床表现：心痛频作，精神紧张，焦虑恐惧，濒死感，恶闻响声，心悸不安，失眠，恶梦频作，或二便失禁。舌红，苔薄白，脉弦紧小数，或细弦。

对此类症候治疗，务使病人消除顾虑，使其精神有依托，避免情绪紧张，改善周围环境，避免突然响动及暗示性语言。再治以补益肾气，安神定志。方用《普济本事书》茯神散（茯神、熟地黄、白芍药、川芎、白茯苓、桔梗、远志、人参、大枣）酌加珍珠粉、琥珀粉、生龙齿、灵磁石等活血安神药。

（路志正．肾心痛证治精要．中医药学刊，2002）

2. 调理脾胃法治疗冠心病

（1）调理脾胃以斡旋气机。脾胃居中焦，脾气主升，胃气主降，为人体气机升降之枢纽。升降有序，气机通畅，人即安康。若中焦脾胃有病，升降失司，气机不畅，则阻碍胸中肺气的宣发与肃降，进而影响到心，即可诱发或加重胸痹。故在调理脾胃时，尤重调其升降，常升清降浊之法并用。且常意欲升清则稍加降浊之品，希其降浊而少佐升清之味，从而使升降相因，出入相济。

在升脾阳方面，如系湿浊为患，阻碍气机，常用藿香、羌活、葛根、荷叶、荷梗、防风等；若为脾虚下陷，则用柴胡、升麻、白术等。在和胃降浊方面，常用枳实、厚朴、旋覆花、半夏等；若兼腑气不通者，酌加少量大黄，冀其腑气一通，浊气自降。又因肺主一身之气，有宣发肃降之功能，对脾胃气机的升降有直接的影响，肺气宣发，则脾气能升，肺气清肃，则胃气顺降，故临证又常选用杏仁、枇杷叶、桔梗、苏子、苏梗等以加强其清肃降浊之功。另外，肝与脾胃关系密切，肝主疏泄，疏泄正常则脾胃升降适度，故常选用佛手、香橼、绿萼梅、香附、柴胡、莪术等疏肝理气，此即“土得木而达”。常用对药如：①厚朴、枳实：厚朴能宽胸利膈、化湿开郁、降逆理气。枳实长于破滞气、行痰湿、消积滞、除痞塞，为脾胃气分之药。二药相伍，一寒一热，相得不偏，共奏降气除满之功。②旋覆花、郁金：旋覆花能下气散结、宣肺平喘、行水消痰、降气止噫。郁金有凉血清心，行气解郁，祛瘀止痛，利胆退黄之功。两药并用，降气活血，散瘀消痰，相辅相成，共奏降气化痰宽胸之功，可用于治疗痰瘀互阻之胸痹疼痛，脘腹胀闷。③枳实、旋覆花：枳实苦泄沉降，为行气通滞之要药；旋覆花开结消痰，下气行水，降气止噫。然枳实偏于行气，旋覆花侧重于宣肺，下气行水，二药伍用，祛痰散结之效倍增，用于治疗胸痹气滞痰凝之证。

（2）调理脾胃以化痰祛湿宣痹。脾主运化，一则脾气散精，能“灌溉四旁”；二则“脾主为胃行其津液者也”。因此，若是脾气虚弱或脾阳不足，运化功能失常，则会导致津液输布障碍而聚湿生痰。对湿滞心脉之胸痹，常以宣、化、渗三字统之，宣即开宣上焦，芳化中焦，调畅气机，渗利下焦，使邪有出路，三焦同治，往往收事半功倍之效。用药当以轻灵为贵，中病即止。因芳化太过易化燥伤阴，渗利失当反致伤津耗液，湿邪一化，少事巩固之后，即宜佐以补益。调理脾胃以化痰祛湿宣痹的常用药对有：①茯苓、半夏：二药相伍，一为淡渗利湿，一为温燥化湿；一为健脾和中治其本，一为降逆止呕治其标，共奏健脾利水，燥湿化痰，利水宁心之功。②杏仁、薏苡仁：二药参合，杏仁偏走上焦，薏苡仁偏走中焦，“肺为水之上源”“脾主运化”，肺、脾得调，则水湿之邪无以生，理气行水甚效。③黄连、半夏：二药配对，寒热互用以和其阴阳，辛开苦降以调其升降。且清热无碍祛湿，燥湿又无妨清热，有相辅相成之妙用，共奏清热化痰，散结止呕之功。④薤白、瓜蒌：二药伍用，一散一收，一通一降，通阳行气、清肺祛痰、散结止痛、润肠通便益彰。

（3）调理脾胃以助气血之源。胃司受纳，脾司运化，一纳一运，生化精气。脾升胃降，纳运相得，将饮食化生为水谷精气，又靠脾之转输和散精作用，把水谷精气上输于肺，再由肺通过经脉而布散全身，以营养五脏六腑、四肢百骸，维持正常的生命活动。在用药时，注意润燥是脾胃的主要生理特点，在调理脾胃润燥方面，取李东垣、叶天士两家之长，既注重温燥升运，又顾及甘凉濡润，使二者应用相得益彰，且制方严谨稳妥，用药轻灵活泼，常选性味平和之品，做到滋而不腻、补而不滞、理气而不破气。调理脾胃以助气血之源的常用的药对有：①太子参、黄精：黄精既能补脾胃之气，又能养脾胃之阴。太子参不腻不燥，善补脾胃中气。两药合用，补益脾胃，气阴兼顾。②麦冬、黄精：黄精补脾益气、滋阴润肺，麦冬益胃生津、润肺清心。相伍为用，养阴之功更著，且无滋腻碍胃之弊。

（4）调理脾胃以宁心定志：脾胃与神志活动密切相关，若思虑劳倦过度，饮食失常，导致脾胃受损，脾失健运，气血生化无源，以致气血亏虚或升举无力，不能奉养神明，功能活动失常。如果素体痰湿，饮食不节，肆食膏粱厚味，则中焦失运，痰饮浊邪停滞中脘，清升浊降失常，清气无力升发，浊气壅塞清窍，神失清灵，亦可出现记忆力减退、头昏神蒙、不寐心烦等病症。调理脾胃以宁心定志的临床常用药对有：①黄精、柏子仁：黄精质润，能滋阴润肺，又善补脾阴，为滋补强壮之品。柏子仁辛甘平润，气香能通心脾，既能养心血而宁心安神，又能润肠通便。两药伍用，标本兼顾，使养心安神之力更强，常用于胸痹心脾两虚证。②太子参、柏子仁：太子参补益脾肺，益气生津，为气阴双补之品。柏子仁养心气、润肾燥，安魂定魄，益智宁神。二药伍用，宁心安神之力倍增。

（宋军，路志正．路志正教授调理脾胃法治疗冠心病的用药规律研究．世界中西医结合杂志，2011）

【验方效方】

方一　肾心痛方

［功效主治］温肾阳，益心气。适用于肾阳虚衰导致的心痛。

［药物组成］淡附子6g，先煎，仙灵脾15g，肉苁蓉10g，熟地黄12g，先煎，紫丹参15g，太子参12g，白术12g，茯苓20g，芍药12g，麦冬10g，五味子4g，生牡蛎20g，先煎。

［方解］方中取淡附子味辛大热，专走命门，以纯阳之味补先天命门真火；仙灵脾温补肾阳，共为君。熟地养血滋阴，以制附子之刚而济其勇；生脉饮合芍药以益心养阴为臣。此时不忘扶脾，以白术、茯苓益气健脾利湿，泄水寒之气为佐；生牡蛎宁心安神，敛阴潜阳为使，使顽症得愈。

方二　黄连温胆汤合小陷胸汤

［功效主治］健脾涤痰。适用于痰浊壅塞所致的胸痹心痛。临床主症为胸部窒闷而痛、或胸痛彻背，兼见胸满咳喘、心下痛闷、恶心欲呕、肢体沉困酸楚、形体丰腴，舌淡红略暗、苔厚腻，脉弦滑，或沉伏。

［药物组成］半夏、陈皮、茯苓、菖蒲、郁金、瓜蒌、枳实、黄连、竹茹、旋覆花、甘草。

［方解］清热化痰，宽胸散结。方中黄连清热泻火，竹茹清化热痰，夏、陈、苓、草是二陈汤，有燥湿化痰、利气和胃之功，治一切痰饮。以上化痰清热

药合用，辛开苦降，善治痰热内阻。更以瓜蒌实荡热涤痰，宽胸散结，菖蒲、郁金开窍通痹，诸药共奏清热化痰，宽胸散结之功。

［加减应用］如症见口干苦，心烦，苔黄，痰热较甚者，加黄芩、栀子；大便秘结，属痰热者，重用瓜蒌，加生大黄；属痰湿者，加皂角子，重用菖蒲；面苍肢凉，脉细数无力，或脉微而迟，见心阳虚衰者，去黄连、竹茹，加附片、仙灵脾。

方三　三仁汤、藿朴夏苓汤、茯苓杏仁甘草汤加减

［功效主治］健脾化湿。适用于湿浊痹阻所致的胸痹心痛。临床主症为胸憋心窒、或闷痛、或不痛、阴雨天加重、兼见脘闷纳呆、口黏不欲饮水、恶心欲呕、肢体沉重、头昏如蒙、大便不爽、小便混浊，舌胖齿痕、苔厚腻，脉濡细。

［药物组成］杏仁、薏苡仁、白蔻仁、藿香梗、荷叶梗、川厚朴、菖蒲、半夏、茯苓、枳壳、黄连、六一散。

［方解］方中杏仁苦辛，宣利上焦肺气，气化则湿化。白蔻仁芳香化湿，行气，调中。生薏仁甘淡，渗利下焦湿热，健脾。三仁合用，能宣上、畅中、渗下而具清利湿热，宣畅三焦气机之功。半夏、厚朴辛开苦降，化湿行气，散满消痞。滑石、竹叶、通草甘寒淡渗，利湿清热。再合藿梗、荷梗、菖蒲，芳香化浊通窍，开胃止呕，发表解暑。共奏化湿止痹痛之功。

［加减应用］如症见口干黏苦，苔黄腻，脉濡数，湿热明显者，加茵陈、黄芩；寒湿明显，腹冷便溏，苔腻，脉濡缓者，去黄连、六一散，加干姜、苍术、炒苡仁；兼有瘀血，刺痛时作，舌有瘀点者，加红花、丹参、白檀香。

（方一至方三录自：杨丽苏．路志正从肾论治心痛的经验．安徽中医临床杂志，1998）

方四　芳香化浊治疗心绞痛方

［功效主治］化浊通痹。用于痰湿瘀阻所导致的痹痛。

［药物组成］藿香、苏梗、半夏、瓜蒌、石菖蒲、竹茹各10g，丹参12g，郁金9g，旋覆花、枳壳、泽泻各6g。

［方解］方中选用藿香、苏梗芳香化浊；半夏、瓜蒌开胸化痰；菖蒲、竹茹和胃化痰；丹参、郁金理气活血；旋覆花、枳壳理气化浊；泽泻佐使利小便，使湿有去路。

［加减应用］阴阳两虚者，加生脉散，或加黄芪15g，当归10g；阴寒胜者，加制附子、桂枝各10g；高血压阳亢者，加猪苓12g，大腹皮、大腹子各10g；大便干结者，加火麻仁15g，川厚朴、桃仁、杏仁各10g；妇人伴肝郁者，加绿萼梅12g，玫瑰花10g。

（方四录自：杜少华，张敏，赵艳萍．路志正老中医芳香化浊治疗心绞痛经验．新疆中医药，2003）

【精选验案】

案1

韩某某，女，51岁。1992年8月21日初诊。

自述患冠心病6年余，常感胸闷、心悸、阵发胸前区隐痛，每日均发2~3次，每次均持续3~5分钟，常服复方丹参片、苏合香丸、速效救心丸维持。现症见胸闷痛、心悸易惊、头晕倦怠、面色萎黄、神疲不振、舌质暗淡而小、苔薄白、脉沉细偶有结，伴失眠纳少。证属心营亏虚，神失所养。治宜益气健脾，养血安神。药用：

太子参15g，麦门冬10g，莲子肉10g，炒山药15g，炒白术10g，茯苓15g，炒枣仁15g，广木香9g，炒枳实10g，炙甘草6g，柏子仁15g。每日1剂，水煎服。

7剂服毕复诊：述服6剂后胸闷、心悸、失眠等症状明显好转，舌脉同前。药已中病，守法守方去枳实加枳壳、当归服20剂再诊。

9月18日又诊：胸闷痛未作，精神振作，面色红润，头晕失眠消除，舌淡红，脉沉弱。病已向愈，改归脾丸巩固疗效。

［**按**］路老从脾入手治疗胸痹，认真揣测不离中医基础之理，脾胃为后天之本，气血生化之源，脾虚在胸痹的发病中起重要作用。第一，脾气亏虚则运化失常，代谢紊乱，水湿停骤，郁久成痰，而致痰湿郁阻脉络。第二，脾气亏虚，生化乏源，导致气血亏虚，脉络不充。第三，脾气亏虚，卫外不固，易受外邪入侵，更伤脾胃，内外合邪。第四，湿性黏滞，湿邪积聚，日久生瘀，瘀阻经络，致气血运行不畅，痰瘀互结，阻痹心脏之脉络，致使胸闷疼痛，甚则昏厥，反复发作，缠绵难愈。第五，痰湿互结，常遇寒则猖，寒性凝滞，血行迟缓，甚则凝滞不通，加之久病，中焦气虚，推动血气无力则血流不畅，日久成瘀，痰湿、瘀血并气虚，导致虚、瘀互结，本虚标实。所以胸痹之病，通络化瘀为治标，健脾和胃为治本。

（案1录自：孙建国，张守林．路志正从脾论治胸痹集萃．实用中医内科杂志，2008）

案2

某患者，男，56岁。

主诉：胸闷痛5年，加重1个月。现病史：1986年开始胸闷痛，去阜外医院就诊，诊断为冠心病心绞痛，服消心痛、心痛定效果尚可。现症见：胸部憋闷窒痛，阴雨、闷热天气尤甚，每日发作3~4次，休息后不能减轻，服硝酸甘油可缓解，脘痞胀满，口黏腻感，不渴，头昏沉，肢体沉重，四肢倦怠。舌质暗淡，舌体胖，有齿痕，舌苔白厚腻，脉象濡细。心电图检查结果 ST－T 改变。

西医诊断为冠心病，中医诊断胸痹。证属湿浊痹阻，胸阳不展。治以醒脾化湿。

方药：桃仁10g，杏仁10g，薏苡仁30g，白蔻仁6g，后下，藿香梗10g，荷叶梗10g，川朴10g，石菖蒲12g，半夏10g，茯苓15g，枳壳10g，六一散15g，炒苍术10g。每日1剂，水煎服。

患者遵医嘱服上方7剂后，脘痞胀满、口黏腻感、头昏沉均减轻，它症同前。舌质淡暗，舌体胖，边有齿痕，舌苔白厚腻略减，脉濡细。继以前法再进，加干姜4g，草果6g，以增强效力。服药10剂后，周身舒畅，胸闷痛、四肢倦怠好转，脘痞胀满、头昏头沉、肢体沉困减轻。舌质淡暗，舌苔薄腻，脉濡细。既见效机，守方不变，一随症加减再服24剂后，胸痛消失，近10日未作，未诉胸脘痞满，口爽，肢体轻捷。后服药20余剂，诸症皆无。

［**按**］本例为湿阻气机所致胸痹，症见胸腹闷痛，脘痞腹胀，食欲不振，头重如裹，或有浮肿、神疲，口干不欲饮，舌苔厚腻或滑腻，脉濡缓或沉滑。为湿邪困阻中焦，气机不利所致，治以芳香化浊，和胃降逆。药用：桃杏仁、薏苡仁、枳实、谷麦芽等。

案3

某患者，女，48岁。

主诉：胸闷、汗出2个月。现病史：患者2004年4月出现胸闷，憋气，心悸，汗出，口干，夜间尤甚，有时夜间憋醒，一夜有时数次憋醒，自觉眼干，无流泪，唾液减少，饮食可，睡眠差，夜尿频，大便正常。舌质暗，边有齿痕，舌苔白干，脉沉细小滑。

西医诊断为冠心病，中医诊断为胸痹，证属痰热痹阻，胸阳不展。治以宽胸涤痰清热。

方药：瓜蒌20g，姜半夏10g，黄连6g，桃仁10g，杏仁10g，桔梗10g，旋覆花10g，包煎，枇杷叶12g，郁金10g，白芍药12g，八月札10g，炒神曲10g，炒山楂10g，炒麦芽10g，炒枳实15g，甘草6g。每日1剂，水煎服。

患者遵医嘱服上方20余剂，服药后病情好转，胸闷、汗出减少，睡眠好转，可入睡，但近日因生气又觉病情反复，出现心悸，口干，心烦，饮食可，多梦夜尿4～5次，小便不畅，大便正常。舌质暗，舌苔白干，脉沉细左小弦。此为痰浊郁于胸膈，守法不更。再服十余剂后，诸症痊愈。

（案2、案3录自：武飒，李平，高荣林，等．路志正从脾胃论治胸痹经验．中华中医药杂志，2009）

案 4

张某某，女，56 岁，1990 年 3 月 20 日就诊。

主诉：胸闷胸痛半年，近日因其爱人病故，悲痛而致胸痛发作，经服速效救心丸好转。刻下症状为胸痛胸闷，食少纳呆，口中乏味，心悸心烦不寐，悲伤欲哭，胸胁胀痛，善太息，头晕，恶心，舌淡红、苔白微腻，脉弦。心电图诊断：ST－T 改变。中医诊断为心痹，证属肝气郁结，心络不畅。治以疏肝理气，通络止痛，并加以劝导。

处方：柴胡、旋覆花各 12g，赤芍药、白芍药、炒枳壳、郁金、川楝子、延胡、香附各 10g，远志 6g，珍珠母、生龙骨、生牡蛎各 20g。每日 1 剂，水煎服。

7 剂后，自觉胸痛大减，食纳增，睡眠转好，守方连服一个月后，胸痛胸闷消失。

［**按**］临床所见并非仅有怒伤肝而致心痹，凡七情过激均可致肝之疏泄气血功能失职而致心痹。本例病人为七情过激而致心痹，其病机为肝胆疏泄失职，肝郁扰心，心络不和，治疗重在疏肝理气，使气机调达，心脉流畅。

案 5

魏某某，女，56 岁。1989 年 12 月 5 日就诊。

主诉胸闷胸痛心烦 2 年。既往有高血压病史，近两年来，因女儿婚姻之事，心情长期不快，胸痛胸闷心烦，经常发作，查心电图为 T 波改变。刻下症状：胸闷胸痛，心烦易怒，失眠多梦，心悸，烦躁，口干咽干，头晕耳鸣，两目干涩，腰膝酸软，手足心热，舌红少苔。脉弦细。中医诊断：心痹。证属心肝阴虚，心络不和。治以柔肝养心，缓急和络。

处方：炒枣仁、枸杞子、郁金、龟板、女贞子、旱莲草各 10g，炒柏子仁、丹参各 15g，珍珠母、生龙骨、生牡蛎各 20g，沙参、白芍药、麦门冬、谷芽、麦芽各 12g。每日 1 剂，水煎服。

7 剂后胸痛减轻，失眠好转，烦躁减轻。后又加减用本方连服 30 剂，胸痛消失，心烦大减，睡眠转好，头晕耳鸣亦止。后改为杞菊地黄口服液和天王补心丹善后。

［**按**］本例病人辨证为心肝阴虚，心脉不畅。心主血，肝藏血，血少阴虚，脉道不利，挛急作痛，属于虚损范畴。治当以补为主，从本治之。柔肝养心补血为基本治法，不可拘于“通则不痛”一种治法。临床上这种类型的病例并不少见，心痹治疗必须强调辨证论治。

（案 4、案 5 录自：赵志付．路冬正教授从肝论治心痹的经验．新中医，1997）

案6

张某某，男，62岁。1993年4月7日初诊。

患者3年来常感心悸，乏力，咽中阵发性紧缩感，曾到多家医院检查，确诊为冠心病，经用药疗效不显。现主要症候：咽喉部反复出现发紧发憋感，同时胸闷隐痛亦加重，伴见心悸怔忡，腰酸痛，精神不振，乏力倦怠，阳萎，肢冷。舌质淡红，苔白，脉沉涩、或结代。心电图示：左束支传导阻滞，频发早搏，心肌供血不足。诊断：冠心病心绞痛。中医辨证肾心痛。治以温肾助阳，益精填髓，佐以行气和血。

药用：熟地黄12g，山药10g，鹿角胶6g，烊化，菟丝子10g，枸杞子10g，制附片6g，仙灵脾12g，当归10g，丹参15g，玉蝴蝶12g。6剂，每日1剂，水煎服。

服上方后，精神好转，嗓子发憋感次数减少，但仍有心悸、乏力、脉搏间歇频作。上方加细辛3g，太子参12g以益气通阳。在此基础上，先后加减用生龙牡、肉苁蓉、桂枝尖、炒桑枝、绿萼梅等。共治疗4个月，服药百余剂。临床症状消失，心电图改善。嘱其慎起居，避风寒，节饮食，继以金匮肾气丸善后。

案7

任某某，女，53岁。1992年4月15日初诊。

胸闷，阵发性胸痛，浮肿3年余，加重5个月。患者于1988年春节期间，因突受寒冷刺激，出现胸部憋闷，伴左侧胸痛，并放射至左臂内侧，剧痛难忍，伴窒息感，数分钟后疼痛自行缓解，但周身瘫软，大汗出，因上述现象连续发作而去医院诊治，确诊为：冠心病心绞痛。给予“异山梨酯”、“硝苯地平”，静脉滴注丹参注射液，治疗1月余，症状缓解。此后胸痛连及后背等症状间断性发作，伴有面部及下肢浮肿，便溏，恶寒肢冷等症状。今年春节再度胸痛大发作而住院治疗，经中西医诊治疼痛缓解，病人要求出院来本院门诊求治。现主要症候：神疲乏力，精神萎靡，面部虚浮，语言低微，心悸短气，阵发胸部憋闷，疼痛连及胸痛及左臂，腰膝酸软，下肢凹陷性浮肿，四末欠温，大便溏，小便频，尿少。舌淡红，质胖，有齿痕，苔白滑，脉沉细或小数。心电图示：下壁心肌梗死，伴心房纤颤。

诊断为冠心病心肌梗死，心房纤颤，心绞痛。中医诊断：肾阳虚心痛。治以温肾壮阳，益气健脾。真武汤合四君子汤加减：

制附子6g，干姜15g，白芍药10g，白术10g，太子参12g，丹参15g，川芎9g，巴戟天15g，桑寄生15g，上油桂粉4g，冲服，檀香6g，后下。7剂，每日1剂，水煎服。

患者服上方后，胸痛发作次数明显减少，怯冷减轻，浮肿消退大半。法契病机，守法不更，继服上方。后在上方基础上加减进退，用西洋参、黄芪、当归、泽兰、杜仲、狗脊等药。共服70余剂，诸症明显减轻，心绞痛未再发作，心电图示：陈旧性心肌梗死。嘱慎防风寒，勿劳累，常服金匮肾气丸或济生肾气丸，以善其后。

［**按**］以上两案均为肾心痛。肾心痛可由肾虚及心，或心病及肾，心肾同病。肾阴虚不能上济心阴，肾精虚不能化生心血，肾阳虚不能温煦心阳，水火失济，心肾不交。五脏损伤，终必及肾，其病位在心，病本在肾，本虚标实，虚实夹杂。其疼痛多表现在手足少阴二经循行路线部位，并应参考这二经是动、所主病候，并伴见肾阴虚或肾阳虚、阴阳并虚等的兼证。其治以滋肾阴或壮肾阳为主，辅以和血化瘀或温化痰饮，或调理阴阳，交通心肾。抓住肾虚的本，兼顾心痛的标，心痛急性发作时治标，缓则补肾，或心肾并调。要特别警惕有部分年老体虚、命门火衰的病人，其心病症状表现不明显，而病情却十分凶险。

（案6、案7录自：路志正．肾心痛证治精要．中医药学刊，2002）

颜德馨

（创瘀血新说，提衡法新则）

【医家简介】

颜德馨（1920～），祖籍山东，江苏丹阳人。上海市第十人民医院（原上海铁道中心医院）教授、主任医师，首批全国老中医药专家学术经验继承工作指导老师，首届“国医大师”。颜德馨为颜回之后裔，颜老的先翁颜亦鲁公，得“孟河学派”之真传，颜德馨之医学源于有名之“孟河学派”，其后在徐小圃、祝味菊、秦伯未、盛心如等名医门下，深得其传。他创立的调气活血的“衡法”治则，为治疗各科疑难杂病、老年病开拓新途径。

相关著作：《颜德馨临床医学丛书》（囊括《颜德馨论衡法》、《颜德馨谈养生抗衰》、《颜德馨急性热病诊治从新》、《颜德馨内科学术经验薪传》、《颜德馨医案医话集》、《颜德馨方药心解》、《颜德馨临证实录》及《颜德馨膏方精华》八种）。

【主要学术思想与主张】

（1）首倡“衡法”，提出“久病必有瘀，怪病必有瘀”的学术观点，倡中医治病“八法”之外的“衡法”，揭示人体衰老的奥秘，为疑难杂症和老年病诊治开拓了新途径。

（2）他领衔完成的“颜德馨治疗心脑血管病专家系统”、“颜德馨治疗疑难病的经验总结”、“脑梗灵治疗脑梗死的临床与实验研究”、“衡法新药调节血脂功能的研究”等多项科研成果均获得各级科技进步奖。

【临证经验】

（1）冠心病心绞痛属“胸痹”、“真心痛”等范畴，临床以胸部闷痛、短气、喘息不得卧，甚至胸痛彻背、背痛彻胸为主症。其病机仲景用“阳微阴弦”概括之。此病之本为心气不足，胸阳不振；病之标为痰瘀交阻，气血逆乱。临床治疗用药要诀有三：一为益气培本，气行血行，宗气贯于心脉而行气血，气虚则血滞，气通则血行，习用黄芪、党参培补宗气，俾心脉充实而血液畅行；二为宣畅气机，升清降浊，每用葛根、川芎升散清气，用降香、决明子降泄浊气，一升一降，使清旷之区舒展；三为温通心阳，祛寒解凝，胸痹之根本乃阳气式微，阴邪弥漫，须用附子温通心阳，取离照当空、阴霾自散之意。自拟益心汤，取补气与活血同用，通补兼施，固本清源，用于冠心病心绞痛颇有效验。

（2）“益心汤”是我在临床上治疗冠心病得心应手的一张处方，以党参、黄芪益气养心为君，辅以葛根、川芎、丹参、赤芍、山楂、降香活血通脉为臣，君臣相配，旨在益气活血，俾气足则助血行，血行则血瘀得除；少佐微寒之决明子，既可防君臣之药辛燥太过，又取其性滑，疏通上下气机，以增活血之力；使以石菖蒲引诸药入心，开窍通络。诸药相配，共奏益气养心、行气活血、祛瘀止痛之功。适用于冠心病心绞痛，症见胸闷心痛，怔忡气短，劳则易发，神疲懒言，动则汗出，形寒喜暖，舌淡而胖，有瘀斑或瘀点，苔薄白，脉细弱，或迟，或见结脉、代脉等气虚血瘀者。益心汤的常用加减法：若血瘀气滞，心痛如刺痛、绞痛者，加血竭粉、三七粉，等量和匀，每服1.5g，以活血止痛；气机阻滞，胸部窒闷者，加枳壳9g，桔梗6g，一升一降，调畅气机，开通心阳；心神失宁，心律不齐者，加琥珀粉、珍珠粉各1g，以宁神养心；阳微阴凝，胸痛剧烈，肢冷脉微者，加附子9g，桂枝4.5g，以温阳通脉，多能应手。

（3）“瘀血”与冠心病的关系。瘀血是指瘀积不行，污秽不洁和已离经脉的血液，以及久病影响到脉络所出现的病变。瘀血导致的疾病很多，冠心病表现的心胸疼痛即为瘀血所引起。“脉者血之府”，血管为血液循环的通道，心血管病变与血液运行正常与否有关。用瘀血学说指导心血管疾病的临床，则疗效显著。中医文献早有“胸痹”、“真心痛”的记载，其表现类似于冠心病、心绞痛、心肌梗死。气滞血瘀是引起这些病证的原因，这一观点与急性心肌梗死的发病是由于心肌小血管内血小板聚集，造成微循环障碍，影响心肌的供血供氧的原理颇为类似，实验研究亦证实其病理确与瘀血相似。因此，活血化瘀疗法已广泛运用于冠心病、心肌梗死、心源性休克、心绞痛等。经对活血化瘀药物的临床观察和实验研究，证实其确有畅血、通络、止痛的作用，能改善缺血、血栓、出血、血凝等病变，增加冠状动脉血流量，抑制血栓形成，增强纤维蛋白的溶解活性，同时还有降低血脂的作用，从而起到缓解心绞痛，防止斑块形成或促使其消退的作用。

（4）运用活血化瘀药物治疗冠心病需要注意的问题。运用活血化瘀药物施治于冠心病时，应注意辨证。如气虚血瘀者，采用补气化瘀法，气滞血瘀者采用行气化瘀法，阳虚血瘀者采用温阳化瘀法等。不注意辨证，认为把活血化瘀药堆砌起来就是活血化瘀法，是错误的观点，难以取得很好的疗效，甚至犯虚虚实实之戒，这是临床上需要加以注意的。至于配伍归经也颇讲究，如常用石菖蒲引经，或加黄酒，能迅速缓解症状。

（5）冠心病心绞痛急性发作时的治疗经验。临床凡见心血管疾病以寒凝气滞而致心绞痛急性发作者，以破气为主，首选苏合香丸。此外，云南白药中的红丸，俗称保险子，其镇痛作用颇强，亦可用治心痛，但其性烈而猛，只宜痛时暂用，每次不超过2粒。芳香开窍方药辛散走窜，易耗气伤阴，仅适合于急救，不宜久用，故急性发作期后当转入剿抚兼施，固本清源。

（以上医论医话均录自：屠执中，艾静．颜德馨临证实录．中国中医药出版社，2010）

【验方效方】

方一　温阳运气方

［功效主治］心气阳虚为主的胸痹心痛、心力衰竭等。

［药物组成］熟附子6g，炙麻黄9g，细辛4.5g，生蒲黄9g，包煎，丹参15g，葛根15g。

［方解］方中附子辛热，有大毒，其性走而不守，功能助阳补火，散寒。附子为百药之长，为通十二经纯阳要药。专能振奋阳气，可突破正邪相峙的局面，有退阴回阳之力，起死回生之功。麻黄作用在肺，其效甚短，必与附子配伍，肺肾同治，内外协调，振奋已衰之肾阳。细辛入肺、肾二经，功能温饮定喘，其辛散有余，但合以附子，攻补兼顾，有相得益彰之功。佐以蒲黄、丹参活血化瘀，葛根升发清阳，共奏温运阳气之功，诸药合用，中病即止，以平为期。

（方一录自：严夏，周文斌，杨志敏．颜德馨教授治疗心衰经验摭拾．实用中医内科杂志，2003）

方二　益心汤

［功效主治］益气养心、活血化瘀。胸痛隐隐，遇劳则作，频繁复发，心悸怔忡，胸闷气短，神疲乏力，动则自汗，舌质胖紫，苔薄白，脉弦细乏力，或脉

结代。

［药物组成］黄芪15g，党参9g，葛根9g，川芎6g，丹参12g，赤芍药9g，山楂9g，菖蒲6g，决明子30g，降香4.5g。

［方解］方中重用党参、黄芪益气养心为君，以培补中气、宗气，辅以丹参、山楂、赤芍活血通脉为臣，葛根、川芎升发清阳，降香、决明子降浊止痛，升降相因，加入菖蒲一味引药入心经，兼有化痰开窍之力。其中川芎为血中之气药，既可活血祛瘀，又可行气通滞；黄芪为补气虚之要药，与党参配伍，则补气升阳之效增强；山楂消食导滞，且有降脂化痰之力。诸药相配，共奏益气养心、活血通脉、化痰祛瘀止痛之功。此方一药多效，选药精当，以调气和血为法，“调和”与“通阳”为特点，充分体现了颜老治疗冠心病的学术观点。

［加减应用］气虚阴盛，胸痛甚者，加肉桂3g，三七末3g（冲服）；气虚甚者，党参改人参粉3g（冲服）；气虚及阳，脉迟肢冷者，加附子6g、桂枝6g；阳虚欲脱，面色苍白，四肢厥冷者，加别直参9g、附子6g、龙骨15g（先煎）、牡蛎15g（先煎）。

（方二录自：严夏，李俊，王大伟，等．益心汤调气和血治疗冠心病探析．上海中医药杂志，2006）

【精选验案】

案1

朱某某，男，66岁，退休工人。

1972年曾患急性后壁心肌梗死，以后常感心悸、胸闷、胸痛、心前区不适，长期服用西药乏效，于1985年1月来诊。主诉心悸气短，怔忡少寐，胸痞作痛，近感肢末发麻。舌红苔薄中裂，脉弦细。年高气阴两虚，心脉瘀阻，神失所养，拟益气化瘀，养心安神为治。

处方：葛根9g，决明子30g，丹参15g，降香2.4g，太子参9g，黄芪15g，赤芍药9g，炙远志6g，琥珀末1.5g，吞，菖蒲4.5g，茯神9g。7剂。每日1剂，水煎服。

复诊：连日来心悸怔忡见安，精神亦振，脉弦细，舌苔薄腻，气阴虽有来复之象，仍瘀血阻络，气机不畅；取前法更进一筹。

处方：葛根9g，菖蒲6g，丹参15g，琥珀末1.5g，吞，太子参、赤芍各9g，降香1.5g，决明子30g，川芎9g，茯苓10g，黄芪15g，炙远志9g。19剂。每日1剂，水煎服。

药后症情缓解，赴香港旅游归来，病态若失。

［**按**］本案陈旧性心肌梗死、冠心病，缠绵十余年，心气不足，营血亏损。

颜老认为："心营两虚，瘀阻脉络，若纯用参芪益气补中，可致气愈滞，血愈壅；纯用活血化瘀则气愈耗，血愈亏。"方中以通为补，通补兼施，用治冠心病、心肌梗死、心绞痛，每能缓解症状，恢复心肌功能。

（案1录自：颜德馨，魏铁力，屠丽萍．验案三则．江苏中医杂志，1986）

案2

孙某，男，56岁。

患者数年来经常心前区隐痛，有阵发性心动过速及心房颤动史，西医诊断为冠心病，曾用中西药治疗，效果不佳。

初诊：胸骨后刺痛，时作时休，已用过硝酸甘油，心悸，胆固醇偏高，舌质淡紫，脉细涩结代。胸阳不振，气血痹阻，不通则痛。治拟通阳宽胸，活血化瘀。瓜蒌薤白汤出入。

药用：全瓜蒌15g，薤白9g，制香附9g，广郁金9g，丹参9g，桃仁9g，延胡索9g，降香3g，炙甘草4.5g。每日1剂，水煎服。

二诊：胸痛心悸已除，精神振作，舌胖有齿痕，脉细结代，原方加益气之品。

同上方加黄芪15g，川桂枝4.5g。

患者坚持服药，随访3年，病情稳定。

［**按**］本例属冠心病缓解期，初诊即抓住"通"与"化"而用通阳化瘀之法，加香附，降香畅利气机，7剂后症势即定，后加黄芪益气，此乃抓住"心气虚"这一病本，标本同治，故能取得明显疗效。

颜老认为冠心病心绞痛缓解期的病机为本虚标实，本虚为心肾之阳虚，标实为气滞、血瘀、痰浊等，寒邪侵袭，情志失调，饮食不当，劳逸失度，年老体衰均为胸痹心痛形成之原因。因此，以"通"来防治冠心病心绞痛，强调"气血流通"，是颜老治疗胸痹心痛缓解期的重要特色。通法的具体运用主要有二：一为通阳。临证所见，胸痹每每兼痰饮，痰浊壅阻，故通阳为常用之法，但与温阳不同。通阳者，通其不足之阳于上焦；温阳者，驱其厥逆之阴于下焦。仲景通胸中之阳，以薤白、白酒或瓜蒌、半夏、桂枝、枳实、厚朴、干姜、白术、人参、甘草、茯苓、杏仁、橘皮等。选用对证，三四味即成一方。二为化瘀。《内经》云"血凝而不流"，"脉涩则心痛"，故活血化瘀方法在冠心病、心绞痛缓解期也是常用之法，疗效确切。颜老主张除用活血化瘀药物使症状缓解外，还须改善心肌功能，加用益气补阴之味，如自拟益心汤。他强调，心营两虚，瘀阻脉络，若纯用参、芪，可致气愈滞，血愈壅，纯用活血化瘀则气愈耗，血愈亏。针对"气虚血瘀"病机，以通为补，通补兼施，可获良效，实为经验之谈。

案3

梁某，男，49岁。

初诊：胸膺隐痛，时或心悸，喜太息，神疲乏力，易自汗，头昏少寐，间或咽痒咳痰，饮食不佳，二便如常，脉细小滑，舌苔薄腻。心脾气血失调，复有痰阻气郁之候，以归脾汤补气益血，辅以化痰。

药用：潞党参9g，白芍药9g，丹参9g，柏子仁12g，枣仁12g，百合9g，半夏9g，陈皮4.5g，煅龙牡各15g，先下，莲子10粒，炙甘草3g，参三七粉1g，吞。每日1剂，水煎服。14剂。

二诊：心悸、自汗、胸痛已减，饮食如常，二便亦调，喜太息，易呵欠，睡眠仍不酣，脉细小滑，舌苔薄黄。阴阳失于平衡，心肾不交，守法再进。

潞党参9g，白芍药9g，丹参、柏子仁各12g，百合9g，煅龙牡各15g，先下，半夏9g，橘皮3g，远志3g，麦门冬9g，当归9g，秫米9g，包。每日1剂，水煎服。14剂。

药后症情次递减轻，用上方加琥珀粉1.0g，继服以巩固。

［**按**］本例胸痹心痛虽症情不重，但已耗伤气血，心脾不调，血不养心则心悸，血不充脉则心痛，故以归脾为法。加三七粉散剂吞服治心痛，有药量少、吸收快、收效显之用，得效即去之；二诊加麦冬养阴复脉，有强心之功，最后以原剂加琥珀养心。综观本例之治，自始至终抓住调补脾胃，加减灵活，故效果明显。

颜老认为稳定疗效应调补脾胃。喜以健脾胃、益气血之法，盖血为阴，气为阳，阳生于阴，阴生于阳，阴阳互根，此一也。且血者气之体，气者血之用，气为血帅，血为气母，补气即能养血，养血亦可益气，常用归脾汤加琥珀、朱砂。其中琥珀能纠正心律失常，具镇静、催眠、养心之效。如辨证属心阴不足则用生脉饮、天王补心丹之类。颜老还习用人参粉1.5g，珍珠粉0.3~0.6g和匀吞服，治心痛稳定期心悸怔忡者，颇有效验。

（案2、案3录自：魏铁力．颜德馨教授辨治冠心病的独特经验．实用中医内科杂志，1996）

案4

患者，男，75岁。

有冠心病15年。胸痛有年，心阳不振，气滞血瘀，痰浊困阻，脉道不畅，不通则痛，心痛频作，夜分少寐，脉沉细结代，舌淡苔薄，唇紫。经温寒解凝，症已小可，近将远涉重洋，以膏代煎，探元之本，索其受病之基，固本清源，以冀却病延年。

药用：野山参30g，另煎冲，淡附片150g，川桂枝150g，柴胡90g，赤白芍药各90g，当归90g，川芎90g，炒枳壳90g，玉桔梗60g，怀牛膝60g，红花90g，大生地300g，桃仁90g，生甘草90g，生蒲黄150g，醋灵脂90g，炙乳没各45g，延胡索90g，煨金铃90g，苏木90g，降香24g，九香虫24g，黄芪300g，紫丹参150g，血竭30g，研冲收膏，制香附90g，天台乌药90g，法半夏90g，小青皮60g，茯苓90g，广郁金90g，百合90g，炙远志90g，酸枣仁150g，灵磁石300g，全瓜蒌120g，干薤白90g，木香45g，苍白术各90g。上味共煎浓汁，文火熬糊，再入鹿角胶150g，麦芽糖500g，熔化收膏。每晨以沸水冲饮一匙。

［**按**］患者素禀阳气不足，阴寒内盛。因阳气不达，营卫凝聚，诸寒收引，气血不利，血脉凝泣，痰湿困阻，故真心痛频发，正与《内经》所云“寒则血行迟而少”相合。法当温阳解凝，活血通络，运脾化痰。叶天士久病入络学说认为，气血推行不利，血络之中必有瘀凝，故致病气缠延不去，必疏其络而病气可尽也。滑伯仁用补剂每参入活血通经之品，史载之多用三棱、莪术。王清任复用桃仁、红花，皆治络之谓。痰瘀同源之说，源于武威汉简，至《诸病源候论》首次阐明瘀血化痰的病理过程。朱丹溪则倡言“痰夹瘀血遂成窠囊”。王清任发明益气活血之补阳还五汤，祝味菊擅用附子温通阳气，气阳旺盛则血行有力。参诸大家之长，古为今用而推陈出新，一改膏方陈规，全方不以补益为着眼点，剿抚兼施，汇温阳益气、活血理气、运脾祛痰于一炉。温阳益气法重用附子、桂枝、野山参、鹿角胶，活血通脉则选血府逐瘀汤全方加味，理气祛痰倚仗二陈、蒌薤及诸香药，并用苍白二术以运脾杜绝痰之源头。

案5

患者，女，62岁。

有冠心病史8年。心气不足，胸痛隐隐，营卫不和，动则自汗，心悸怔忡，遇劳则作，胸闷短气，频繁复发。舌质胖紫，脉细而结代。刻值冬藏之时，拟益心化瘀，调和营卫，藉草木之精华，平气血之逆乱，还君健康，以享天年。

药用：吉林参90g，另煎冲，潞党参150g，炙黄芪300g，川桂60g，赤白芍各90g，煅龙牡各300g，粉葛根90g，川芎90g，紫丹参150g，生山楂150g，九节菖90g，决明子300g，降香24g，防风90g，苍白术各90g，茯苓90g，炙甘草45g，广陈皮60g，制半夏90g，炒枳壳90g，玉桔梗60g，生蒲黄150g，醋灵脂90g，延胡索90g，煨金铃90g，全瓜蒌120g，干薤白90g，檀香24g，生麦芽300g，海藻90g，莪术90g，桃仁90g，红花90g，灵芝90g，胎盘60g，大枣120g，浮小麦300g。上味共煎浓汁，文火熬糊，再入鹿角胶90g，阿胶90g，麦芽糖500g，熔化收膏，每晨以沸水冲饮一匙。

［**按**］患者心气不足，营卫不和，故胸痛隐隐，神疲乏力，动则自汗。膏方取颜氏益气汤补气化瘀，桂枝加龙骨牡蛎汤、玉屏风散调和营卫、益气固表、收敛止汗。方中，胎盘乃人之血气所生，故能大补气血。灵芝号称“仙草”，能益气养心，是治疗心悸、怔忡、胸痹、失眠、健忘、自汗的良药，故为膏方所常用。而山楂消食导滞，活血化瘀。决明子清肝散热，泄火通便，本为膏方所不取。实则膏方非补剂之谓也，而应以“平衡”为着眼点，以辨证为选方遣药之依据。明乎此，则除山楂、决明外，水蛭、大黄诸药均可援入膏方领域。

气血理论是中医基础知识，亦是膏方的处方原则。颜德馨教授认为既要考虑“形不足者，温之以气，精不足者，补之以味”，更要针对患者气血不和之病理机制，以“衡法”治则为指导来纠正其阴阳气血的不平衡。颜德馨教授运用膏方治疗冠心病，具有以下几个特点。

（1）补虚扶弱，补中寓治，治中寓补。诸膏能补气养血，包含着“救偏却病”。因病致虚、因虚致病，可用膏方。慢性、顽固性、消耗性的疾病，亦可用膏方来调养，所以膏方不同于其他补药、补方，它具有补中寓治、治中寓补、补治结合的特点。

（2）随病加减，量体施方，灵活功专。膏方为大剂补养，常服食达1月以上，为转变患者之体质，调节其病理状态，实现治疗目标，必定深思细虑，兼顾虚实，结合禀赋与耗损而选用相应药物，随病加减。

（3）提出膏方用于慢性病。明确提出膏方不仅是滋补强壮的药品，更是治疗慢性疾患之最佳剂型，突破了以前认为只有虚证方可用膏方的局限。在用药上，过去认为不可入膏方的一些药物现在也在膏方中出现，比如山楂消食导滞，活血化瘀，本为膏方所不取，甚至水蛭、大黄等过去认为的峻烈药均可援入膏方领域。

（案4、案5录自：严夏．颜德馨教授膏方治疗冠心病经验摭拾．实用中医内科杂志，2004）

案6

陈某，男，68岁。

冠心病史27年，住院20余次，其中抢救数次，两次病危。诊断：“冠心病，快速房颤，房早，快慢综合征（快时150次/分，慢时38次/分），病态窦房结综合征”。曾因病态窦房结综合征动员装起搏器。近年发作频繁，1～2周快速房颤一次，1个月需急诊一次，长期西药不停。1994年7月19日，心电图示“异位心律－快速房颤，心电轴不偏，心肌损害”。

1994年7月21日初诊：胸闷心悸时作，口干，舌尖破碎作痛，纳可，夜尿频频，苔厚腻，脉小数，诊为暑湿蒙蔽清阳，心阳痹阻，治以清暑益气。

药用：党参9g，黄芪9g，苍、白术各9g，青皮9g，神曲9g，升麻6g，泽泻9g，五味子4.5g，麦门冬9g，黄柏4.5g。每日1剂，水煎服。

服7剂，再加味7剂。随访3个月，证情稳定。

[**按**] 每入夏季，颜老喜用东垣清暑益气汤，取其益气运脾、清热除湿、生脉生津，大其生化之功用，颜老用本方，取方中参芪术草，培养后天，升麻、葛根以升清，生脉散以益气阴，共建脾运生化之权，一方而效，为临证提供了一条有益思路。此外，颜老习用甘苦之在暑夏发病者，盖以暑月，暑必伤气，暑必夹湿，而"脉者，元气乞"，肺主气，肺气旺则周身之气皆旺，其方中之人参、麦冬、五味子能补肺清心，能旺气而充脉，又合黄芪、甘草二味，具有令人气力涌出之功，故脉绝者服此，大有复生之力。统观全才，用于夏月实具巧思。但运用须注意三点：①夏月尤宜。②凡病机属暑湿或湿热困脾和暑伤元气或饮食劳倦损伤脾胃者。③其药味组成，剂量多少，当随四时、症候轻重、体质强弱、年龄大小而斟酌之。

（案6录自：俞关全，章日初．颜德馨教授巧用清暑益气汤举隅．吉林中医药，1996）

案7

周某，男，68岁。

主诉：胸闷、胸痛反复发作多年，加重两周余。

病史：冠心病心绞痛史多年，本次因心肌梗死多次发作而入院。

初诊：入夜胸痛频发，发则胸闷胸痛，痛彻背部，心悸气短，舌质紫，苔薄白，脉沉细。此乃年逾古稀，气虚阴凝，血瘀脉阻。治拟剿抚兼施。

处方：党参15g，黄芪15g，葛根9g，川芎9g，丹参15g，赤芍9g，山楂30g，决明子30g，石菖蒲4.5g，降香3g。

服药后胸痛日趋减轻，其他症状相继消失，一月后停药。随访5年，除因过度劳累而偶发心绞痛外，病情稳定。

[**按**] 心血管疾病多为虚证或本虚表实之证，以心气虚为本，瘀血、痰浊、气滞均为标。"心主血脉"，"营行脉中，卫行脉外，营周不休……如环无端"。心具有推动血液循环之功能，此功能主要靠心气来实现。心阴是心之活动的物质基础，包括心血及其他一切营养物质，起着濡养心体及血脉的作用，心居隔上，为阳中之阳脏，心阳具有温煦心脉的作用，心阴、心阳化合而产生心气，使心具有推动血液循行的功能。心阴、心阳需保持相对平衡，才能维持心脏的正常功能，无论心阴、心阳，其虚损不足均可致心脏功能减弱。"邪之所凑，其气必

虚”，虚则邪干之，寒邪、瘀血、痰浊、气滞都会乘心脉虚衰而痹阻心脉。胸痹心痛产生的根源在于心气不足，扶正补益法是治疗冠心病的重要方法之一。颜老自拟之“益心汤”，功能益气化瘀，活血通脉，用治冠心病心绞痛、心肌梗死等多能较快地缓解症状，尤其对老年患者属气虚血瘀者用之皆效。

（案7录自：屠执中，艾静．颜德馨临证实录．中国中医药出版社，2010）

颜正华

（遣方药平和，仿古方创新）

【医家简介】

颜正华（1920～），江苏省丹阳县人，师从江苏武进著名儒医戴雨三和孟河学派第三代传人名医杨博良为师，得“孟河学派”真传，为孟河学派的第四代传人。北京中医药大学主任医师、教授，全国老中医药专家学术经验继承工作指导老师、“首都国医名师”，国家级非物质文化遗产传统医药项目代表性传承人，首届“国医大师”。中药界，有“南凌北颜”之誉，说的是颜正华与成都中医药大学凌一揆教授共同构建了我国《中药学》教材的理论框架。

相关著作：《中药学》（教材）、《中药药性歌诀》、丛书《中药学》、《药性歌括百味白话解》、参与编写第一部《中华人民共和国药典》，著作达500多万字。

【主要学术思想和主张】

（1）遣方组药崇尚平和，通常达变。用药主张四两拨千斤，不投猛剂，不用大剂，平中见奇，处方可见孟河医风。

（2）善于创新，往往仿古方之意，自拟处方。如他治疗肝肾阴虚，肝阳上亢之证，即仿前人镇肝熄风汤之意，自拟潜降汤，对肝阳上亢所致的头痛眩晕、心悸失眠等症，特别是中老年患者，每每以潜降汤加减投用，收效甚佳。对复杂病证治疗，常根据治疗需要，将数个成方融为一体，如治感冒发热、咳嗽痰多、头痛、鼻塞流涕、咽痛喉痒、胸闷不畅，他将银翘散、杏苏散、止嗽散三方合为一体，加减应用，名为治感冒发热咳嗽方，疗效奇佳。

【临证经验】

治疗胸痹用瓜蒌薤白系列汤方加减。

此方是张仲景治疗胸痹心痛病证的基本方，若痰涎壅盛则加半夏，组成瓜蒌薤白半夏汤；若胸阳不振，痰浊中阻，气结胸中，出现痞满胸闷，喘息咳唾，加枳实、厚朴、桂枝，组成枳实薤白桂枝汤。

现代研究表明，瓜蒌薤白白酒汤具有扩张冠状动脉、增加冠脉血流量、减慢心律、提高动物耐缺氧能力和抑制血小板凝聚等作用，对治疗胸痹心痛病证时，瓜蒌和薤白的药理作用有差异，两药合用主要表现为瓜蒌的作用，但在抑制血小板聚集和提高动物耐缺氧能力等方面两药有一定的协同作用。

薤白温阳散结行气导滞、瓜蒌清肺化痰宽畅胸膈，两药合用有“温阳化气、活血化痰通络”之效。若纳呆、腹满，则佐以陈皮、枳壳等行气和胃之品；若痛如针刺、舌暗有瘀斑、舌下青紫者，可酌情加入一些活血化瘀药，如红花、丹参、降香等；若痰浊痹阻心络而致痞满胸闷者，可配伍开窍宽胸化痰之品，如郁金、石菖蒲、半夏等；若心痛夹虚者，则在活血化痰通络的基础上，加入补益心神、振奋心阳药，如生黄芪、甘草、桂枝等。在此基础上，辨证分型治疗胸痹。

（1）瘀血阻滞证：以心胸刺痛如绞，痛有定处，入夜为甚，心痛彻背，背痛彻心，或痛引肩背，伴有胸闷，日久不愈，舌质暗红，或紫暗，有瘀斑，舌下青紫，苔薄，脉弦涩为主症；治以活血化瘀，通脉止痛；代表方剂为血府逐瘀汤加减。常用药为川芎、桃仁、红花、赤芍、柴胡、桔梗、枳壳、当归、生地、降香、郁金等。

（2）气机阻滞证：以心胸满闷，隐痛阵发，痛无定处，善太息，遇情志不遂时容易诱发或加重，兼有脘腹胀闷，得嗳气或矢气则舒，苔薄或薄腻，脉细弦为主症；治以疏肝理气；常用方剂为柴胡疏肝散加减。常用药为柴胡、枳壳、赤芍、香附、苏梗、陈皮、川芎等。

（3）痰湿阻络证：以胸闷重而痛缓，痰多气短，肢体沉重，形体肥胖，遇阴雨天易发作，伴倦怠乏力，纳呆便溏，咳吐痰涎，舌体胖大且边有齿痕，苔浊腻白滑，脉滑为主症；治以豁痰除痹；常用方剂为瓜蒌薤白半夏汤合涤痰汤加减。常用药为瓜蒌、薤白、半夏、胆南星、竹茹、人参、茯苓、甘草、石菖蒲、陈皮、枳实等。

（4）寒阻心脉证：以猝然心痛如绞，心痛彻背，多因骤感风寒而发病或加重，伴形寒，甚则手足不温，冷汗自出，胸闷气短，心悸，面色苍白，苔薄白，脉沉紧为主症；治以辛温散寒，宣通胸阳；常用方剂为枳实薤白桂枝汤合当归四逆汤加减。常用药物：桂枝、薤白、瓜蒌、当归、芍药、甘草、枳实、厚朴、大枣等。

（5）气阴双亏证：以心胸隐痛，时作时休，心悸气短，动则痛甚，伴倦怠乏力，声息低微，易汗出，舌质淡红，舌体胖边有齿痕，苔薄白，脉虚细缓或结代为主症；治以益气养阴；常用方剂为生脉散合人参养荣汤加减。常用药物：人参、黄芪、炙甘草、麦冬、玉竹、当归、丹参、五味子等。

(6) 心肾阳虚证：以心悸而痛，胸闷气短，自汗，动则痛甚，神倦怯寒，四肢欠温或肿胀，舌质淡胖，边有齿痕，苔白或腻，脉沉细迟为主症；治以温阳补肾，振奋心阳；常用方剂为参附汤合右归饮加减。常用药物：人参、附子、桂枝、熟地、山萸肉、仙灵脾、补骨脂、炙甘草等。

【精选验案】

案1

张某，女，67岁。

初诊时间：2000年7月10日。

主诉：胸闷、心悸7年余。

现病史：7年前不明原因出现心悸、胸闷等症，未予重视，后逐渐加重，1997年某天夜间突发心前区压榨性疼痛、痛及肩背，西医急诊诊断：冠心病心绞痛，后一直服用西药控制病情。近因天气闷热而致病情加重。现心悸、胸闷痛，眩晕、头痛，眠差，纳可，偶胃胀，大便黏滞不爽，日一行。今早自测血压：90/60mmHg。舌红暗，苔薄白，舌下青紫，脉弦细。既往有脑供血不足、胆结石、慢性胃炎、胃溃疡等病史。

辨证：气滞血瘀，心脉痹阻。

治法：行气活血，疏通心络。

处方：全瓜蒌20g，薤白头12g，丹参30g，川芎10g，红花10g，陈皮10g，砂仁6g，后下，炒枳壳6g，生黄芪15g，当归10g，神曲12g，佛手6g。7剂，水煎服，日1剂。

二诊时间：2000年7月17日。

药后症状减轻。偶心悸、胸痛，纳可，二便调。舌暗，苔薄白，舌下青紫，脉弦细。

处方：全瓜蒌15g，薤白头12g，丹参30g，川芎10g，红花10g，陈皮10g，砂仁6g，后下，炒枳壳6g，生黄芪18g，当归10g，神曲12g，佛手6g，制首乌15g。10剂，水煎服，日1剂。

三诊时间：2000年7月27日。

药后症状大减。纳可，眠安，二便调。舌暗红少苔，舌下青紫，脉弦细。

处方：全瓜蒌15g，薤白头12g，丹参30g，川芎10g，红花10g，陈皮10g，砂仁6g，后下，炒枳壳6g，生黄芪18g，当归10g，神曲12g，佛手6g，制首乌15g，炒白芍15g，甘草5g。10剂，水煎服，日1剂。

药后胸痛消失，随访半年未见复发。

[**按**] 胸痹疼痛、舌暗红、舌下青紫乃典型的瘀血征象。心脉痹阻，不通则

痛，故胸痛；心主血脉，心脉痹阻可见舌下青紫；心脉痹阻，清阳不升而出现眩晕、头痛。心脉痹阻，无以营养心神，故心悸、眠差。颜正华教授以“通心络”为治疗的基本原则，方以“瓜蒌薤白白酒汤”为基本方加减。方中全瓜蒌利气宽胸，薤白头通阳散结，丹参、川芎、红花行气化瘀，陈皮、佛手、枳壳理气宽胸止痛，生黄芪补气，当归养血活血，神曲、砂仁调理脾胃而助药物吸收。诸药合用，共奏“通心脉”之效。

案2

王某，女，55岁。

初诊时间：2000年1月10日。

主诉：心前区压榨性疼痛阵发20年。

现病史：20年前因劳累而出现心前区压榨性疼痛，牵及肩背，西医急诊诊断为“冠心病心绞痛”，遇劳累后易出现“胸闷、心悸、气短”等不适。现心前区隐痛，伴心悸、胸闷、喘息咳唾，无肩背放射性疼痛。胃脘胀痛，纳呆，眠可，二便调。舌暗红，苔薄白，舌下青紫。脉弦细。

辨证：痰瘀痹阻心络。

治法：行气活血，化痰通络。

处方：全瓜蒌15g，薤白12g，丹参30g，白蒺藜12g，香附10g，郁金12g，枳壳6g，吴茱萸1.5g，炒白芍15g，旋覆花10g，包，煅瓦楞子15g，打碎，先煎，佛手6g。7剂，水煎服，日1剂。

二诊时间：2000年1月17日。

药后症状大减，偶尔胸闷，无心痛、心悸。现自觉胃脘部有硬块，不痛不移，但与情志有关。眠差多梦，纳可，二便调。舌暗苔黄，舌下青紫，脉弦滑。

处方：全瓜蒌15g，薤白12g，丹参30g，白蒺藜12g，香附10g，郁金12g，枳壳6g，吴茱萸1.5g，炒白芍15g，旋覆花10g，包，煅瓦楞子15g，打碎，先煎，青皮、陈皮各8g，香橼皮10g。7剂，水煎服，日1剂。

药后胸痛等症消失。

［**按**］胸痹以胸痛为主症，本案患者患病20年，久病伤及心络，痰瘀互结，痹阻心络而致胸痹心痛时作。其治疗当以瓜蒌薤白汤宣通胸阳为要务。颜正华教授临证治疗胸痹每选用活血通脉之品，如川芎、赤芍、丹参、红花等。处方瓜蒌化痰散结，利气宽胸；薤白通阳散结，行气导滞；两药合用，散胸中凝滞之阴寒，化上焦结聚之痰浊，宣胸中阳气以宽胸，乃治胸痹之要药。佐以活血之丹参、郁金，行气之香附、枳壳、佛手，平肝疏散之白蒺藜、白芍，共奏“通心络、化痰瘀”之功。因患者中焦不健，胃脘胀痛、纳食不佳，故加入吴茱萸、煅

瓦楞子、佛手等温中行气，降逆消胀。本方配伍精当，使胸阳振，痰浊化，瘀血祛，阴寒消，气机畅，则胸闷喘息诸症可除。因患者自觉胃脘部有硬块，且与情绪有关，颜正华教授认为此为气机不畅之象，故去行气力薄之佛手，易以行气力著之青皮、陈皮、香橼皮等药，收效甚著。

案3

胡某，男，49岁。

初诊时间：2008年4月21日。

主诉：心前区压榨性疼痛间断性发作十余年。

现病史：近因劳累而出现心前区压榨性疼痛，服硝酸甘油后症状不缓解，故去医院就诊，急诊诊断为“急性广泛性前壁高侧壁心肌梗死”，立刻入院治疗，现病情稳定出院，但仍感心前区不适。现头晕，时胸闷、心前区不适。晨起咳嗽，伴白黏痰。晨起时剑突下不适，伴腹胀，大便干，3～4天一行，心悸，眠差，乏力，但无气短，时耳鸣、眩晕。舌质暗，苔黄腻，舌下青紫。既往有高血压、冠心病、高血脂、脂肪肝病史。

辨证：痰湿瘀滞，痹阻心络，肝阳上亢。

治法：通心络，化痰瘀，平潜阳。

处方：全瓜蒌20g，薤白12g，清半夏12g，杏仁10g，大贝母10g，紫菀12g，陈皮10g，丹参20g，赤芍15g，川芎10g，红花10g，天麻10g，石决明30g，打碎，先煎，生牡蛎30g，打碎，先煎，决明子30g，打碎，生山楂12g，降香6g，佛手6g。20剂，水煎服，日1剂。

二诊时间：2008年5月10日。

患者服药期间，胸闷、心痛发作次数较前减少，且发作的间隔时间延长。现头晕症状减轻，晨起仍有咳嗽，伴白黏痰，口干，易犯口疮，眠可，纳佳。舌红，苔薄腻，脉弦细滑。

处方：全瓜蒌20g，薤白12g，清半夏12g，杏仁10g，大贝母10g，紫菀12g，陈皮10g，丹参30g，赤芍15g，川芎10g，红花10g，石决明30g，打碎，先煎，生牡蛎30g，打碎，先煎，决明子30g，打碎，生山楂12g，降香6g，琥珀3g，丹皮10g，黄芩10g。7剂，水煎服，日1剂。

［**按**］患者患病十余年，久病伤及心络，痰瘀互结，痹阻心络而致胸痹心痛时作。痰阻心脉，不通则痛，故而胸痛；心脉痹阻，无以营养心神，故而心悸。痰浊困脾，脾失健运，气机不畅，故纳呆、胃脘胀痛。舌暗、舌下青紫为痰瘀阻络之象。眩晕、耳鸣乃肝阳上亢所致。治疗以“通心络”为治疗的基本原则，方以“瓜蒌薤白白酒汤”为基本方加减，选用化浊、通络、平肝之品。

方中瓜蒌利气宽胸，薤白通阳散结，行气导滞，两药合用散胸中凝滞之阴寒，化上焦结聚之痰浊，宣胸中阳气以宽胸，乃治胸痹之要药。佐以化痰之清半夏，行气之陈皮、佛手，活血通络之丹参、赤芍、川芎、红花、生山楂、降香，平肝潜阳之天麻、石决明、生牡蛎，活血安神之琥珀，共奏“通心络、化痰瘀、平肝阳”之功。杏仁、大贝母、紫菀可止咳化痰，兼畅胸中之气。二十余剂后，症状减轻。在守方的基础上，颜正华教授随症加减，针对大便干燥，选用全瓜蒌、决明子；针对口疮，加入丹皮、黄芩以凉血降火。

案4

叶某，女，68岁，退休干部。

1994年2月28日初诊。

1993年4月查出心肌供血不足，被确诊为冠心病。用中西药治疗多时乏效，遂来求治。刻下胸闷，心前区阵发性隐痛，心慌心烦，气短，乏力自汗，眠差多梦，胸背发凉，气色欠佳，口苦口干，牙痛，纳可，饮水不多，无痰，二便正常。舌暗红少苔，脉细而数。无药物过敏史。证属气阴两虚夹瘀。治以益气养阴，宁心通脉。

药用：南沙参、北沙参各15g，麦冬10g，五味子6g，打碎，玉竹15g，赤芍、白芍各10g，丹参15g，茯苓20g，炒酸枣仁15g，打碎，远志6g，煅牡蛎30g，打碎，先下，浮小麦30g，炒谷芽12g。共7剂，每日1剂，水煎服。忌食辛热油腻。

二诊：虚汗止，胸闷心慌等减轻，心前区痛只发1次，仍眠差梦多，心烦，牙痛，舌脉同前。原方去浮小麦、煅牡蛎，加夜交藤、生龙骨、生牡蛎各30g（打碎，先下）。续进10剂。

三诊：牙痛已，气色及睡眠好转，又时有虚汗，晨起口苦，纳佳，舌脉同前，原方去炒谷芽，加生黄芪12g，丹参增至24g，续进20剂。

四诊：停药1周后，又来就诊。云上方服完心前区痛未发。2天前因感冒而引发心痛1次。刻下胸痛，心悸，汗出，口干，失眠，纳差。二便调，舌暗红，苔薄黄腻，脉弦细数。证属气阴两虚，夹瘀夹湿。治以益气养阴，宁心通脉，佐以祛湿。

药用：南沙参12g，玉竹15g，五味子5g，打碎，百合10g，丹参24g，郁金10g，茯苓20g，炒酸枣仁15g，打碎，远志10g，夜交藤30g，生薏苡仁30g。共10剂。煎服法及忌口同前。

五诊：药尽眠佳，心痛未发，纳佳。上方加麦冬10g，连进10剂。

六诊：药后诸症悉除，原方再取15剂，5剂煎服，10剂制成滋膏剂，每日服2次，每次一汤匙，以巩固疗效。

[**按**] 本案胸痹诸症是由气阴两虚夹瘀所致，治疗主以益气养阴，兼以通脉宁心。颜老治疗本案特色之一是益气养阴选用南沙参、北沙参、玉竹、五味子、百合、麦冬、生黄芪等药力平缓之品，以防滋补过腻而伤脾胃。之二是活血通脉选用凉散之赤芍、丹参、郁金，而不用温散之川芎、红花等，以免温燥助火伤阴。之三是养心宁神药在方中比例较大，仅初诊方就占半数之多，如此既可使患者的神府得以充分休息，早日消失心慌、失眠等心神失养诸症；又可缓和患者的情绪，以免心情持续紧张而加重病情。之四是加减用药考虑周全，如初诊、二诊均有牙痛口苦，乃阴虚虚火上炎之兆，故投能滋阴清热的麦冬；又如初诊自汗乏力气短为气虚之兆，本当选补气行滞的生黄芪，然其能升阳助火，故改用敛汗且不升阳助火的浮小麦，待三诊虚火除牙痛已方用。之五是结合现代药理研究选药，如玉竹一药除滋阴力缓不敛邪外，又有强心作用，故方方选用。之六是合理应用剂型。病情较重即以汤剂为治，以求急效；病情好转，症状大部消失，即以膏滋为治，以图缓效。

案5

花某，男，44岁，干部。

1992年1月27日初诊。

既往体健，1990年8月、9月间因工作劳累着急，突发胸闷气短，心前区痛。随即住院治疗，诊为冠状动脉狭窄，心肌缺血，心绞痛。经中西医治疗诸症基本消失而出院。近日复发，症见心前区隐痛，向左腋下放射，伴胸闷、气短、乏力、微咳有痰、口干，纳食及二便正常。两肺呼吸音正常，心率80次/分，律整。舌体胖质暗，有瘀斑，苔白腻，脉细滑。无药物过敏史。证属痰瘀互结，痹阻心脉，兼以气虚。治以宽胸涤痰，活血化瘀，通脉止痛，兼以益气。

药用：全瓜蒌30g，薤白12g，法半夏10g，陈皮6g，茯苓15g，郁金12g，川芎10g，红花10g，赤芍15g，丹参30g，降香6g，太子参15g。共7剂，每日1剂，水煎服。宜多食青菜，忌食油腻和暴食，戒烟酒，畅情志，慎房事，勿过劳。

二诊：诸症若失，惟见背沉气短，舌苔转薄，原方去陈皮，加醋延胡索10g（打碎），去太子参加生黄芪12g，续进7剂。

三诊：惟觉乏力，心前区时有不适，将原方生黄芪增至20g，续进7剂。

四诊：惟觉乏力，余症基本消失，原方再增生黄芪至24g，并去法半夏，加醋五灵脂12g（包），连进10余剂，诸症悉除。

1个月后因着急又发胸闷气短，但不痛。仍以上方加减，共进10余剂，诸症豁然而失。并嘱其谨守宜忌，适当锻炼，口服愈风宁心片，以巩固疗效。随访半年，心前区痛未发。

［**按**］按中医理论辨析患者的病证，可知痰浊与瘀血互结痹阻心脉是发病的根本原因。故颜老初诊即以全瓜蒌、薤白、半夏、陈皮、茯苓等宽胸涤痰，川芎、红花、丹参、赤芍、郁金、降香等活性化瘀，并贯穿于治疗的始终，为痰瘀的消除和疾病的治愈奠定了基础。二诊、四诊因痰浊渐减，血瘀仍在，故又分别将陈皮易醋延胡索、法半夏易醋五灵脂，以增强化瘀止痛之力。其次，久病和投用大量辛散苦燥活性涤痰之药必伤正气，血行又有赖于气的推动，而且本患者已有乏力等症，故颜老又在方中少加益气之品，以扶正护正祛邪。初诊痰瘀势旺，故投平补太子参，以防因扶正而敛邪；二诊、三诊痰瘀势挫，遂将太子参改为既补气力强又行滞的生黄芪，并随痰瘀的渐减而逐步加量，希冀增强补力和促进血行两相兼顾。此外，在每诊方中颜老又精心选择兼有行气作用的药物，如郁金、陈皮、延胡索、降香等，且每方均占半数以上，此又为促进痰消瘀散创造了条件。

（以上均录自：张冰．中国百年百名中医临床家丛书·颜正华．中国中医药出版社，2011）

周信有

（精研于内经，擅心血管病）

【医家简介】

周信有（1921～），山东省牟平县人，甘肃中医学院教授，是全国继承老中医药专家学术经验指导老师，享受政府特殊津贴。长期从事《内经》教学，善于以《内经》整体观，系统观和辩证观的哲学观点与方法分析问题与指导临床科研工作，是该学科国家级学术带头人，相继研制推出治疗病毒性乙型肝炎和肝硬化中药新药“舒肝消积丸”和治疗冠心病中药新药“心痹舒胶囊”。

相关著作：《内经讲义》、《内经类要》、《内经精义》、《决生死秘要》、《中医内科急症证治》、《老年保健》、《周信有临床经验辑要》等。

【主要学术思想和主张】

（1）崇尚《内经》，主张突出特色，发挥所长。周氏学术思想渊源于《内经》，毕生致力于《内经》研究，深谙《内经》旨意。对于病机学说的研究，强调突出整体观和系统观。

（2）阐发病机十九条，见解独到，论理新颖。周氏认为，学习病机十九条，应理论联系实际，立足临床，学以致用。

（3）从《内经》养生学阐发老年病防治。

【医论医话】

1. 冠心病辨证分型

根据冠心病的临床症状、体征和虚实交错的病理特点，可分气虚血瘀、痰浊阻滞型；气阴两虚、心脉瘀阻型；阴虚阳亢、血脉瘀滞型；心肾阳虚、寒滞血瘀型四种。

气虚血瘀、痰浊阻滞型突出表现心前区疼痛，痛有定处，胸闷气憋，疲乏，舌质紫暗，脉弦细或结代等。此型为临床所常见，主要表现虚实夹杂的特点。“虚”为气虚，“实”为痰瘀交结为患。气虚不运，血脉瘀滞；或心阳不运，脾阳不振，痰浊内阻，终致痰瘀交结，阻痹心脉，发为胸痹。

气阴两虚、心脉瘀阻型表现心前区疼痛、胸闷、气短、心悸、疲乏、自汗、五心烦热、口干、舌质红或淡红胖嫩、脉细数或结代。此型虚的症状比较突出，非但气虚，而且气损及阴，表现阴虚内热的症状特点。

阴虚阳亢、血脉瘀滞型表现心前区疼痛、心悸、胸闷、五心烦热、口干、头晕、耳鸣、颜面潮红、舌质红、脉弦数等。此型之“虚”，是以阴虚阳亢为主，症见头晕、耳鸣、颜面潮红等，此型病人一般伴有高血压病史。

心肾阳虚、寒滞血脉型表现心前区持续疼痛、胸闷、气憋、心悸、精神疲倦、身寒肢冷、面色苍白、冷汗、舌质紫暗、脉沉细或结代等。此型是四型中最严重的一型，突出表现“虚”、“瘀”交错出现的症状表现与病理特点，如神疲肢冷、冷汗淋漓、持续心绞痛、面紫舌暗等。一般多见于心肌梗死或呈现心源性休克的病证。

上述四型的症状表现和病理变化，主要表现虚实夹杂、本虚标实的特点，而且贯穿于疾病的全过程。本虚是气虚为主，有的气损及阴，表现阴虚内热或阴虚阳亢。虚证进一步严重时，可表现气虚阳脱，心阳不振，肾阳衰微，如症见四肢厥冷、面色苍白、冷汗淋漓、脉微欲绝等。

标实主要表现心血瘀阻，血脉不通，《内经》谓：“心痹者，脉不通”。不少病例兼有痰浊阻滞，张仲景对本病的辨证论治颇重痰浊，此从瓜蒌薤白白酒汤、瓜蒌薤白半夏汤等组方中可以看出。痰浊之生，可由瘀血内停，津液涩渗，停而不去所致。《诸病源候论》谓：“诸痰者，此因血脉壅塞，饮水结聚而不消散，故能痰也。”《血证论》亦谓：“血积既久，亦能化为痰水”，此由血而及痰。随着人们生活水平的改善，多进膏粱厚味，饮食油腻醇酒、咀嚼酢酱，损伤脾胃，运化失健，水液不归正化，变生痰浊。痰浊既生，影响气机，病殃及血，致血行迟滞，瘀血内停，此又由痰而及血。不论痰生于先，影响气机，病殃及血，血行瘀滞，或血瘀于先，变生痰浊，两者终致痰瘀交结，兼挟为患。金元四大家朱丹溪曾云："痰挟瘀血，遂成窠囊。"当属真知灼见。痰瘀交结，使病情错综难治，故近代医家颇重视痰瘀交结之说。

2. 治疗"冠心病"常用的四种治则

气虚血瘀，痰浊阻滞是各种类型冠心病的共性，本虚标实是其基本病机。因此在治疗上，需采取通补兼施、标本兼顾的治疗原则。这一原则，体现在芳香开窍、活血化瘀、宣阳通痹、益气补肾四个方面。

（1）芳香开窍：芳香走窜，具有开窍之功。主要针对瘀血痰浊闭塞心窍，病势危急，故开通心窍刻不容缓。我认为，这里的"窍"，可以理解为冠状动脉的管腔，包括广泛分布于心肌中冠状动脉所有小分枝的管腔。这些管腔的某一处如突然闭塞，一般疏瘀药物因其药性缓慢而不能解燃眉之急，宜用芳香开窍之品以速奏药效。临床常用苏合香丸，口含一粒后，一般感觉有一股浓郁的芳香沁入心田，大多在半小时内剧痛就可得到缓解，胸部有开朗疏畅之感。从微观角度分析药效，可能在于这些药物都具有相当挥发性，对口腔、鼻腔黏膜之神经末梢以及呼吸道神经末梢，特别是冷觉感受器有选择性兴奋作用，使冠状血管调节发生反射性变化，促进了心肌血液的供求矛盾暂时性缓解而化险为夷。实验观察，苏合香丸中苏合香脂和冰片是起到芳香开窍作用的主要成分。

苏合香丸可由患者随身携带，一旦发生症状，可立即口服以自救。

（2）活血化瘀：主要是针对"瘀"而设。"瘀"主要是指血瘀或痰浊阻塞心血管，使心血管血流痹阻不通而言。如果从微观角度理解，"瘀"可理解为冠状动脉的粥样硬化斑、冠状动脉血栓形成、高脂血症以及高凝血症的病理状态等。这些病理改变，可使患者出现心前区疼痛或紧束感，甚至导致急性心肌梗死。用活血化瘀之品，可以改善微循环，增加冠状动脉血流量，改善心肌供血状态。这对帮助建立侧枝循环，恢复心肌生理功能是有益的。我使用活血化瘀药，多选用赤芍、丹参、川芎、红花等，必要时加用破血化瘀药如三棱、莪术、水蛭等。药量每宜重用，更能增加疗效。

（3）宣阳通痹：主要是针对"阳虚不温、寒凝血涩、气机失调"的病理状态。胸中为阳气所居，心肺之府。心肺阳虚，胸阳不振，阳气失去温运作用而致浊阴弥漫，寒凝气滞，血脉瘀阻，痰浊内生，闭塞心脉，阻滞气机，发生胸闷，胸痛，中医称为"胸痹"。这又突出了阳虚不温，寒凝血涩，气机失调的机制所在。我认为，在临床上，由气机失调引起的胸闷症状，几乎为冠心病患者所共有。因此在治疗上，提出宣阳通痹。我一般使用桂枝、降香、荜茇等以宣发阳气，温阳散寒，温经止痛；用瓜蒌、半夏、薤白等以通调肺气。如此可改善心肺功能，增加心脏对血液的推动力，改善肺循环，改善缺氧状态，提高心肺功能，从而有利于胸闷、胸痛症状的消除，这也是坚持心肺，气血并重的两点论原则的体现。

（4）益气补肾：主要是针对“本虚”而设，冠心病患者气虚是本。气虚不运，阳虚不温，就会导致血脉瘀滞，痰浊内生。因此在治疗上，就必须采用扶正之法，培补正气应以调治整体功能，增加抗邪能力为着眼点。具体运用上应以益气补肾之品为主，常用药如黄芪、黄精、淫羊藿等。

上述四法，是我在治疗冠心病时经常采用的，并根据冠心病气虚血瘀，本虚标实，虚实挟杂的病理特点，上述四法多是综合运用。任何仅用一法一方，或以邪实为主，忽略正虚，或以正虚为主，忽略邪实，都必然会带来某种局限性。当然，在扶正祛邪、通补兼施，标本兼顾的综合性治疗前提下，还应在疾病发展的不同阶段，注重分清轻重主次、标本缓急，在扶正与祛邪的先后次序上，灵活掌握。如病人在急性发作时，邪势正盛，应先采取芳香开窍，活血化瘀，宣阳通痹这几个攻邪步骤为主，待病势缓解后，进入慢性状态，就要针对本虚标实的病机，采用扶正祛邪，标本兼顾。既要针对血瘀和痰浊阻滞的“标实”，采取活血祛瘀，宣阳通痹，又要顾护正气，益气补肾。

（周信有．周信有临床经验辑要．中国医药科技出版社，2000）

【验方效方】

方一 心痹一号

［主治］冠心病。

［药物组成］瓜蒌 9g，川芎 15g，赤芍 15g，丹参 20g，郁金 15g，延胡索 20g，生山楂 20g，桂枝 9g，细辛 4g，荜茇 9g，黄芪 20g，淫羊藿 20g。

［服用法］水煎服。

［方解］本方是治疗冠心病的基础方，体现了通补兼施，标本兼顾的综合性治疗原则，适用于冠心病病势缠绵，时轻时重，而表现本虚标实者。方中针对冠心病的主要矛盾为血脉瘀滞，运用具有化瘀、活血、通络、止痛功效的川芎、赤芍、丹参、郁金、延胡索等，这些药物具有扩张血管，改善微循环，增加冠状动脉血流量，改善心肌供血状态以及降低血小板表面活性和聚积性的作用，因此是治疗冠心病的主药。为了增强活血化瘀效果，需根据病情加用破血化瘀之品如三棱、莪术，或水蛭研粉吞服，每次 1.5g，日服 2 次。方中瓜蒌一味，是针对肺气失调、痰浊内阻所致胸闷而用。在临床上，胸闷几乎为每个冠心病患者共有的症状，用瓜蒌通调肺气，祛痰化浊，体现了心肺、气血并重的两点论原则。为了加强祛痰化浊功效，亦可加用半夏、薤白、厚朴等品，对改善肺循环，提高心肺功能更为有效。冠心病患者所表现的胸痛，或疼痛彻背，其主要机制是胸阳不振，

寒凝血滞，故方中用桂枝、荜茇、细辛等以通阳温经、散寒止痛，在临床上，我亦每选择加用附子、乌头、蜀椒、檀香、降香等，以增强温经散寒止痛的治疗效果。山楂善入血分，有活血散瘀止痛之功。实验提示，山楂能降脂、降压和扩张冠状动脉之良好作用。根据冠心病主要表现是本虚标实，气虚血瘀的病理共性，本方以益气补肾之黄芪、淫羊藿，达到扶正培本，增加机体抗邪能力的目的。黄芪益气运血，有利于恢复心肌细胞活力，淫羊藿更是治疗冠心病和其他心病的有效佳品，可温补肾阳，上煦心阳，与黄芪相配，共奏统运气血，温通心脉瘀阻之功效。不但可以缓解心绞痛、胸闷等症，也可明显改善其他症状如心悸、气短、失眠等。另外，我还常加用党参、黄精、补骨脂、巴戟天等益气补肾之品，以增强补益疗效。

方二　心痹二号

［主治］气虚血瘀的冠心病。

［药物组成］瓜蒌9g，赤芍15g，丹参20g，郁金15g，延胡索20g，生山楂20g，黄芪20g，生地20g，玄参15g，黄芩9g，夏枯草20g，茺蔚子20g，夜交藤15g。

［服用法］水煎服。

［方解］本方是在上述基本方基础上加减化裁而成，因此所用活血化瘀之品与心痹一号基本相同。所不同者，是不用通阳温经散寒之桂、辛和温肾助阳的淫羊藿，而代之以生地、玄参等滋阴润燥之品。故本方适用于冠心病气阴两虚，阴虚阳亢，血脉瘀滞或兼高血压症状者，方中除生地、玄参外、还以夏枯草、黄芩、茺蔚子等清热泻火，清肝明目，以利降压，又以夜交藤养心安神，配黄芪益气扶正，共奏气阴两补之效。如果气阴两虚而非表现阴虚阳亢，反以气短、乏力、脉沉细弱、舌淡嫩为主者，本方可减去苦寒清泻之夏、芩、茺蔚子等，而加用生脉散补气养阳，复脉防脱。

方三　心痹三号

［主治］气虚不运，胸阳不振的冠心病。

［药物组成］黄芪20g，党参20g，黄精20g，淫羊藿20g，桂枝9g，降香6g，赤芍15g，丹参20g，郁金15g，当归15g，延胡索20g。

［服用法］水煎服。

［方解］本方与基础方比较，重用益气补肾之黄芪、党参、黄精、淫羊藿等以扶正培本，益气升阳，恢复心脏细胞活力，故适用于冠心病、心肌梗死，心肌损害严重而致坏死，且以本虚为主的患者，然本虚与标实互为因果。本病所呈现的持续性心绞痛，胸闷，气憋，舌质紫暗等，系因虚而致瘀。气虚不运，胸阳不振，而致寒凝血涩，心脉痹阻，故本方同样重用活血祛瘀之品如赤芍、当归、丹

参、郁金、延胡索等，以扩张血管，增加冠状动脉血流量，改善心肌供血状态，复以桂枝、降香等温通心阳，统运血脉。为了增加疗效，在此方基础上，破血祛瘀之品三棱、莪术、水蛭，温经散寒止痛之品檀香、细辛、荜茇等均可加用。若病情进一步恶化，血压在60/42mmHg或更低，表现面色苍白，冷汗淋漓，肢厥，脉微或脉绝，舌质胖淡甚至暗紫，则为阳虚气脱之征，可在原方基础上加红参9g，五味子9g，制附片15g，干姜9g，肉桂6g。

以上三方是我治疗冠心病所常用之方。而在具体运用时，又根据病情的轻重缓急以及证型分类的不同，加减化裁，灵活掌握。根据上述我治疗冠心病的临证思路与临床经验经过方药上的加减化裁，筛选优化，研制推出治疗冠心病中药新药"心痹舒胶囊"，经临床观察与基础试验，疗效显著，申请做为国家级中药新药，已通过省级鉴定并上报国家新药审批中心。

方四　培元复脉汤

［主治］冠心病。

［药物组成］炙麻黄9g，制附片15g，先煎，细辛5g，红参20g，黄芪30g，淫羊藿20g，仙茅20g，桂枝9g，肉桂6g，五味子20g，当归9g，丹参30g，炙甘草20g。

［服用法］水煎服，头煎二煎药液相混，早、中、晚分3次服。

方五　病毒性心肌炎（胸痹、心悸）处方一号

［主治］病毒性心肌炎（胸痹、心悸）。

［药物组成］板蓝根20g，白花色舌草20g，连翘20g，当归9g，赤芍20g，丹参20g，郁金15g，广地龙20g，生地20g，苦参20g，桂枝9g，党参20g，黄芪20g，炒枣仁20g，瓜蒌9g，半夏9g。水煎服。

方六　病毒性心肌炎（胸痹、心悸）处方二号

［主治］病毒性心肌炎（胸痹、心悸）。

［药物组成］桂枝9g，黄芪30g，当归9g，丹参30g，广地龙20g，郁金15g，鸡血藤20g，炙麻黄6g，细辛4g，制附片10g，党参20g，黄精20g，淫羊藿20g，瓜蒌9g，炙甘草9g。水煎服。

（以上医方均录自：周信有．周信有临床经验辑要．中国医药科技出版社，2000）

【精选验案】

案1

韩某，女，62岁，1989年8月22日初诊。

患者诉1986年初，心前区经常"发闷"、"憋气"、"喜长叹"，去某医院做心电图检查，诊为"冠心病"，以后病情逐渐加重，每遇劳累，情绪激动或饮食不节时均可诱发。发作时，除胸闷加重外，还伴有阵发性心前区疼痛，有时向左腋下放射，出汗，不能活动。发作时间持续数分钟。服用硝酸甘油片可获暂时缓解，但不能根治。近日来发作较为频繁，伴失眠，心悸，疲乏无力，血压时有偏高。

查患者形体较胖，颜面略皖白，语言低微，手心微汗，脉细弦略滑，苔薄白，质淡略暗。诸症合参，证属气虚，阳虚，寒凝气滞，痰浊内生，血脉瘀阻。治以宣阳通痹，理气活血，以自拟的心痹一号加减。

瓜蒌9g，半夏9g，赤芍15g，川芎9g，丹参20g，红花9g，郁金15g，降香6g，桂枝6g，生山楂20g，泽泻9g，黄芪20g，淫羊藿15g，三七粉3g，冲服，延胡索20g，水煎服，连服10剂。

二诊（1989年9月2日）：服药后，自感胸闷、憋气明显减轻，心前区疼痛的程度和频率都减少，但活动后仍有气短，心悸感觉，自汗，大便干，苔脉如前。

治疗：原方去泽泻，加郁李仁20g，酒大黄6g，继服一周。

三诊（1989年9月9日）：自诉胸闷、憋气已消除，劳累后心前区时有疼痛，但一过即逝，大便已通畅。

治疗：上方去酒大黄，继服一个月。

半年后随访，除劳累后稍感气短外，诸证皆除，心前区疼痛再未发作。为了巩固疗效，患者仍间断服用原方。

[**按**]“冠心病”属中医“胸痹”范畴，本病基本病机多为本虚标实。该患者表现心悸，气短，心前区疼痛，动则加重，并伴神疲乏力，易汗，脉沉细等，皆为气虚、阳虚之证。气虚不运则血脉瘀滞，心脉痹阻；心阳不振，脾阳不运则寒凝血瘀，痰浊内生。可见痰浊与瘀血皆为在本虚基础上产生的标实。痰浊和瘀血闭塞心脉，不通则痛，从而产生心前区闷痛不适。故治疗时，采取心痹一号为基本方，加减化裁，以达标本兼顾，通补兼施，综合治疗之目的。方中重用活血化瘀，通络止痛之赤芍、丹参、川芎、红花、郁金、延胡索、三七粉等，以冀达到扩张血管，改善微循环，增加冠状动脉血流量，改善心肌供血状态。方中瓜蒌与半夏同用，目的是通调肺气，祛痰化浊，以进一步改善肺循环，提高心肺功能。

根据冠心病“本虚标实”、“气虚血瘀”的病理共性，方中以益气健脾补肾之黄芪、淫羊藿，以及通阳温经之桂枝、沉香，以达扶正培本，温经止痛之目的。上方诸药配伍合理，针对性强，所以能切中病情，取得良好的效果。

案 2

刘某，女，37 岁，1997 年 3 月初诊。

患者自 1996 年 9 月诊查为病毒性心肌炎，曾住院治疗，仍迁延不愈。来诊时心电图示：窦性心律；频发室性早搏；ST 段改变。伴有心前区疼痛，心悸，气短，胸闷，疲乏等症，舌紫暗，脉结代。中医辨证为脾肾阳虚，心阳不振，寒凝络阻，心脉痹阻。治宜培补脾肾，通阳宣痹，活血祛瘀，温经通脉。

处方：党参 20g，炒白术 9g，黄芪 20g，淫羊藿 20g，丹参 20g，五味子 20g，赤芍 20g，川芎 20g，广地龙 20g，桂枝 9g，荜茇 9g，瓜蒌 9g，炙甘草 9g。水煎服。每日 1 剂。并辅以心痹舒胶囊，每服 5 粒，日 3 次。连续服药 10 天，自感症状减轻。后药方随证加减，心痹舒胶囊继续服用，连续服药 1 月有余，患者胸部窒闷疼痛消失，早搏消失，诸症大减。嘱其坚持服药三四个月，以巩固治疗。

1997 年 10 月再次来诊，心电图未见异常，诸症消失，患者已正常上班工作，直到现在，身体健康无恙。

（案 1、案 2 录自：周信有．周信有临床经验辑要．中国医药科技出版社，2000）

案 3

吴某，女，65 岁，退休教师。

患者阵发性胸闷、胸痛、气短、双下肢浮肿 2 年余，曾诊断为“冠心病、心绞痛、慢性心衰”，多次心电图显示 ST－T 改变。心绞痛严重时需含服硝酸甘油，患者病情每因情绪因素及劳累加重。近 1 年来患者因家庭纠纷，病情加重。每周心绞痛发作 6 次，每次持续 5～10 分钟，需服硝酸甘油才能缓解。本次发作在附近医院就诊予地奥心血康 2 片/次，每日 3 次治疗，症状无明显好转。查体：心率 78 次/分钟，呼吸 18 次/分钟，血压 120/83mmHg，心肺（－），舌质暗红，苔白腻，脉滑。心电图示：ST 段Ⅱ、Ⅲ、AVF、V_{4-6}均下移0.05～0.1mV。

中医诊断：胸痹（痰浊血瘀证）。

西医诊断：冠心病（劳累性心绞痛）。

治疗以通为补，以化痰宣痹，活血化瘀为法，选用心痹一号。

心痹一号：瓜蒌 9g，丹参 15g，黄芪 30g，延胡索 20g，生山楂 20g，地龙 15g，桂枝 6g，降香 6g，淫羊藿 20g，川芎 15g，郁金 15g，赤芍 15g，三七粉 5g，早晚分冲，水蛭粉 5g，早晚分冲。1 日 1 剂，水煎服。服药 1 周病情改善，心绞痛发作次数每周减至 4 次，每次发作持续 5～10 分钟，双下肢浮肿减轻；服药 2 周，心绞痛发作次数减至每周 2 次，每次持续 2 分钟，再未服用硝酸甘油，心电图大致正常，气短不明显；服药 6 周后，心绞痛症状消失，无气短，双下肢无浮肿，心电图正常。

[**按**] 该患者年事已高，阳气亏虚。气虚不运则血脉瘀滞，心脉痹阻，心阳不振，脾阳不足，寒凝血瘀，痰浊内生。痰浊内停，津液不得输布，则为水肿。痰浊和瘀血闭塞心脉，不通则痛，从而产生心前区疼痛，心悸等症状。治以宣阳通痹，理气化痰，活血祛瘀。使心阳充足，脾气健运，血行通畅，津液输布正常，故诸证自消。

（案 3 录自：孟宪宗．周有信教授辨治冠心病经验．甘肃中医学院学报，2007）

案 4

张某，男，66 岁，1987 年 9 月 4 日初诊。

患者自诉 15 年前不明原因心前区疼痛，经某医院检查诊为“冠心病心绞痛”，服用各种药物效果欠满意。去年年初以来，心绞痛发作频繁，甚则有濒死感，每次发作可持续数分钟，服用硝酸甘油可获缓解，但不能根除，故求治于周教授。

当时可见胸部憋闷疼痛，牵及左肩臂，并感心悸、气短、疲乏无力，头晕自汗，面色苍白，舌淡暗白腻，脉结代。心电图示：心房颤动，心肌缺血。

证属心气亏虚，痰淤互结，以心痹一号化裁：

瓜蒌 9g，赤芍 15g，丹参 20g，延胡索 20g，川芎 15g，桂枝 9g，细辛 4g，荜拔 9g，黄芪 20g，淫羊藿 20g，半夏 9g，三七粉 3g，冲服。10 剂，水煎服。

9 月 16 日二诊：自诉胸部憋闷疼痛，气短乏力有所缓解，大便稍干，舌脉同前，效不更方，守方继进，原方加麻仁 10g，续服 20 剂。

10 月 8 日三诊：请症若失，房颤也已控制，但活动后仍有气短，胸闷之象，以上方和蜜为丸，每丸 9g，每日 3 次，续服半年，以资巩固。

半年后随访，患者未曾复发，体力恢复，精神颇佳。

（案 4 录自：何建成．周信有教授治疗冠心病临证思路和用药特点．光明中医，1995）

何炎燊

（主寒温合流，擅心血管病）

【医家简介】

何炎燊（1922～），男，广东东莞人，内科主任中医师，广东省名老中医，东莞市中医院名誉院长，国务院批准为“有突出贡献中医药专家”，享受政府特殊津贴。创立了肝、脾、胃并重的脾胃学说思想，扩大了中医下法在危重病抢救中的应用。创立"伤寒温病融合论"，对肝硬化、尿毒症、冠心病、癫痫等病疗效显著。运用育阴潜阳法治疗各种疑难杂症，根据其验方研制出的人参胃康片、肝康片、健脾开胃饮、清肺止咳糖浆等中成药，疗效甚佳。

相关著作：《何炎燊医著选》。

【主要学术思想和主张】

（1）主张"寒温合流"。如外感热病中哪个属于寒，哪个病属热，哪个病属湿？虽说与季节的转移，六气变化有关，但主要的还是决定某种致病因素（邪毒）的特定性质，按季节气候，强划寒温，显然是不符合实际的。

（2）实践第一，不为旧说所拘。岭南温病学派认为：粤地处亚热带，凡患外感，多为温邪，用药偏于寒凉，视辛温之药如蛇蝎。何老治温病并不完全排斥辛温。1958年秋，何老就用人参败毒散治愈三百多例流感。

（3）活用仲景的理、法、方、药，有所创新。善治伤寒者，才能善治杂病。何老认为《伤寒论》是中医辨证论治的先河，何老曾运用古方的复方治疗重症中风、肝硬化、尿毒症等病，有较好效果。

【医论医话】

同济医科大学名誉校长裘法祖教授说他的老师波尔斯特教授有一句名言："人老，老在血管上"。就是说，随着人的年龄增长，血管的功能和结构也发生了变化，它也变老了。所以，中老年人的心血管发生这样那样的病变，是很自然的。譬如一个瓷碗，用于几十年，未免有些裂痕，缺损，只要你小心仔细，还可用很长时间，下面列举三位患有心血管病的长寿老人为例。

（1）丘吉尔，英国战时首相，他是早产儿，身矮体胖，家族无长寿史，医生检查他的心血管系统已有几个危险信号，他照样繁忙工作，活到91岁。

（2）上海诗人、书法家苏局仙，1992年12月30日逝世，享年111岁，遵老人遗嘱，进行尸解，证实死亡原因为"休克型"肺炎（从那天出现症状到死亡仅4个小时，人们都说他是"无疾而终"），同时发现他主动脉，冠状动脉，大脑动脉……重度粥样硬化，全身大、中动脉内膜增厚，中层萎缩。这说明苏老患有严重心血管病，且由来已久，却能活到100多岁。

（3）我市的广东省名老中医李翼农，从40岁起一直是心律不整。75岁以后下肢时肿时消，而血压偏高，心功能不全也有很长时间，他却能活到95岁。

这三位老人的生活环境尽管各有不同，而其长寿的原因却有一个共同点："扬长避短"。因篇幅关系，现仅以我所熟知的李翼农为证，举一反三。

先谈避短。李老深知自己患有心血管病，所以从不吸烟、不饮酒，每天喝几大杯龙井茶，以疏通气血，清除积垢。心血管病忌捱夜、受凉，所以他早眠早起，谨慎风寒。情绪激动会导致心血管病患者猝死，所以他一生随遇而安，心境平静。“文革”期间，他被逐出医院，生活艰苦，他也处之泰然。造反派揪斗他，他一味支吾以对，奈何他不得，斗毕回家，照样谈笑吃饭，问他揪斗是什么内容，他竟一切都茫然不记得了。

李老能够充分发扬身心各方面的许多长处：他脾胃气旺，因而从不择食，精粗都吃，而且吃得很饱，能大量摄取身体所需的各种营养，以充实自己。他腰腿有力，因而他走路很快。他家住县后坊，几十年来都在城外上班，快步也要走二十多分钟，一天来回4次，等于运动锻炼一个多小时。李老更大的长处，是他的乐业思想，以治病救人为乐，不管严寒盛暑，病人越多，他诊病的劲头也越大，直至逝世前一个月，还支撑着为来求诊者处方下药。李老善诗能文，工余之暇，他把心情寄托在诗文上。他诗思敏捷，见景生情，一挥而就，我们说他比曹植的七步成诗还要快，称他做“李六步”。他经常全神贯注地撰写大量医学论文，这既为发扬中医学术作出了贡献，又能在自己的生命盘中添上了长寿的砝码。

患有心血管病的朋友们，只要你能扬长避短，也可以像这三位老人一样健康长寿。

【精选验案】

徐某某，女，58岁，有30余年头痛病史，时发时止，一月数次。1992年冬，觉心悸怔忡，经某院检查为冠状动脉粥样硬化性心脏病。病者自以为年老如此，不坚持治疗，迁延半载，病情日重。1993年8月2日在家轻劳动，突然怔忡，继而昏厥，即入院救治，诊断为冠心病，Ⅱ度房室传导阻滞，为安装人工心脏起搏器后，险候虽过，病情仍重，请求用中药配合治疗。

病者神气衰惫，面色㿠白，心悸怔忡，胸翳气逆，稍动则喘促汗出，兼眩晕头痛，四肢不温，脉细而代（42次/分），舌胖，色淡红有瘀斑。此元气大虚，心阳式微、血凝为瘀，阻塞脉络，予桂枝龙牡汤合参附丹田生脉散。

桂枝15g，酒炒白芍15g，炙甘草10g，煨姜10g，大枣20g，龙骨30g，牡蛎30g，吉林人参15g，附子20g，麦冬15g，五味子15g，丹参15g，三七6g。

患者服药1剂，即觉悸稍宁，气稍顺。服3剂，能起床慢步而不汗出，脉细代45次/分。服至六剂，脉搏增至52次/分，自觉诸恙均减。惟心烦、口干、少寐、大便干结，此际心阳渐复，改用归脾汤法。

吉林人参15g，黄芪30g，白术15g，茯苓15g，炙甘草10g，当归20g，龙眼肉20g，枣仁20g，远志10g，麦冬15g，五味子10g，丹参15g，三七6g。

半月后，患者脉搏56次/分，间有歇止，诸恙渐平，步行出院，嘱其常服归脾丸及丹田生脉糖浆。

一月后患者再来门诊，据述一切良好，能操持家务，惟数十年之头痛仍时时发作，欲求用药缓解。诊其脉58次/分，偶有歇止，舌瘀斑仍在，予益气聪明汤加减。

吉林人参15g，黄芪30g，葛根20g，升麻8g，白芍20g，炙甘草6g，蔓荆子12g，川芎20g，当归25g，首乌25g，三七6g。

此方每周服药一两剂，头痛发作渐疏且轻，3个月后，竟不再发。

［**按**］此危重病，经西医急救及安装起搏器后，暂时脱离危险期，而病情仍重，后加用中药，乃逐渐好转。所用者不过是桂枝、龙牡、参附、生脉、归脾等，皆常用之大方大法，无甚深义。

后期所用之益气聪明汤加减，乃应患者之请，希能暂时缓解头痛，而久服数月后，竟能将数十年之宿疾蠲除，实出乎意料之外。

益气聪明汤乃补元气、升清阳之良方，其中葛根一味，据近代医家研究谓有增加脑血流量及降低血管阻力作用，于此症颇合。惟患者一向体虚，须与大量参、芪合用，其效始显。又考虑此患者之长期头痛，乃脑动脉硬化供血不足所致，故又加用当归、首乌补血，川芎、三七活血通络，与补气升清之药协同作用，故能收近期疗效如此。

（以上均录自：何炎燊、马凤彬．何炎燊医著选集．广东高等教育出版社，2002）

焦树德

（治疑难杂病，创尪痹药剂）

【医家简介】

焦树德（1922～2008），原名焦聚辉，别名焦怡然，河北省人。中日友好医院学术委员会委员、中医教授、主任医师、专家室副主任、博士学位审授委员会委员等，当代中医名家，全国首批500名名老中医药专家，融师承、自学、国医学院、西医学校、西学中班等教育于一身，研读古今医籍，学识渊博，基本功深厚，他师古而不泥古，主张“继承传统，博采众长，突出特点，创新发扬”。创议“尪痹”，他深研辨证论治，擅长诊治疑难杂症，尤其在辨治类风湿关节炎、强直性脊柱炎等风湿病方面颇有独到之处。

相关著作：《焦树德医论医话精选》、《方剂心得十讲》、《焦树德临床经验辑要》、《临证经验录》，主编《简明中医内科学·下卷》、《痹病论治学》等专著和

《橘杏春秋》医刊等。

【主要学术思想和主张】

（1）擅治内科疑难重病。对肝、胆、泌尿系结石注重增强肝、肾本脏功能；对萎缩性胃炎、溃疡病等采用自拟的三合汤与四合汤；对冠心病、心肌炎、心绞痛采用心、肺、胃、肾同治，理气活血与助阳化痰并用，颇有良效；对中风证（急性脑血管病）常用中风三法，认为风痰阻络，风中于经，常归于腑，必须清化阳明，通腑活络；对再生障碍性贫血及出血性疾病重用滋胃凉血，降气清热；对高热性疾病，谨遵“见热莫攻热”之训，活用清、疏、滋、降、和解等法，力求治本，其热自解；对休克厥证、人事不省诸疾，用助阳开窍，宁心醒神，辨证治本，效果颇佳。

（2）强调中医理论对临床实践的指导，重视辨证论治的灵活运用。对咳嗽的辨治，提出宣、降、清、温、补、润、收等治咳七法；对治疗哮喘提出“治喘两纲六证三原则”，创拟麻杏二三汤、麻杏苏茶汤、麻杏蒌石汤、麻杏补肺汤、麻杏六君汤、麻杏都气汤等治喘效方；对神经衰弱的阴虚肝旺证和妇女更年期综合征，创用挹神汤；对下肢淋巴管回流障碍的足胻（胫）浮肿，创有足胻消肿汤等等。提出了相当于“类风湿关节炎”的中医“尪痹”病名及其辨治规律与经验，创制“尪痹冲剂”和“尪痹舒安”。

【精选验案】

案 1

患者：孙某某，男，32 岁。

初诊：1994 年 6 月 7 日。

主诉：胸闷，憋气，时心悸半年。

现病史：半年前因发热，心悸，胸闷，体温达 39°C 以上，住当地医院，经住院检查诊断为：心内膜炎，金黄色葡萄球菌感染。经抗感染治疗后，患者热退，血培养结果为无致病菌生长，故出院。然其胸闷、心悸、憋气感始终未缓解，故今请焦老师诊治。现症：胸闷，憋气，时有心悸惕惕不安，干咳无痰，口干欲饮，喜凉饮，然饮后不适感，纳呆少食，大便日行一次，为成形便，小便调，寐尚可。

既往史：10 年前患“肺栓塞”，已愈。5 年前患“慢性胆囊炎”，经中西药物治疗后症状减轻。否认肝炎、结核、高血压病史，否认药物过敏史。

个人史：无烟酒嗜好。

查体：舌苔黄略厚，脉沉细略弦数，心率 128 次/分。

中医诊断：胸痹，咳嗽。

西医诊断：细菌性心内膜炎？

辨证：邪居胸中，阴乘阳位，肺失宣降而致本证。

治法：清宣肺热，调中降气。

处方：生麻黄9g，生石膏40g，先煎，杏仁10g，桔梗6g，桑白皮12g，地骨皮15g，炒枳壳12g，白前10g，菖蒲9g，炒苏子10g，炒莱菔子10g，炒白芥子6g，全瓜蒌30g，焦槟榔12g，苏藿梗各10g。7剂，水煎服。

二诊：1994年6月14日。

服药后，胸闷、憋气减轻，干咳，纳可，二便调，寐安，舌苔黄略厚，脉沉细数，心率128次/分。仍于上方加入清热化痰，止咳之品。

处方：生麻黄9g，生石膏40g，先煎，杏仁10g，生甘草3g，生赭石30g，先煎，珍珠母30g，先煎，全瓜蒌30g，薤白10g，红花10g，檀香9g，后下，川黄连9g，炒黄芩10g，炒苏子10g，炒莱菔子10g，白前10g，炒白芥子6g，菖蒲10g，焦槟榔12g。7剂，水煎服。

三诊：1994年6月21日。

服药后，胸闷减，然仍出虚汗，仍干咳，口干减轻，精神、体力恢复。舌苔仍厚，然黄已退，脉沉细略数，心率120次/分。

因热象减，胸阳不振，闭塞不通，胸痹仍作，故于方中加入宣痹化痰之品。

处方：全瓜蒌30g，薤白12g，半夏10g，厚朴12g，炒枳实12g，红花10g，连翘15g，檀香6g，后下，苏藿梗各10g，川黄连9g，远志12g，茯苓18g，珍珠母30g，先煎，生赭石30g，先煎，紫贝齿12g，先煎，琥珀粉2g，分两次冲服，炒苏子10g，紫菀15g。7剂，水煎服。

四诊：1994年6月28日。

服药后，胸闷基本已愈，出虚汗减轻，偶有干咳，口干减。舌苔略白，脉细弦略数，心率100次/分。

患者原须坐小汽车来院就诊，上楼3层则喘而止步，胸闷著，而经过上述治疗后，现能背自行车由四楼而下，骑车来院就诊。

仍守上方加减用之。

处方：全瓜蒌35g，薤白12g，生地12g，玄参15g，厚朴12g，半夏10g，炒枳实12g，炒苏子10g，焦槟榔9g，紫菀15g，枇杷叶15g，川黄连9g，连翘12g，珍珠母30g，先煎，生赭石30g，先煎，紫贝齿9g，先煎，茯苓25g，砂仁3g。15剂，水煎服。

五诊：1994年7月15日。

胸闷基本消失，偶于夜间短暂发作，基本不咳，口干已愈，出虚汗已愈，偶有心悸不适，余无明显不适。舌苔后部白厚，舌尖红，脉沉细略数，心率90次/分。

鉴于病情减轻，继守上方加减以巩固疗效。

处方：全瓜蒌35g，薤白12g，生地18g，玄参20g，厚朴12g，半夏10g，炒枳实12g，炒苏子10g，焦槟榔12g，紫菀15g，炒莱菔子10g，枇杷叶15g，连翘15g，川连9g，珍珠母30g，先煎，佩兰12g，生赭石30g，先煎，紫贝齿12g，先煎，茯苓25g，藿香12g。14剂，水煎服。

[**按**] 患者虽系“细菌性（金黄色葡萄球菌）心内膜炎”致发热、心悸、胸闷等症，经用抗生素治疗后，体温正常，血培养阴性，无致病菌生长，然胸闷心悸不适达半年余不愈，故请焦老诊治。焦老并未予清热解表达消炎之目的；或因久病后予以补益等治法，而是抓住了辨证所得之根本，考虑肺气不宣，肃降失司；胸阳不振，予以宣肺降气治之；而获显效。

案2

患者：张某某，女，31岁。

初诊：1994年2月25日。

主诉：周身关节痛3年，胸闷、头晕、咳嗽3月余。

现病史：患者于3年前始周身关节疼痛，尤以指、趾关节为著，渐至变形，屈伸不利。曾于当地医院查血沉高于正常，类风湿因子（+），诊断为“类风湿关节炎”，予以对症治疗。本次发病于3个月前出现胸闷、气短、头晕、咳嗽，未行系统检查治疗，继则症状逐渐加重，伴头痛，以巅顶及前、侧部为著，波及眉棱骨处，右眼视物模糊，有星星点点状物，左眼视物有黑影，晕甚需人搀扶。即赴北京某医院住院检查，心肺B超、胸片、CT等结果提示：“肺血管炎”，“肺动脉高压”，予以扩冠、降压、利尿等治疗，效不显。每日咳嗽，咳吐白痰，量多，偶带血丝，头痛、眩晕明显，故请焦老会诊。

既往史：否认肝炎、结核病史，否认药物过敏史。

个人史：痛经史，孕2胎，人工流产1胎，足月顺产1子，健在。

查体：舌苔白略腻，脉沉细数。

中医诊断：胸痹，眩晕（头痛），尪痹。

西医诊断：肺血管炎，肺动脉高压，类风湿关节炎。

辨证：四诊合参，诊为胸中阳气不振，气血闭阻，清阳不能上达，发为胸痹、眩晕之证。素体肾虚，寒湿深侵入肾，骨伤筋挛，发为尪痹。

治法：宽胸开痹，肃肺降浊，佐清心热。

处方：全瓜蒌30g，薤白12g，生石决明30g，先煎，生赭石35g，先煎，旋覆花

10g，包，泽泻40g，檀香9g，后下，苏藿梗各12g，枳壳10g，桔梗6g，炒苏子10g，络石藤30g，鸡血藤20g，川黄连9g，苍术10g，厚朴12g，钩藤30g，后下，夏枯草15g。7剂，水煎服（效可继服）。

二诊：1994年3月15日。

服上药共14剂，服药后自觉头痛、头晕减轻，胸闷亦好转，咳嗽减轻，惟觉双足肿胀，按之无凹陷，今日测血压105/75mmHg，纳可，二便调，夜寐欠，舌苔薄白，脉滑沉细。

鉴于病情减轻，欲返故乡继服焦老中药，请焦老再诊处以长服之方。

处方：全瓜蒌40g，薤白10g，生石决明30g，先煎，生赭石30g，先煎，旋覆花10g，包，泽泻35g，桑枝30g，茯苓30g，猪苓30g，桑白皮15g，川黄连9g，冬瓜皮40g，夏枯草12g，红花10g，半夏10g，檀香9g，后下，菖蒲10g。14剂，水煎服（效可继服）。

三诊：1994年4月22日。

来人代诉：出院回家后一直服用焦老中药30余剂，诸症均减轻，且病情稳定，已停用西药，惟时有头顶痛，视物左眼有黑点状物，胃脘时痛，时左胸闷痛，甚发热感，时有关节疼痛，双下肢肿胀基本已愈。

诊治同前，守方加减。

处方：全瓜蒌35g，薤白15g，生赭石35g，先煎，泽泻60g，灵磁石30g，先煎，生石决明30g，先煎，茯苓25g，生龙牡各30g，先煎，丹参30g，檀香9g，后下，砂仁5g，后下，藁本10g，茱萸6g，川黄连10g，厚朴12g，炒枳实10g，半夏10g，夏枯草15g。14剂，水煎服（效可继服）。

四诊：1994年7月26日。

患者自行由山东来就诊，精神、体力基本恢复，服上药共50余剂，胸痛消失，双足肿消，头已不晕，时胀感，手足温而不凉，纳食、二便均正常，惟行经时腰酸，寐时有声响则惊醒，舌苔薄白，脉滑略沉。

患者症情明显好转，且趋稳定，故守上方出入，以巩固疗效。

处方：泽泻30g，钩藤25g，后下，生地18g，玄参18g，磁石30g，先煎，茯苓35g，生赭石30g，先煎，生石决明30g，先煎，全瓜蒌40g，薤白12g，延胡索10g，厚朴12g，炒枳实10g，夏枯草15g，白蒺藜10g，生芥穗9g，制香附10g，炒黄芩10g。14剂，水煎服。

［**按**］患者主因周身关节疼痛3年，胸闷、头晕、咳嗽3月余而就诊，于阜外医院确诊为肺血管炎，肺动脉高压，类风湿关节炎。焦老四诊合参，知其胸中阳气不振，气血闭阻，痰湿阴浊之邪乘其清阳之位，故清阳不伸，而致胸痹。急

则治其标，予宽胸开痹，肃肺降浊，佐清心热，活瘀通络后，胸闷、咳嗽、头晕均减，然双下肢肿胀。焦老复加四苓散以健脾利湿，共服药百余剂，诸症消失或明显减轻，由吸氧推来就诊恢复成自千余里地之外自行乘车就诊，可见焦老不拘泥于“病名”而施辨证之宝，即获佳效。

（以上均录自：阎小萍．焦树德临证百案按．北京科学技术出版社，2006）

高辉远

（精内科温病，重辨证求本）

【医家简介】

高辉远（1922～2002），其原籍湖北省蕲春县人。出身于中医世家，受业于当代杰出中医学家蒲辅周的门下，随其侍诊17年，尽得真传。曾任中国中医研究院高干、外宾治疗室副主任，长期任周恩来总理保健医疗主任，解放军305医院医疗研究室副主任和中医科主任，兼中国中医研究院研究生部客座教授、北京中医药大学名誉教授，是首批被国务院授予有突出贡献的专家并享受政府特殊津贴的五百名老中医药专家之一。他不仅对内、妇、儿科造诣精深，尤其擅长老年病与温热病学的研究，先后对老年慢性气管炎、肺气肿、高血压病、脑卒中、冠心病、糖尿病、肾病等进行了重点研究。

相关著作：《蒲辅周医案》、《蒲辅周医疗经验》、《医门新录》、《中医对几种传染病的辨证论治》等。

【主要学术思想和主张】

学术上师古不泥古，博采众长，融会贯通。临证胆大心细，诊病尤重辨证，主张因人、因病、因时、因地制宜，认为治病必求其本，不论是急性病或慢性病者，皆应寻求其本，时刻毋忘顾护胃气。无论经方时方，皆能择善而从，圆机活法，知常达变。他擅治内、妇、儿科诸疾，尤对温病与老年病见长而著称，屡起沉疴大症，名闻遐迩，逐步形成“药味少、用量小、用药轻、价格廉、疗效好”的“蒲氏医学”医疗风格。

【临证经验】

（1）冠心病是属于损伤性疾病，是偏于虚证的范畴。心主神志的功能正常，则人的精神振作，神识清楚，心跳和缓而整齐；如果发生障碍或受某种影响，则可出现心悸、心慌、惊恐、烦躁、健忘、失眠等多种症状。基于这一理论认识，早期冠心病患者，由于精神过分紧张，表现症状明显，或者心脏尚无器质性改变属于功能性的，目前此种类型较多，往往采用“宁心缓肝”即“甘以缓之”的治法，可使心情舒畅，眠实梦香，诸证得解。

宁心缓肝汤的组成：淮小麦15g，炙甘草8g，大枣5枚，茯神10g，麦冬10g，酸枣仁15g，菖蒲10g，远志10g，丹参10g，佛手10g，丝瓜络15g。主治：早期冠心病，属心肝失调者，表现为心前区闷疼，伴有心烦易怒，容易激动，心慌气短，时易汗出，舌质红，苔薄黄或薄白，脉细弦或见促象。亦可用于心脏神经官能症，更年期综合征，自主神经功能紊乱等属于脏躁之患者。本方以甘麦大枣汤加味而成。蒲辅周老先生谓甘麦大枣汤“用之灵活适当，能治不少病，不可轻视之”。近人程氏门雪谓“本方是一张治疗心病，养心气，泻虚火的好方子，也是肝苦急，急食甘以缓之，损其肝者缓其中的好方子”。故方中淮小麦善养心肝，止躁除烦，专疗神志不宁；甘草、大枣以甘，缓肝之急；配酸枣仁、茯神养心肝，安心神；菖蒲、远志通心窍，以定心志；麦冬甘寒而润，滋养心阴；丹参、丝瓜络活心通络；佛手行气止痛，且与丹参为伍，使血活气行，通则不痛。诸药合用，可达调理心肝之目的。加减：气虚可加太子参；虚烦不寐较甚也可用酸枣仁汤加味，以调和心肝，养血安神；高血压者加天麻、菊花、桑寄生。

（2）冠心病属中医“胸痹”、“真心痛”等范畴。冠心病是一种老年性由“损”所致的“虚证”，临床上常表现为心阳不足，心气虚弱，心阴失养，心神不宁。故治疗冠心病的基本观点是以治本为要，按照辨证论治的原则着重“补心阳”，“益心气”，“养心阴”，“定心志”为主。创拟了治疗冠心病的经验新方“养心定志汤”（组成：太子参15g，茯苓10g，菖蒲10g，远志10g，丹参10g，桂枝8g，炙甘草5g，麦冬10g，川芎10g，五味子6g，延胡索10g，龙骨15g），本方根据《千金方》定志丸、《伤寒论》桂枝甘草汤、《内外伤辨惑论》生脉散加味而成。方中太子参益心气；茯苓调心脾；菖蒲、远志通心窍以定心志；龙骨安心神；桂枝、甘草辛甘化阳以补心阳；麦冬、五味子酸甘化阴以养心阴；丹参、川芎、延胡活血理气止痛。全方共奏益心气，补心阳，养心阴，定心志之功效。加减：胸阳痹阻较著者加瓜蒌、薤白，气滞血瘀重者加三七、赤芍、金铃子，心烦、心悸、汗出者加小麦、大枣。

（3）急性心肌梗死，以左胸前区剧痛，汗出肢冷为主，属心阳衰竭，伤及心阴，颇有阴阳欲脱之势，斯时非大剂人参固气，附子回阳，不足以挽回垂危之证。双固阴阳方的组成：西洋参10g（另煎兑入），川附子15g（先煎），干姜10g，大麦冬15g，五味子8g，煅龙牡各30g，玉竹10g，丹参15g，延胡10g，炙甘草8g。主治：急性心肌梗死，证见面色苍白，左胸前区剧痛，伴胸闷气短，大汗出，口干烦躁，皮肤湿冷，四肢欠温，舌质淡暗，苔薄欠津，脉微沉细者。中医属真心痛，心阳衰竭，伤及心阴，阴阳欲脱之候。本方配干姜温中散寒，使参附回阳救逆之力益大；大麦冬、玉竹既可养阴生津，又可防姜、附燥烈之性；龙骨、牡蛎、五味子最善敛汗固脱；丹参、延胡养血活血，理气止痛；炙甘草和中益气，有补正安中之功。全方共奏益气回阳，坚阳固脱之功效。加减：气短明显者，再加生黄芪15g，以助人参之力；汗出不止，加山萸肉30g；心悸失眠加枣仁15g，珍珠母15g；大便干者加瓜蒌仁15g，火麻仁15g（打）。

【验方效方】

方一　宁心缓肝汤

［主治］早期冠心病，属心肝失调患者。

［药物组成］淮小麦15g，炙甘草8g，大枣5枚，茯神10g，麦冬10g，酸枣仁15g，菖蒲10g，远志10g，丹参10g，佛手10g，丝瓜络15g。

方二　养心定志汤

［主治］心阳不足，心气虚弱之冠心病。

［药物组成］太子参15g，茯苓10g，菖蒲10g，远志10g，丹参10g，桂枝8g，炙甘草5g，麦冬10g，川芎10g，五味子6g，延胡索10g，龙骨15g。

方三　双固阴阳方

［主治］急性心肌梗死。

［药物组成］西洋参10g，另煎兑入，川附子15g，先煎，干姜10g，大麦冬15g，五味子8g，煅龙牡各30g，玉竹10g，丹参15g，延胡索10g，炙甘草8g。

【精选验案】

案1

陈某，男，57岁，工人。

1991年11月26日初诊。素患冠心病心绞痛2年，每因劳累或阴雨天时，胸骨后闷痛，痛引肩背，心中痞塞，气憋乏力，纳少。舌质暗淡，苔薄白腻，脉沉弦滑。高师辨证为痰湿阻滞，胸阳不振。治拟通阳宣痹，理气化浊。

药用：瓜蒌15g，薤白10g，法夏10g，枳壳10g，桂枝8g，茯苓10g，菖蒲10g，陈皮8g，香附10g，建曲10g。

服6剂药后，精神转好，胸膺憋闷减轻，心绞痛偶发。

守方加延胡索10g，又连服20剂，告胸闷，心痛消失。

［**按**］本例是因痰湿壅遏，阻塞胸阳，致使血行不畅而发病。用《金匮》瓜蒌薤白半夏汤、枳实薤白桂枝汤化裁，以通阳宣痹，温经散寒，加茯苓、菖蒲燥湿化痰，养心安神，兼以香附、陈皮、延胡索理气止痛。使胸阳宣通，痰湿消除，则气机调畅，胸痛短气自愈。

案2

朱某，男，65岁，干部。

1991年10月30日初诊。心前区憋闷疼痛3年余。某医院诊断为：冠心病心绞痛。心电图提示："慢性冠状动脉供血不足"。曾多次住院经中西药治疗好转，但常易反复发作。近因精神紧张和搬家等过度操劳后，心绞痛又复发，而特求治于高师。证见胸前憋闷，有时刺痛，牵引肩背，舌质暗，苔薄白，脉沉弦。辨证为气滞血瘀，络脉失宣。治拟行气活血，宣通脉络。

药用：丹参15g，当归10g，川芎8g，桃仁10g，红花10g，赤芍10g，柴胡10g，枳壳10g，檀香5g，砂仁5g，延胡索10g，炙甘草3g。

服药7剂，胸闷心绞痛明显减少，余症好转，宗上方继续治疗1个月，心痛消失，惟感气短易乏，活动心慌，时有易汗，舌质暗，苔薄，脉细弦。高师认为，此心气虚象显露，再以前方增入益气之品。

药用：黄芪15g，太子参15g，丹参10g，赤芍10g，川芎10g，麦冬10g，五味子5g，小麦10g，延胡索10g，炙甘草5g，大枣5枚。

连进14剂，精神好，体力增强，纳寐俱佳，心前区诸证悉除。改投人参归脾丸、愈风宁心片、参七片巩固疗效。

［**按**］本例临床所见胸闷如刺，牵引肩背，舌暗等症，实系气血郁滞，心脉瘀阻之候。投以丹参、归、芎、桃、红活血化瘀通脉；柴、枳、檀、砂、延胡索疏郁行气止痛，是取"气为血帅"，"气行则血行"之意，故投药果然取效。后改投益气活血，养心安神之剂，意为"通补兼施"，临床上常能巩固疗效。

案3

张某，男，61岁，干部。

1992年4月3日初诊。心前区憋闷疼痛1年余，伴心悸气短、早搏、失眠烦躁、恐惧，每于劳累或情绪波动即心绞痛发作频繁，其痛放散左肩臂，每次持续2~5分钟，发作时经含服硝酸甘油片始可缓解。去年曾在当地医院做心电图提示：冠心病心绞痛。故特来高师处诊治，观其舌质淡暗，苔薄白，诊得脉细弦偶结代。此为心气不足，心失所养，神不守舍，治宜益气养心，安神定志。自拟养心定志汤加减。

药用：太子参10g，茯苓10g，菖蒲10g，远志10g，麦冬10g，小麦10g，丹参10g，龙骨15g，五味子6g，炙甘草5g，大枣5枚。

连投12剂，精神较前好转，诸证明显减轻，惟感易乏，偶有早搏，寐差，舌质淡暗，苔薄白，脉细弦偶结代，再拟原方加酸枣仁10g，又服用月余，心绞痛未再复发，心律复常，余症改善。复查心电图报告：大致正常心电图。嘱停汤剂，改用天王补心丹、愈风宁心片调理巩固。

［按］冠心病心绞痛，多为本虚标实之证，本虚则心气不足，心阳不振，心阴失养；标实则气滞血瘀，寒凝血脉，痰饮阻滞。其治疗之法，虽有通阳宣痹，化浊豁痰，温阳补气，益气养阴，活血化瘀诸法，然其效多不甚理想。高师认为，冠心病心绞痛的发生与发展，常与情志的波动有关，或外来刺激，或因恐惧，或因恼怒，均可导致本病发生或加重。对此患者，当宜养心定志，甘以缓之为主调治。高老积多年临床经验，创拟养心定志汤，即以定志丸补心强志，桂枝甘草汤补心之阳，生脉散养心之阴，以治虚为本，再加丹参、川芎，延胡索活血理气止痛，以起治标之作用。本例偏于心志不宁，故去桂、芎、延胡索，加入枣仁、小麦增其养心安神之力。全方合用，心气得补，心阴得养，心神得安，故心痛缓解，心脉转复，而获良效。

案4

李某，男，54岁。

1991年10月29日就诊。患者胸闷疼痛，心悸气短1年余，经合同医院检查确诊后，按“冠心病”予中药汤剂及西药扩冠、抗心绞痛等药物治疗，又曾服中药瓜蒌薤白汤10余剂，症状始终未见明显改善，故请高师诊治。证见胸闷疼痛，心中空虚，悸动不安，气短肢倦。观其舌质淡红，苔薄白，诊其脉结代。此为营卫失和，气血不畅，日久心脉痹阻，胸阳不振之证。治拟温阳通脉，调和营卫之法，方选炙甘草汤、桂枝甘草汤化裁。

药用：太子参10g，桂枝10g，炙甘草8g，生地10g，阿胶10g，烊化，麻仁10g，打，生龙牡各15g，生姜3片，大枣5枚。6剂水煎分服。

药后胸闷疼痛、悸动不安大减，然活动气短，易汗，纳食量少，原方加焦三仙各10g，淮小麦10g，再连进12剂，诸证悉平。半年后应邀复诊，自云病情一直尚稳定。

［按］方用炙甘草汤合桂枝甘草汤调和营卫，通阳宣痹。方中炙甘草益气补中，通经脉，利血气，为复脉之主药；太子参、大枣补气益胃，以资脉之本源；生地、阿胶、麻仁补心血养心阴，充养血脉；桂枝、甘草通阳化气，配生姜、大枣调和营卫；生龙牡镇静定志。诸药合之，使心气复则心阳通，心血足则血脉充，营卫调和则诸证悉安。

案5

沈某，男，69岁，干部。

1991年12月22日初诊。旧有冠心病心绞痛11年而经常住院。本次因心绞痛频发5小时入院，每遇寒冷加重，时值隆冬季节屡发为甚，每次持续1～8分钟，痛时左侧臂内放散，伴胸闷气短，心悸心慌，倦怠乏力，畏寒肢冷，面部及下肢轻度水肿，大便偏溏。舌胖淡紫，边齿痕，苔白润，脉缓偶结代。心电图提示：窦性心动过缓，心肌供血不足，ST 段下降 >0.1mV。高师辨析为心脾阳虚，血脉瘀阻之证，治拟温阳益气，养心健脾之法。

药用：党参 15g，黄芪 15g，白术 10g，连皮茯苓 15g，桂枝 10g，干姜 6g，菖蒲 10g，远志 10g，丹参 10g，陈皮 8g，炙甘草 5g。

服上方 12 剂后，胸闷心痛，心悸气短诸证略有减轻，再以原方增损，调治月余，胸闷心痛皆除，心悸乏力，畏寒肢冷不明显，大便正常，终以人参归脾丸巩固疗效。

［**按**］本例患者罹病多年，人届七旬，脾阳不振，则邪浊滋生，心阳不足则鼓动无力而血流不畅，心失所养，发为心绞痛。方中党参、黄芪是补气之良药。白术、连皮茯苓健脾渗湿利水；炙甘草益气补中；干姜辛热，能走能守，与参、术、草合用，名理中汤，可温中祛寒，补气健脾。桂枝辛温，走而不守，能温通血脉，通阳化气，合甘草，又名桂枝甘草汤，能益心气，强心通阳；菖蒲、远志通心窍、安心神；丹参入血化瘀，古有“一味丹参，功同四物”之说；少佐陈皮理气行滞，使之补而勿壅。

案 6

孙某，男，66 岁，干部。

1991 年 9 月 18 日初诊。素性抑郁，形体丰腴，善思虑。旧有高血压、冠心病史。3 年以来，经常因血压偏高、心绞痛屡发住院。近因家事不顺，情志不遂，又感胸膈痞闷，心前区不适，头晕目眩，血压波动，口干且苦，脘胀纳少，嗳气恶心。舌红稍暗，苔薄黄腻，脉弦滑。高师辨证属忧郁不解，痰热内阻之候，治拟理气解郁，化痰清热。切忌生气、激动。宜越鞠丸合温胆汤加味治之。

药用：苍术 10g，香附 10g，栀子 8g，川芎 8g，建曲 10g，法夏 10g，茯苓 10g，陈皮 8g，枳实 10g，竹茹 10g，佛手 10g，菊花 10g，珍珠母 15g，先煎。

服 6 剂药后，心绪始平，心境始开，精神好转，诸证减轻，再以原方又投 12 剂，经家属多方开导，血压、心脏情况平稳，诸证悉除。

［**按**］本例冠心病、高血压患者，每因情绪波动屡发。高老临证以辨证论治为原则，方用越鞠丸合温胆汤加味治疗亦效。此患者症状的缓解，说明冠心病因情志抑郁而加重或反复发作者，除嘱其舒畅情志外，用药随时注意调气开郁，重视肝气的疏泄，脾胃之升降的重要性。

（以上均录自：王发渭，于有山，薛长连，等．高辉远验案精选．学苑出版社，2007）

张存鉴

（擅内科杂症，精脾胃心病）

【医家简介】

张存鉴（1923～2009），字镜人，上海市人，是全国著名中医理论家、中医临床家、上海市第一人民医院主任医师、上海市名中医、首届“国医大师”。他不仅擅治发热性疾病，且对内科杂病及疑难疾患，如眩晕症、冠心病、心肌炎、慢性胃炎、慢性结肠炎、慢性肾炎、尿毒症、皮肌炎、红斑狼疮、多发性骨髓瘤、口腔黏膜病等，均有丰富的辨证论治经验，特别是对临床常见的慢性萎缩性胃炎和慢性肾功能衰竭，进行了系统观察研究。首创“调气活血法”治疗萎缩性胃炎，打破了“胃黏膜腺体萎缩不可逆转”的观点，为中医药治疗萎缩性胃炎及防治胃癌开创了新思路。

相关著作：主编《中医疑难病症秘要》、《中医古籍选读》、《张镜人治病囊秘》等专著10余部，发表论文100余篇。

【主要学术思想和主张】

1. 师法不拘方

张镜人在学术上恪守“茹古涵今，兼收并蓄，立足临床，重在创新”。如治热性病，主要方法为“表”、“透”。对受风寒发热的病人，运用“发表祛邪”方法，力求表透汗出；对于受冬寒，当时没有立即发病，以后又受新的病邪感染而引起的热性疾患，也就是中医所谓的伏气加新感，张镜人运用“透表达邪”方法，把病邪从里向表透泄，邪达则热退病安。

2. 调气活血治慢性胃炎

历代中医认为，胃脘疼痛不适的病因大多属寒，“寒凝气滞，不通则痛”。张镜人发现慢性胃炎实为热郁气滞之症，肝胆郁热影响了胃，日久必然导致气阴两虚及血络瘀阻，从而引起腺体萎缩，因此临床治疗需要“调气活血”。“调气”，包括理气、益气；“活血”包括养血、化瘀。通过调气活血，来提高胃黏膜血流量，改善胃黏膜血液供应，调节胃的运动功能，达到治疗目的。

【医论医话】

冠状动脉粥样硬化性心脏病（以下简称冠心病）是中老年临床常见的心脏疾患。

1. 病因与病机

由于阳虚，阳虚则温运的功能减退，痰浊凝聚，阴霾气滞，血络泣涩，因而症见心前区窒闷疼痛，短气不足以息。反之，湿痰内侵，堵蔽心阳，心气失宣，亦会影响血行，产生如上的症状。浊痰夹瘀阻络，意味着冠状动脉的脂质沉积与浸润，心阳及心气痹塞，营血运行不利，意味着冠状循环血液供应障碍，心肌缺血缺氧，湿痰愈甚，阳气愈损，阳气愈衰，湿痰愈盛，二者之间，起了连锁的病理反应，所以，《金匮要略》治疗胸痹的方药，通阳与化痰并重。

但应指出，痰是病理性的产物。它可因脾胃虚弱，饮食精微不化，聚湿生痰，也可因肝胆郁热，煎熬津液而成，痰与湿孳生或与热郁蒸到一定阶段，侵入了心脏的脉络，逐渐形成了冠状动脉粥样硬化的病变，呈现胸痹的证候。

临床体会，冠心病人不是偏于痰湿，就是偏于痰热。痰湿偏重的病例大多体质肥胖，血脂增高。痰湿潴留，其气必滞，故症状以胸闷为主。

痰热偏重的病例，大多有高血压病史，痰热胶固，络损血瘀，故症状以心前区刺痛或绞痛为主。

值得注意的是痰湿壅遏，每易化热，即使是偏重于痰湿的患者，日久往往向痰热转归，这是病理的演变。

还需补充，中医学对临床上出现的心悸怔忡及结促等脉象，亦颇重视痰的因素。

《伤寒明理论》："其停饮者，由水停心下，心为火而恶水，水既内停，心不自安则为悸也。"《诊家枢要》："浮结为寒邪滞经，沉结为积气在内，又为气，为血，为饮，为食，为痰，盖先以气寒脉缓，而五者或一留滞于其间，则因而为结。"可见冠心病临床引起的心律不齐仍与痰湿有关。

2. 治法的商榷

《金匮要略》治疗胸痹证，主张通阳，宣痹，化痰，理气。

《千金方衍义》："胸痹多由寒热之邪痹着心下，故《金匮》咸以辛温散结，涤除痰垢为务。"但是阳气痹阻，终必导致血行瘀滞，单事通阳宣痹，殊难消除络脉的积瘀，这方面治法的空白，可由后世的血府逐瘀汤和丹参饮来填补。

基于气血在生理上相互联系与病理上相互影响的特点，目前冠心病临床，综合宣痹理气、活血化瘀的治法，采取丹参注射液、复方丹参片、苏合香丸、麝香保心丸等药，对改善气滞血瘀的证候，效验十分显著。

应该承认，宣痹理气，活血化瘀，总不过是"急则治其标"的方法，按照"治病必求其本"的更高标准，可从健脾，调肝，和营，软坚，通络的途径，选用治本的药物，这对预防冠心病的发生与发展，具有重要意义。

3. 方药的应用

冠心病中医临床应用的方药，有两大范畴：

（1）宣痹化痰：其代表方为瓜蒌薤白白酒汤、瓜蒌薤白半夏汤、枳实薤白桂枝汤，重点在桂枝、薤白、瓜蒌、半夏、枳实五味中药。为了加强理气的力量，尚须增入香附及砂仁。当然，要求迅速达到宣痹理气，离不开芳香温通的成药，如苏合香丸、复方丹参片、麝香保心丸、庆余救心丸等。

惟温燥香窜之品，动火耗气，剂量与疗程，尽需掌握，症情稳定，最好逐步递减或停撤。

（2）活血化瘀：活血药首推丹参。化瘀药基本分两类：一类是通过行气以化瘀，如降香、乳香、郁金、延胡索，适应心区窒闷疼痛。另一类是借助活血以化瘀，如红花、桃仁、没药、赤芍、参三七、蒲黄、五灵脂，适应心区刺痛或绞痛。

此外，心动过缓而脉见结代，宜仿桂枝甘草汤方意，取桂枝、甘草配党参，以益气营；心动过速而脉见结代，宜仿生脉散方意，取北沙参、麦冬合枸杞子以养阴血。均可加苦参。在症状缓解时，则应采用丹参饮、芍药甘草汤、香砂六君子汤、指迷茯苓丸等方加减，疏通心络，调整气血，改善脾胃运化功能，杜除痰湿和痰热，防止脂质沉积与浸润，缓和冠状动脉粥样化斑块。冀能控制病情，巩固疗效。

4. 中医治疗的作用

中医中药治疗冠心病，所以会获得较满意的疗效，可能包含三个方面的作用：

（1）扩张血管，增加冠状动脉的血流量。

（2）疏通冠状动脉，防止粥样斑块的形成和促使其消退。

（3）控制症状，使心脏减少缺血、缺氧的影响，延缓病情发展，有利于建立侧支循环。

（张镜人．中国百年百名中医临床家丛书·张镜人．中国中医药出版社，2011 年）

【效方验方】

方一　张氏冠心病方（注：方名系孙永章拟加）

［药物组成］丹参、炒赤芍、生香附、广郁金、全瓜蒌、远志、炙甘草等。

［方解］张师论治冠心病，常用药物不外乎宣痹（通阳）、理气（开窍）、活血、化瘀、益气、养阴，宁心安神、化痰、降血脂、降血压等 10 大类。

常用瓜蒌宽胸散结，“瓜蒌能使人心气内洞”（内洞即舒畅之意）。薤白滑利通阳，但其性温味辛苦，会刺激胃黏膜，溃疡病患者慎用。桂枝辛从甘化，温补心阳，遇痰热偏重或血压偏高患者应审慎。香附开郁散气，“生则上行胸膈”，治冠心病须以生香附为宜。延胡索行血中气滞，气中血滞，其镇痛功效显著。佛手片治“心下气痛”而不燥，气行则血亦行，以助活血化瘀之力，配合化痰之品，每能提高宣痹理气的疗效。活血药物能促进血行，一般都可以化瘀，如当归、川芎等，当归气味辛甘，既不虑其过散，复不虑其过缓，得其温中之润，阴中之阳，故能通心而生血，为血中之气药。

化瘀药性又分两类，一类借助行气来化瘀，如乳香、没药等，适合心前区闷痛的病例；另一类借助活血化瘀，如赤芍、蒲黄等，适合心前区刺痛的病例。

[加减应用] 气虚加党参；脉结代加川桂枝；阴虚加生地；痰湿加半夏、陈皮；痰热加川贝、竹茹；胸膺窒闷甚加檀香、佛手；心前区痛甚加乳香、没药，刺痛或绞痛加红花、失笑散，甚者加服冠心苏合香丸，每日2次，每次半粒至1粒，含化或温开水化服；心悸加枣仁、茯苓、茶树根；血脂高属湿热瘀滞加茵陈、泽泻、生山楂，属肝肾阴虚加桑寄生、制首乌；血压高加罗布麻叶、决明子、莲心等。

（方一录自：张亚声．张镜人治疗冠心病的经验．上海中医药杂志．1997）

方二　瓜蒌薤白桂枝汤化裁膏方

[药物组成] 瓜蒌，薤白，桂枝。

[方解]《素问·生气通天论》谓：“阳气者，若天与日，失其所者折寿而不彰。”故阳气为一身之主宰。“心主血脉”“脉者，血之府”。血液运行除了“营气”作用外，还要依靠心脏的功能，这种功能称为“心气与心阳”。心气的鼓动全赖于心阳的温运，二者密切配合，维持人体正常血液运行。一旦心阳与心气痹阻，妨碍了营血的运行，血涩成瘀，“不通则痛”，胸痹心痛乃作。张老常以此膏方化裁调治此病。方中瓜蒌宽胸散结，“能使人心气内洞”；薤白性温、味辛苦，滑利通阳；桂枝辛从甘化，温补心阳。

方三　参苓白术散膏方

[药物组成] 人参、白术、茯苓、甘草、山药、扁豆、莲肉、砂仁、桔梗。

[方解] 张老认为，痰湿和痰热是导致脂肪代谢病变的前提，而气滞血瘀则是脂质沉积的病变结果。脾胃健运失司，饮食不化精微，最易扰乱脂肪代谢，聚湿生痰；若肝胆失于疏泄，气郁化火，痰热亦可煎熬津液，变成痰涎。痰性黏腻，痰湿驻留，或痰与热胶结，都可促使心络的脂质沉积与浸润，导致心气痹阻。张老认为心血管疾病中所出现的心动悸、脉结代，与脾气不振、胃气虚弱有着直接的关系。阳气不足，心气虚衰；痰浊瘀阻，心脉不通，均与脾胃功能失调

有关。脾胃乃气血生化之源，水谷精微所化生的元气具有注心灌脉之作用。张老在膏方中常用参苓白术散益气健脾化痰浊，方中人参、白术、茯苓、甘草补气健脾，山药、扁豆、莲肉补脾渗湿；砂仁醒脾，桔梗升清，宣肺利气，用以载药上行。诸药合用，共奏健脾益气，和胃渗湿之功。张老每用白术健脾、半夏涤痰、陈皮理气、谷芽消积。脾胃得健，运化有力，则痰浊瘀阻得以消散，有利于心脉的疏通和心之气血的充养。

方四　四参饮

［药物组成］丹参、孩儿参、南沙参、苦参。

［方解］该方为张老自拟的膏方。膏方补虚着眼于气血阴阳的调养，心血管疾病痹阻日久，则易耗伤心气、心阴，临床上常见到心悸气促、胸闷胸痛、心烦失眠等心气不足、心阴失养的症状。气阴两虚之体质易感邪热，邪热又加重气阴虚损，导致瘀热内阻，痰浊滋生。久病反复发作，迁延难愈，终致心气、心血俱损、痰瘀固结之顽症。治疗当以益气养心扶正治本，活血清热祛邪治标。

方中丹参有“一味丹参散，功同四物汤”之意，故以其调心血，且苦能降泄，微寒清肝，有除烦安神之效。张老补益脾胃之气善用孩儿参，不主张过早使用生晒参，恐壅塞气机反增胸闷之患。《饮片新参》谓孩儿参有“补脾肺之气，止汗生津，定虚悸”之功效，对心气不足者，用孩儿参既可健脾益气，又能止汗生津护及心阴，似较党参及生晒参更为适宜。南沙参滋润上焦之阴分，兼有清热祛痰之力。现代药理研究证实其有提高细胞免疫功能、强心、降低胆固醇的作用。苦参有“专治心经之火，与黄连功用相近”，近代药理证实其具有抗心律失常之作用。

（方二至方四录自：朱凌云，秦嫣．张镜人膏方调治心血管疾病精要．上海中医药杂志. 2008）

【精选验案】

案1

何某，男，62岁。近月来，胸闷、心悸、气短，日渐加重。某医院拟诊“高血压、冠心病”。总胆固醇7. 22mmol/L、甘油三酯2. 6mmol/L。心电图提示：心肌供血不足，房颤。近日心前区闷痛加剧，伴见头晕，纳呆，口腻，喉间有痰，唇紫，舌质暗红，苔白腻，脉弦滑。此心气不足，痰浊内阻，心脉壅塞之证。治宜益气和营，健脾化浊。药用：

孩儿参12g，丹参15g，苦参片9g，全瓜蒌15g，制半夏9g，炒白术9g，炒枳壳9g，炙远志3g，生香附9g，王不留行子9g，地龙9g，赤芍药12g，炙甘草3g，紫石英30g，先煎，广郁金9g，陈皮6g，香谷芽12g。每日1剂，水煎服。

上药服7剂，胸前区闷痛已止。纳食增进，痰浊渐化，唇紫已改善，心悸明显减轻。再宗上方续服。2个月后复查：总胆固醇5.88mmol/L，甘油三酯1.7mmol/L，心电图已有明显改善。

[**按**] 冠心病所出现的心动悸、脉结代，与脾气不振，胃气虚弱有着直接关系。脾胃乃气血生化之源，水谷精微所化生的元气具有注心灌脉之作用。为此，调和脾胃既可以补充心之气血，又可以使痰浊瘀阻得以消散。张老善用孩儿参补益脾胃之气，不主张过早用生晒参，恐壅塞气机反增胸闷之患。《饮片新参》谓孩儿参有“补脾肺之气，止汗生津，定虚悸”之功效。对冠心病之心气不足者，用孩儿参既可健脾益气，且能止汗生津护及心阴，似较党参及生晒参更为适宜。冠心病之痰浊瘀阻，当用涤痰化浊之品，这样有利于心脉的疏通。张老每用白术健脾、半夏涤痰、陈皮理气、谷芽消积，收效非同寻常。

（案1录自：程络新．张镜人教师重视脾胃的经验．河南中医药学刊，1995）

案2

张某，男，62岁。

1985年11月21日就诊。

患者素有心肌梗死病史，常感胸闷隐痛，心慌，动则气急，嗳气时作，大便不实。舌质暗红、微胖，边有齿痕，苔薄腻，脉细滑。刻值冬藏之时，治拟养心益气，祛痰化瘀。

处方：生晒参30g，丹参90g，炙黄芪30g，桃仁60g，赤白芍药各60g，炙甘草30g，制苍术30g，制黄精60g，生香附60g，广郁金60g，全瓜蒌60g，薤白头30g，制半夏60g，炒陈皮60g，大地龙60g，砂仁20g，后下，佛手片30g，炙远志20g，淮小麦60g，菖蒲30g，旋覆花60g，包煎，代赭石60g，香谷芽60g，炒六曲60g，炒川续断60g，炒酸枣仁60g，香扁豆60g，建莲肉60g，泽泻60g，炙延胡索60g，川石斛30g，炒川芎30g。上药浸一宿，武火煎取3汁，沉淀沥清；文火收膏时，加入清阿胶240g（陈酒烊化），白冰糖500g，最后冲人参汤，熬至滴水成珠为度。每服一汤匙，温开水调送，清晨最宜。

如遇感冒、食滞需暂停数天。

[**按**] 冠心病属中医“胸痹”范畴，其病机为本虚标实，即《金匮要略》所谓之“阳微而阴弦”。阳微者，指阳气不足，心气虚衰；阴弦者，指痰浊瘀阻，心脉不通。此二者均与脾胃功能失调有关。为此，调和脾胃既可以补充心之气血，又可以使痰浊瘀阻得以消散，故冠心病的治疗在使用温阳通痹法之时，亦应重视脾胃功能的调和。本例膏方既有补阳还五汤益气活血通络之意，又有瓜蒌薤白半夏汤温中通阳，祛痰宽胸之旨。然综观全方，乃参苓白术散贯穿其中，以健

脾胃、化痰浊。张老认为：冠心病所出现的胸膺痛，心动悸，脉结代，虽属“阳微而阴弦”，但与脾气不振，胃气虚弱有着密切的关系。在使用温阳宽胸之品的同时，选用参苓白术散益气健脾而化痰浊乃取治本之道，适用于脾胃气虚夹湿之证，在痰浊瘀阻之冠心病中使用，通过祛痰化浊以利心脉的疏通。其中生晒参性平质佳，不温不燥，补益脾胃之气，且能生津顾护心阴；白术燥湿健脾；半夏温涤痰浊；陈皮理气化痰。诸药合用可达脾胃健运、痰浊消除之目的。方中一派温燥药中，独用石斛一味，甘凉润养，寓意深刻。

（案2录自：朱凌云，秦嫣．中州之土，生化之源—张镜人教授重视脾胃思想在膏方中的体现．上海中医药杂志，2006）

案3

某男，58岁。

1981年9月24日初诊。

1周来心前区持续疼痛，胸闷，痰多，夜寐少安，舌淡红，舌苔薄腻，脉弦细滑。心电图检查示急性心肌梗死。根据其主症当属中医真心痛范畴，乃痰湿内阻，心气失宣，营血运行不利，心络瘀滞所致。治拟养血调营，宣痹行瘀，兼化痰湿。药物：

太子参9g，丹参15g，桃仁9g，全瓜蒌15g，薤白9g，制半夏5g，炙远志3g，淮小麦30g，生香附9g，赤芍药、白芍药各9g，炙甘草3g，炒陈皮5g，枳壳9g，竹茹5g，朱茯神9g，夜交藤30g，谷麦芽12g。每日1剂，水煎服。5剂。

二诊：服药5剂后心前区疼痛已减，仍感胸闷，痰出较畅，精神好转，脉细弦滑，苔薄白腻，质红。前方加减续进。以祛痰理气，宣痹行瘀。

处方：太子参9g，丹参15g，桃仁9g，全瓜蒌15g，打碎，薤白9g，炙远志3g，淮小麦30g，香附9g，赤芍药、白芍药各9g，炙甘草3g，枳壳9g，竹茹5g，朱茯神9g，夜交藤30g，谷麦芽12g。每日1剂，水煎服。

患者守方服用2周，病情稳定，胸闷心前区疼痛等诸症逐渐好转。

［**按**］本例属真心痛之轻者，乃痰瘀交阻，心气不得通达所致，宗瓜蒌薤白半夏汤合温胆汤化痰通阳，丹参、桃仁、赤芍活血通络为主，佐以养心安神治之。《金匮要略·心典》云：“胸痹不得卧，是肺气上而不下也。心痛彻背，是心气寒而不和也，其痹为尤甚矣。所以然者，有痰饮以为之援也。故于胸痹药中加半夏以逐痰饮。”方中籍瓜蒌、枳壳宽胸散结；薤白温经通阳，半夏、远志祛痰除湿，香附、陈皮理气畅中，盖痰积久滞，久则必有瘀阻，痰瘀交结，着于包络，以致痹而不畅，故再增丹参、桃仁、赤芍调营化瘀，则痰浊化而瘀壅遂开。

（案3录自：张存钧，王松坡．张镜人痰瘀同治临床经验．山东中医杂志，2008）

案4

虞某，男，52岁。

初诊：1975年4月3日。

病史：1969年起发现有早搏。近年来早搏增加，曾多次住院，此次3月28日刚从市某医院出院。目前仍时感阵发性心悸，头晕，目眩，严重时有飘浮感，肢体麻木，关节酸楚，胸闷。舌质淡，苔薄腻，脉细略有间歇。

检查：血压140～150/84～90mmHg，胆固醇191.5mg/dl，甘油三酯189mg/dl，脂蛋白760mg/dl，肝功能正常，肾功能：肌酐1.15mg/dl，尿素氮19.7mg/dl。心电图示：偶见插入性室性早搏。

辨证：心血不足，心阳不振。

西医诊断：冠心病，心律失常。

中医诊断：心悸。

治法：补心血，益心阳，和络脉。

方药：熟附块9g，丹参12g，炒当归9g，炒党参9g，清炙甘草6g，赤白芍各9g，炒生地12g，麦冬9g，五味子3g，茶树根15g，炙远志3g，淮小麦30g，炒桑枝12g，广郁金9g，二至丸12g，包。

二诊：6月19日。

药后症情时好时差，近日早搏较频，有时呈二联律，心前区隐痛，神疲乏力，胸闷，肢麻，脉细代，舌质淡，苔薄腻，拟再宗前法。

处方：丹参12g，熟附块5g，川桂枝6g，清炙甘草6g，赤白芍各9g，阿胶5g，烊冲，炒生地12g，大麦冬9g，炙远志5g，炒党参9g，制黄精9g，茶树根15g，炒枣仁5g，生龙牡各15g，先煎，淮小麦30g，二至丸12g，包。

随访：加减服用经年，心悸渐减。

三诊：1979年6月14日偶有早搏，气促，近日血压偏高：160/100～110mmHg，感头晕口干，脉细滑，苔薄腻，拟养心安神，佐以平肝。

处方：孩儿参12g，南沙参9g，苦参片9g，赤白芍各9g，生白术9g，生香附9g，砂仁3g，后下，泽泻9g，淮小麦30g，清炙甘草3g，生槐花15g，枸杞子9g，钩藤9g，后下，生石决明15g，先煎。

另：丹参片1瓶，补心丹1瓶。

随访：以后加减服药，数年来症情稳定。

［**按**］冠心病而心悸胸闷，舌质淡脉细代，病由心阳不振，心血不足而致。故治以炙甘草汤合附子、黄精、二至丸、五味子等调补阴阳；枣仁、远志、淮小麦、茶树根养心安神；当归、丹参、郁金、赤白芍活血和络为治。数年后再诊，

其时患者气阴不足，肝木偏旺，则为阳复之后转为阴虚；此乃阴阳转化之象，治疗当去温补之品，而从益气养阴，平肝宁心论治。

案5

杨某，男，56岁。

初诊：1991年6月3日。

主诉：心悸，心前区疼痛加重2周。

病史：数月前心前区压榨样疼痛，在当地医院拟诊“冠心病，急性心肌梗死”，住院治疗后症状缓解。此次2周前发热，寒战，咳嗽，心悸加重。X线检查提示右下肺炎。目前经用抗生素治疗，热退咳减，X线复查右下肺炎已有吸收。但胸闷心悸较明显，心前区疼痛，动辄气粗，夜寐少安，用抗心律紊乱等药物，效果尚不满意，乃请会诊。

舌脉：舌质红，苔少，脉细弦而结。

检查：心电图示：陈旧性下壁心肌梗死，心律失常，频繁室性早搏。体检闻及早搏10余次/分。

辨证：气血不足，瘀滞心脉，心神失养。

西医诊断：冠心病，陈旧性心肌梗死，心律失常（室性早搏），右下肺炎（吸收期）。

中医诊断：胸痹，心悸。

治法：养心理气，佐以安神。

方药：丹参15g，孩儿参9g，川石斛9g，赤白芍各9g，水炙甘草3g，生香附9g，广郁金9g，砂仁1.5g，后下，水炙远志3g，茺蔚子9g，生蒲黄9g，包，炙延胡索9g，淮小麦30g，夜交藤30g，抱茯神9g，苦参片5g，香谷芽12g，炒六曲9g。7剂。

二诊：6月10日。

心前区疼痛已见轻减，夜寐略安，口干，脉细时见结象，舌苔薄中有裂纹。前法续进。

处方：上方去川石斛、茺蔚子、淮小麦，加炒枣仁5g，南沙参9g，苦参改9g。14剂。

随访：药后胸闷心悸明显好转，早搏约每分钟3次，一般情况较好，出院继续随访治疗。

［**按**］心肺同居膈上，属上焦。今心肌梗死，复感外邪，正如叶天士所说“温邪上受，首先犯肺”，形成心肺同病，舌质红苔少，乃热邪伤津之象，故选加清润之品，以顾两全。

案 6

王某，男，52 岁。

初诊：1976 年 1 月 22 日。

主诉：突然胸闷，心前区疼痛。

病史：有高血压病史 5~6 年，服降压药，血压维持稳定，当日中午因与家人争吵，情绪波动，突然胸闷，心前区刺痛，伴有左侧肢体麻木，面色苍白，出冷汗。即送市第一人民医院急诊收住入院。中西医结合治疗。

舌脉：舌质紫暗，边有瘀点，苔白腻，舌下静脉曲张，脉虚弦而迟。

检查：神清，肢体活动可，心率 56 次/分，心音轻稍弱，心律齐，偶有早搏，血压 160/90mmHg，心电图：急性膈面心肌梗死，并发完全性房室传导阻滞。

辨证：气滞血瘀，心脉痹阻。

西医诊断：急性心肌梗死。

中医诊断：真心痛，胸痹。

治法：活血祛瘀，宣通心痹。

方药：①低分子右旋糖酐加丹参注射液 8 支，静脉滴注。

②冠心苏合丸 1 粒，每日分 2 次温水化服。

③汤药：丹参 15g，川芎 5g，炒当归 9g，炒党参 9g，赤芍 15g，桃仁 9g，红花 3g，全瓜蒌 15g，炙远志 5g，淮小麦 30g，制半夏 9g，炒白术 9g，生香附 9g，广郁金 15g，清炙草 5g，砂仁 3g，后下。3 剂。

二诊：1 月 24 日。

心前区闷痛较减，汗出亦止，精神疲乏，大便已行，脉虚弦而缓（66 次/分），舌质紫暗，苔薄腻，痰湿夹瘀阻滞心脉，气机不畅，再拟益气养心，活血化瘀，通脉宽胸。

处方：党参 9g，丹参 15g，川芎 5g，炒当归 9g，赤芍 15g，桃仁 9g，红花 3g，全瓜蒌 15g，炙远志 5g，生香附 9g，广郁金 15g，清炙草 5g，淮小麦 30g，炒白术 9g，砂仁 3g，后下。3 剂。

另：冠心苏合丸 1 粒（分 2 次化服）。

随访：患者因急性心肌梗死入院，中西医结合治疗后，病情逐渐稳定，半月后胸闷心痛症状明显改善，共治疗 39 天，出院前心电图示：膈面心肌梗死（完全性房室传导阻滞完全消失），血压稳定，心率 72 次/分。

［**按**］患者以情志激动为诱因，心气失宣，心脉痹阻，瘀血夹痰浊交阻，气滞则血行少畅，心肌缺少温煦和濡养而引起梗死，症见心前区疼痛。《素问·藏

气法时论》："心病者，胸中痛，胁支满……"《金匮要略》："胸痹，心中痞气，气结在胸……"患者入院病情危急，乃瘀血痰浊闭阻心脉，急以活血化瘀，宣闭化浊以通心脉，经两天综合治疗，病情化险为夷，继服汤药巩固。方中丹参、川芎活血行瘀，瘀化则痛定，赤芍行血之瘀滞；桃仁、红花配合以助破血化瘀之力；香附、郁金理气止痛，使气行则血行；瓜蒌、远志、冠心苏合丸化痰浊而宣闭；党参、当归益气调营；淮小麦、炙甘草宁心缓急。药后血行渐畅，脉率渐增，症情获得稳定。

（案4至案6录自：张镜人．中国百年百名中医临床家丛书·张镜人．中国中医药出版社，2011）

方和谦

（弘仲景学说，师法不泥方）

【医家简介】

方和谦（1923～2009），山东烟台莱州人，首都医科大学附属北京朝阳医院主任医师、教授，是当代最具影响力的著名中医大师之一，全国名老中医学术经验继承人导师，"首都国医名师"，首届"国医大师"，对传承中医学术做出了巨大贡献，临床擅治多种疑难杂症，对呼吸系统、心脑血管及肝胆系统疑难杂症的治疗有独到之处。

相关著作：《北京市流行性乙脑炎治疗纪实》、《燕山夜话》等书。

【主要学术思想和主张】

（1）深研伤寒、金匮，弘扬仲景学说。认为《伤寒论》的学术理论源于古代医家，其治法方药具有较高的理论和临床价值，被称为"医门之准绳，治病之宗本"。

（2）中医不仅要辨证，还要辨病。例如在治疗肺炎、肝炎等某一类疾病时，就不能脱离开辨病。《金匮要略·脏腑经络先后病脉证并治》就谈到既要辨证又要辨病的重要性。"夫人禀五常，因风气而生长，风气虽能生万物，亦能害万物，如水能浮舟，亦能覆舟。"可见仲景是据六经分病，以八纲辨证、脏腑辨证，数者密切结合，得出主要病机，随机定治选方，因而既不同于专病专方，也不同于一证一方。

（3）善用"和法"，强调正气为本、扶正以驱邪的治疗观，提出"和为扶正，解为散邪"的精辟见解，并独创"滋补汤"、"和肝汤"，为很多危重患者解除了病痛。

【医论医话】

心痛，常以胸中疼痛为主症，痛有定处。《素问·脏气法时论》曰："心病者，胸中痛，胁支满，胁下痛，膺背肩甲间痛，两臂内痛。"《灵枢·厥病》曰："真心痛，手足青至节，心痛甚，旦发夕死，夕发旦死。"真心痛，为心痛之甚者，常卒然大痛，易卒死。凡此均与西医学的心绞痛、心肌梗死相符。随着科学的发展，目前许多心绞痛、心肌梗死的患者，都经过了医院的心血管医生施以"支架"、"搭桥"等手术，但术后有些患者仍感觉"心痛"，本病性质多为本虚标实。由于患者素日体虚，并由多种原因引起心阳受阻，血瘀闭阻心脉而心痛发作。治疗当中不但要运用中医学辨证论治的方法，同时也应充分利用西医学的诊疗技术，如观察病人的心电图的变化等，划分为不同的类型。若实证为主的则以祛邪为主，常以活血理气、化瘀通络、通阳豁痰等法则综合治之；若虚证为主的则治以扶正培元为主，佐以活血通络。临床中当权衡轻重，灵活用药。

（方和谦．中国百年百名中医临床家丛书·方和谦．中国中医药出版社）

【验方效方】

方一　滋补汤

［主治］广泛应用于气血两虚的病证。

［药物组成］党参、白术、茯苓、甘草、熟地黄、白芍药、当归、官桂、陈皮、木香、大枣。

［方解］本方由四君子汤与四物汤加减化裁组成，为气血虚弱之证而设。方老在此二方基础上去川芎，加官桂、陈皮、木香、大枣四味，使其既保留助阳补气养血和营之功，又加重了培补疏利之力，从而拓宽了补益剂的用途。"滋补汤"的组方特点是根据与气血化生有密切关系的脏腑功能而设。其中心主血脉，依靠心气的推动，故用党参甘温益气以补心；当归辛甘温润助心血；苓、术、草、枣健脾益气以和中，培补后天之本；熟地、白芍滋阴补肾以填精，精血互生以涵肝木，木得血养而不枯，更助后天；佐入官桂、陈皮、木香，以调上、中、下三焦，纳气归元。这样就可获其补而不滞、滋而不腻、上下通达、气血得资之效。上述特点使"滋补汤"成为气血兼顾，心、肝、脾、肾同治的有效方剂。

（方一录自：赵铁良．方和谦运用"滋补汤"临床经验介绍．北京中医，1996）

方二　和肝汤

［主治］肝气阻滞，心气不足心痛。

［药物组成］当归12g，白芍药12g，白术9g，柴胡9g，茯苓9g，生姜3g，薄荷3g，后下，炙甘草6g，党参9g，苏梗9g，香附9g，大枣4枚。

每日1剂，水煎服。

（方二录自：方和谦．中国百年百名中医临床家丛书·方和谦．中国中医药出版社）

【精选验案】

案1

患者付某，男，66岁，2005年1月13日初诊。

初诊：患者心前区阵发性疼痛两月余。既往高血压、冠心病史。患者两个月来阵发心前区疼痛，每次持续5~10分钟，伴胸闷气短。纳可，二便调。查血压140/95mmHg。心电图示：ST－T改变。心脏彩超：心主动脉增宽。舌红苔白，脉沉弦。辨证属肝气阻滞，心气不足。治以理气通阳。和肝汤化裁。

处方：当归9g，白芍9g，党参9g，北柴胡9g，茯苓9g，香附9g，炒白术9g，苏梗6g，大枣4个，薄荷5g，后下，炙甘草6g，大瓜蒌10g，法半夏6g，黄郁金10g，石斛10g，陈皮10g。6剂，水煎服，每日1剂。

二诊：2005年1月20日，患者诉活动过多则心前区疼痛，恶寒。舌脉证同前。方师嘱服前方12剂，水煎服，每日1剂。

三诊：2005年2月3日，患者诉心前区疼痛明显好转，胸闷气短缓解。效不更方，仍继服原方7剂。

［按］心肝两脏在生理上相互联系，在功能上也相互协调。肝主藏血，不仅表现为对血液的储存，它还能通过对气机的疏泄来调节血量。在情志活动方面，心主神志，肝主疏泄，通过条达气机，和畅气血，来调节人体的精神情志活动。若情志不遂，肝失条达，气机阻滞，则致气郁、气滞。而心血的运行，赖气的推动、气的温煦。气行不利，血行不畅，故而出现心悸胸痛。和肝汤两和肝脾，方中有党参、茯苓、白术、炙甘草、大枣健脾益气，有香附、柴胡、苏梗、薄荷疏肝解郁，当归养血和肝。加瓜蒌、半夏通阳理气散结，郁金、陈皮加强疏肝理气之力。考虑到长期肝气郁滞易伤肝阴，故方老又加入石斛以养肝柔肝。

案2

患者赵某，女，56岁，2003年2月20日初诊。

初诊：患者经常背部疼痛，反复发作，疼痛于劳累后加重。近1周来，患者自觉背痛加重，伴有寒凉感，加衣被而疼痛不缓解，胸满闷，大便黏滞不畅，无咳喘病史。心电图示：ST－T改变。舌洁，脉平缓。证属：气血不足，胸阳不振，血脉瘀阻。治法：益气养阴，通阳化瘀。滋补汤化裁。拟方：

党参9g，茯苓9g，白术9g，炙甘草6g，当归9g，熟地9g，白芍9g，官桂3g，陈皮9g，木香3g，大枣4个，桑寄生12g，川断10g，生薏苡仁15g，宣木瓜10g，枸杞子 10g，麦冬 10g。10 剂，水煎服，每日 1 剂。服 3 天停 1 天。

复诊：患者诉药后背部疼痛明显好转，大便黏。舌洁，脉平缓。效不更方，继服 12 剂，水煎服，每日 1 剂。服 3 天停 1 天。

[**按**] 根据中医的“通则不痛”的理论，患者背部为瘀痛，表示经络气血运行不畅。心电图提示：心肌供血不足，属于气虚血瘀，脉络不通之范畴。心居于膈上而近于背，背为阳，心为“阳中之阳脏”，主一身之血脉，推动血液在经脉中运行。此患者是由于心气不足，鼓动无力，脉道不畅之气虚血瘀而感疼痛；特别是劳累后，心阳受损，气血亏虚而致使疼痛加重。采用滋补汤，益气养血、充盈脉道，气血运行通畅，疼痛自愈。加用桑寄生、川续断、枸杞子，补益肾气，增加肾阳的温煦能力；用生薏苡仁、宣木瓜，化湿通络、宣痹止痛；麦冬养阴生津，以防止补肾养血之药物的燥热，使气血和、阴阳平、脉络得舒、疼痛而解。全方药力集中，益气养血，宣痹通络，专攻疼痛，效果甚佳。

（案 1、案 2 录自：方和谦．中国百年百名中医临床家丛书·方和谦．中国中医药出版社）

案 3

夏某某，女，63 岁。因冠心病史 10 余年，反复发作来诊。

见症：胸闷胸痛，气短乏力，心慌心悸，尤以活动后明显加重，易汗，下肢浮肿，舌淡，脉虚细不齐。诊为心气大虚，血脉不畅。以“滋补汤”（党参、白术、茯苓、甘草、熟地黄、白芍药、当归、官桂、陈皮、木香、大枣）加黄芪、丹参、麦冬、五味子。服药月余，诸症悉减，可以外出活动。

[**按**] 本案中患者用“滋补汤”气血双补，再加入益气活血之品，共疗胸痛心慌之症。气为血帅，血为气母，气之与血相互依存，相互资生。心主血有赖心气的推动；脾统血，为气血生化之源。若由于心脏本身病变或久病脾虚化源不足，都可成为气血两虚之证。方用“滋补汤”，每每获良效。

（案 3 录自：赵铁良．方和谦运用“滋补汤”临床经验介绍．北京中医，1996）

李振华

（辨脾胃盛衰，攻脾胃心病）

【医家简介】

李振华（1924～2005），河南洛宁人。原河南中医学院院长，中医教授、主任医师，是全国著名中医学家、中医教育家，首批全国名老中医药专家之一，享受国务院特殊津贴专家，首届“国医大师”。脾胃病国手，善治内科杂病，临床尤重脾胃，丰富和发展了中医脾胃学说。他负责研究的“流行性乙型脑炎临床治疗研究”、“脾胃气虚本质的研究”获河南省重大科技成果奖和科技进步三等奖，国家级课题“慢性萎缩性胃炎脾虚证的临床及实验研究”，获河南省教委及河南省一、二等科技成果进步奖。

相关著作：主编《中医对流行性脑脊髓膜炎的治疗》、《常见病辨证治疗》、《中国传统脾胃病学》，参编《中医证候鉴别诊断学》、全国高等中医药院校统编第五版教材《中医内科学》、《中医内科学》教参、《河南省名老中医经验集锦》等多部书籍，撰写了有价值的中医学术论文50余篇。

【主要学术思想和主张】

（1）根据“脾胃为后天之本”及李东垣“善治病惟在调理脾胃”的学说，晚年重点对慢性脾胃病进行了研究，形成了自己的学术思想和观点。提出脾本虚证，无实证，胃多实证；脾虚是气虚，甚则阳虚，脾无阴虚而胃有阴虚；治脾胃病必须紧密联系肝；重视湿热互结；治脾兼治胃，治胃亦必兼治脾；对肝肾阴虚并有脾胃气虚的证治，主张宜先调理脾胃，则津液生化有源，促使肝肾之阴复；脾胃病胃阴虚证治，用药宜轻灵甘凉；慢性胃病责之脾胃气虚等八种健脾疏肝和胃的治疗脾胃病大法。

（2）治心病重视心阳。如李振华治疗冠心病，既重视活血以通脉，更重视心阳的强弱，主张应在助心阳的基础上加理气活血之品，以使心脏血行通畅。

【临证经验】

胸痹是由于正气亏虚，痰浊、气滞、血瘀、寒凝而引起的心脉闭阻不畅，以致胸部发作性憋闷、疼痛为主要表现的一种病证。轻者偶发短暂轻微的胸部沉闷或隐痛，重者疼痛剧烈或呈压榨样绞痛。常伴有心悸、气短、呼吸不畅，甚至喘促、惊恐不安、面色苍白、冷汗自出，多由劳累、饱餐、寒冷或情绪激动时诱发，也可无明显诱因或安静时发病。可见于西医的冠状动脉粥样硬化性心脏病、心肌梗死等疾病。常见病因病机有：年老体虚，饮食不当，情志失调，寒邪内侵等。临床治疗多从本虚标实，虚实错杂的病机中辨证取效。

【验方效方】

方一　炙甘草汤加减

［主治］心脾两虚，气血生化乏源之冠心病。

［药物组成］红参6g，麦冬15g，生地15g，丹参15g，阿胶10g，桂枝3g，茯苓15g，远志10g，炒枣仁15g，节菖蒲9g，川芎10g，炙甘草6g。

［服用法］水煎服。

方二　香砂温中汤合瓜蒌薤白半夏汤加减

[主治] 脾失健运，痰湿阻滞之冠心病。

[药物组成] 白术10g，茯苓12g，泽泻18g，白蔻仁10g，瓜蒌18g，薤白10g，檀香10g，桂枝5g，荷叶20g，节菖蒲10g，丹参18g，旱半夏10g，香附10g，砂仁10g，陈皮10g，西茴10g，木香6g，枳壳10g，厚朴10g，乌药10g，白芍10g，郁金10g，甘草3g。

[服用法] 水煎服。

方三　生脉散加味

[主治] 气阴不足，心失所养之冠心病。

[药物组成] 白干参10g，黄芪15g，麦冬15g，五味子15g，枸杞子15g，山茱萸15g，黄精15g，茯神15g，炒枣仁15g，节菖蒲10g，薤白10g，檀香10g，夜交藤30g，知母12g，延胡索10g，天麻10g，菊花12g，甘草3g。

[服用法] 水煎服。

【精选验案】

案1

李某，男，50岁。于1991年8月8日来诊。

主诉：胸闷、心悸4年余。

病史：1987年始出现胸闷、心慌、气短。心电图提示：心脏后壁供血不足，后壁陈旧性梗死；窦性心动过缓，左室高电压，左心室肥大等。经多家医院检查，初步诊断为冠心病。经治疗疗效不佳，病情时轻时重。现胸闷，心慌，气短，心前区不时出现阵发性疼痛，多在上午八九点及下午发作。全身乏力，嗜睡，食欲尚好，二便正常。舌体胖，边有齿痕，舌质淡红，苔薄白，脉沉迟。

中医诊断：胸痹（气血双亏，心阳不振）。

西医诊断：①冠心病。②心律失常（窦性心动过缓）。③左心室肥大。

治法：益气养血，活血定悸。

处方：炙甘草汤加减。

红参6g，麦冬15g，生地15g，丹参15g，阿胶10g，桂枝3g，茯苓15g，远志10g，炒枣仁15g，节菖蒲9g，川芎10g，炙甘草6g。7剂，水煎服。

医嘱：①忌烟酒及食辛辣油腻之品。②注意休息，低盐低脂饮食。

二诊：1991年8月16日。症状明显减轻，心悸、胸闷两三天发作一次，且发作时间比以前短暂，心前区阵发性疼痛未再出现。舌质淡红，苔薄白，脉沉细无力。

处方：炙甘草汤加减。

人参8g，麦冬15g，生地15g，丹参15g，阿胶10g，桂枝3g，白术10g，茯苓15g，远志10g，炒枣仁15g，节菖蒲10g，陈皮10g，炙甘草3g，生姜3片为引。20剂，水煎服。

三诊：1991年10月5日。症状完全消失。停药后一直未再出现心悸、胸闷等。最近因饮食失当，致脘闷纳差，余无他症。舌淡红，苔薄白，脉沉缓有力。

处方：香砂养胃丸2盒，每服6g，日3次。

[**按**] 患者心脾两虚，气血生化乏源，血虚不能养心，气虚心阳不振，故有诸症。一诊方用炙甘草、红参、茯苓益气以补心脾；麦冬、生地、阿胶甘润以滋阴血；远志、炒枣仁、节菖蒲开窍安神；久病夹瘀，故加丹参、当归，既可活血化瘀，又可养血安神；桂枝通阳复脉，与益气滋阴药相配，既可温而不燥，亦可使气血流通，脉道畅利，诸药共收益气复脉，滋阴补血功效。二诊守方加白术增强健脾之功；加陈皮健脾温中和胃，同时可防止补药腻胃；加生姜以辛温通阳。三诊因饮食失调、脘闷纳差，给予香砂养胃丸，以健脾和胃、理气消积。

案2

孙某，男，47岁。于2005年7月9日来诊。

主诉：间断性胸闷，气短1年余。

病史：1年前，患者间断性出现胸前憋闷，气短等症状，后因心前区憋闷疼痛难忍，住入某医院，诊断为冠心病。因心前区疼痛持续时间及程度反复加重，即行心脏支架手术。同年又因心绞痛复发，住院行第二次心脏支架手术，术后心绞痛等症状好转，血压可控制在120/80mmHg左右。近半年来又出现胸闷，气短，且有加重趋势。现症见：胸闷，气短，活动后加重，咳痰，色白量多，口干不欲多饮，饮食、二便正常。精神一般，形体肥胖，面色萎黄。舌体稍胖大，边有齿痕，舌质淡，苔薄白，脉弦滑。

中医诊断：胸痹（脾气亏虚，痰湿阻滞）。

西医诊断：冠心病。

治法：健脾化湿，通阳宣痹。

处方：香砂温中汤合瓜蒌薤白半夏汤加减

白术10g，茯苓12g，泽泻18g，白蔻仁10g，瓜蒌18g，薤白10g，檀香10g，桂枝5g，荷叶20g，节菖蒲10g，丹参18g，旱半夏10g，香附10g，砂仁10g，陈皮10g，西茴10g，木香6g，枳壳10g，厚朴10g，乌药10g，白芍10g，郁金10g，甘草3g。21剂，水煎服。

医嘱：戒烟酒，清淡饮食，忌食生冷、辛辣、油腻，食勿过饱；保持心情舒畅，避免劳累；保持大便通畅。

二诊：2005年8月6日。气短明显减轻，未出现胸前区疼痛，仍觉胸闷、乏力。现气短、乏力，活动量稍增加症状便加重；咳痰，色白量多，咽喉部不适，大便稍干。舌体稍胖大，舌质稍淡，苔稍白腻，左脉沉细，右脉弦滑。上药加川芎10g，以助丹参活血之力；加草决明10g，润肠通便。30剂，水煎服。

三诊：2005年9月24日。服上方后效佳，胸部不适消失。劳累后稍有气短，饮食可，夜尿多，眠可。舌体稍胖大，舌质稍淡，苔稍白腻，脉稍弦。去荷叶、薤白、草决明，加红参10g，佛手10g，丝瓜络12g，以增强益气、行气、通络之效。继服21剂以巩固疗效。

患者胸闷、气短、咳嗽等症消失，停药半年后追访，病未再发。

［**按**］本例素体肥胖，加之长期嗜好烟酒，伤及脾胃，脾失健运，聚湿生痰。痰湿阻滞，闭阻心脉，则致气短，心前区憋闷；痰湿阻滞，体内水液运行不畅，津液不能上承，故口干不欲多饮。舌体胖大，有齿痕，苔白腻，脉弦滑，亦为痰湿之象。病久心气受伤，脏腑功能失调，病证常于活动后加重。脉症合参，病属胸痹，为痰湿阻滞之证。药用瓜蒌、薤白、檀香、桂枝通阳散结，行气止痛；白术、茯苓、泽泻、甘草健脾益气；陈皮、香附、西茴、乌药、木香、厚朴、枳壳行气疏肝；白蔻仁、旱半夏、荷叶、砂仁、节菖蒲化湿醒脾；郁金配白芍可疏肝，柔肝，行气缓急而止痛；久病多瘀，故配丹参以活血止痛。全方共收健脾化痰祛湿，行气疏肝通阳，活瘀散结止痛之功，起到标本兼治的目的。

案3

杨某，女，63岁。于2005年9月24日来诊。

主诉：胸闷、胸痛、气短2年余。

病史：患者2年前于饭后散步时出现胸闷不适，稍事休息后缓解，以后症状逐渐加重，在一次感冒后出现心前区绞痛不适，曾在某医院住院诊断为冠心病。治疗后症状有所缓解，并在第二次住院治疗时做心脏介入手术，安放一支架。现心前区绞痛，胸闷气短，尤其在饱餐后、大便时、劳累后胸痛加重，汗出乏力，头晕，头胀，头痛，口苦，口干鼻干，两目干涩，不欲饮水，失眠多梦易醒，易感冒，面色无华。舌质暗红，边有齿痕，苔白，脉沉弦细。实验室检查：胆固醇6.35mmol/L，甘油三酯3.24mmol/L。

中医诊断：胸痹（气阴两虚）。

西医诊断：冠心病。

治法：益气养阴，宽胸定悸。

处方：生脉散加味

白干参10g，黄芪15g，麦冬15g，五味子15g，枸杞子15g，山茱萸15g，黄精

15g，茯神 15g，炒枣仁 15g，节菖蒲 10g，薤白 10g，檀香 10g，夜交藤 30g，知母 12g，延胡索 10g，天麻 10g，菊花 12g，甘草 3g。30 剂，水煎服。

医嘱：注意休息，勿使过劳。

二诊：2005 年 11 月 5 日。胸闷胸痛发作次数、疼痛程度明显好转，气短及头晕头痛减轻，睡眠好转。饮食尚可，二便正常。舌质暗红，边有齿痕，苔白，脉沉细弦。上方去白干参，加红参 10g。30 剂，水煎服。

患者胸痛、胸闷、气短消失，睡眠正常，头晕头痛改善，胸痹得到控制。3 个月后随访病情稳定。

［**按**］患者年高体虚，气阴不足，心失所养，故胸闷胸痛短气；劳累后加重，汗出乏力皆为气虚所致；口干目干，失眠多梦，头晕则为阴虚失养。舌暗红，边有齿痕，苔白，脉沉弦细皆为气阴两虚，兼有血行不畅之象。治宜益气养阴，宽胸定悸。用生脉散加味治之，药用白干参、黄芪益气；麦冬、枸杞子、山茱萸、黄精养阴；茯神、炒枣仁、节菖蒲、夜交藤、五味子、知母清心安神；薤白、檀香、延胡索理气宽胸，活血止痛。二诊诸症减轻，继用生脉散加味以巩固疗效，并酌加降脂之品草决明、山楂以化浊降脂。本案体现了李老以生脉散为基本方加味治疗胸痹的辨证用药经验。

（以上均录自：郭淑云，李郑生．中国百年百名中医临床家丛书·李振华．中国中医药出版社．2011 年）

周仲瑛

（擅疑难杂症，重痰瘀痹阻）

【医家简介】

周仲瑛（1928～），江苏如东人。原南京中医学院院长、教授、主任医师、博士生导师，全国老中医药专家学术经验继承工作指导老师，国家级非物质文化遗产传统医药项目代表性传承人、江苏省名中医，省级中医内科（急难症）重点学科带头人，首批政府特殊津贴获得者，我国首届“国医大师”之一，擅长内科疑难杂症及肿瘤等多种急难症的中医治疗。

相关著作：主持编写《中医内科学》等多部教材。

【主要学术思想与主张】

（1）确立急难症为学科研究的主攻方向。急症方面，在总结流行性出血热研究经验的基础上，向纵深发展，进一步对病毒感染性高热、休克、急性肾衰竭、弥散性血管内凝血、重型肝炎等疾病进行理论、临床、实验等方面的研究，并针对当前中药制剂跟不上临床需要的状况，研制多种急救剂型。

（2）在疑难病症方面，对肿瘤、高血压、脑动脉粥样硬化、老年性痴呆、乙型肝炎、糖尿病及其并发症、类风湿关节炎等疾病进行深入研究，抓住疑病多郁、难病多毒、怪病多痰、久病多瘀、病实体虚、多脏相关等辨治要点，尤应重视气血、痰瘀的特殊病理意义，并从理论上扩大思路，多途径寻求治法。

【验方效方】

桂甘龙牡汤、生脉散加减

［主治］寒热错杂，虚实相兼之冠心病。

［药物组成］制附片5g，仙灵脾10g，川黄连3g，炙桂枝6g，炙甘草5g，生龙牡各20g，先煎，党参15g，生地黄10g，麦门冬10g，丹参15g，川芎10g，红花10g，葛根15g，石菖蒲10g。

［服用法］水煎服，每天1剂。

（袁园，过伟峰．周仲瑛教授从五脏辨治胸痹的经验．云南中医学院学报，2009）

【精选验案】

案1

丁某，女，61岁，退休工人。

1993年5月13日初诊。既往有高血压、冠心病病史，近年来房颤频繁发作，多发于早晚，每日发作1～3次，平时亦觉心悸不宁，常苦胸闷隐痛，头昏目眩，头疼牙痛，颈强不和，两目干涩，易汗，下肢不温，舌质淡紫，苔薄，脉细弦滑，三五不调。辨证为心肾两虚，阴阳失调，心营不畅，心神失养。方选桂甘龙牡汤、生脉散化裁。药用：

制附片5g，仙灵脾10g，川黄连3g，炙桂枝6g，炙甘草5g，生龙牡各20g，先煎，党参15g，生地黄10g，麦门冬10g，丹参15g，川芎10g，红花10g，葛根15g，石菖蒲10g。水煎服，每天1剂。

二诊（1993年5月20日）：药进7剂，心悸得止，胸闷痛稍减，呼吸欠畅，怕冷减轻，食纳欠佳，余症如前。上方去葛根，加砂仁3g（后下）、甘松10g行气醒脾。

三诊（1993年7月23日）：服上方2个月，房颤控制，胸闷痛及心慌能平，下肢冷感消失，头昏眩晕减而未已，胃冷腹热。仍从心肾两虚、阴阳失调论治，以资巩固。药用：

制附片5g，仙灵脾10g，川黄连3g，炙桂枝6g，炙甘草5g，龙牡各20g，先煎，生地黄10g，丹参15g，天麻10g，十大功劳叶10g，甘松10g，炙黄芪15g，枸杞子

10g。每日1剂，水煎服。

［按］本例冠心病房颤以胸闷隐痛，心悸不宁，脉来结代，三五不调为主症，并见寒热错杂，虚实相兼，病情复杂。心悸不宁，胸闷隐痛，脉来结代，为心阳受损、心神失养的表现。故选方《伤寒论》之桂甘龙牡汤，用桂枝、甘草辛甘化阳，温补心阳，温通血脉；龙骨、牡蛎重镇安神宁心，以平冲逆，制悸动，缓急迫。头昏目眩，头痛、牙痛，两目干涩系肾阴亏虚，水不济火，火热炎上所致；下肢清冷不温，则是心火独亢，不能下济于肾阳的表现。故周老认为本案既有阴虚阳亢火炎之象，又有下焦阳虚阴盛之征，概括其基本病机为心肾亏虚，阴阳失调。治以补益心肾，调和阴阳。除用桂甘龙牡汤温通心阳外，更以仙灵脾配地黄，仿二仙汤意，补益肾之元阴元阳；黄连清泄郁热；丹参、川芎、红花、石菖蒲祛瘀化痰，通行血脉；党参、麦冬、生地补益心之气阴。诸药合用，而令寒热平调，阴阳相济。结合兼证，略施加减，得收佳效。

案2

余某，男，62岁，干部。

1992年12月26日初诊。

冠心病胸痛1年余，加重3个月。3个月以来心胸疼痛阵作，日发数十次，发作时疼痛难支，伴有汗出，多于活动后发生，痛止后神疲乏力，平时胸闷不舒，胸膺隐痛，脘痞噫气，纳谷欠馨，大便溏薄，日行1~2次，面色偏暗，舌淡映紫，苔淡黄浊腻，脉细滑。证属心脾同病，中阳不足，胸阳不振，血行瘀滞。治宜标本兼顾，温理中焦，通阳宣痹，理气化瘀。药用：

党参10g，干姜5g，焦白术10g，炙甘草3g，桂枝6g，失笑散10g，包煎，红花10g，丹参15g，三棱10g，莪术10g，炒延胡索10g，九香虫10g，甘松10g。每日1剂，水煎服。连服7剂。

二诊（1993年1月4日）：药后胸痛大减，仅快步行走时小有发作，无汗出，脘痞噫气基本消除，纳谷有增，便溏改善而仍欠实。守方继进。上方改党参15g，干姜6g，桂枝10g，以增强温理中焦之功效。再服7剂后，病情日渐好转。原方稍事出入，服用近2个月后胸痛诸症消失，食纳复常，大便成形。

［按］患者有冠心病病史，以心胸疼痛阵作、伴有汗出为主症，痛后神疲乏力，此为心阳不足，不能温煦，胸阳失旷之典型胸痹病证；同时兼有脘痞噫气，纳谷欠馨，大便溏薄，是为脾阳虚弱，运化失权，胃气郁滞所致；面色偏暗，舌淡映紫，舌苔淡黄浊腻，提示痰瘀痹阻。周老辨证为心脾同病，心病者心阳不振，心脉瘀滞；脾病者中阳不足，脾胃虚弱。方选理中汤为主加减，方中干姜大辛大热，直入脾胃，温中祛寒，振奋脾阳；桂枝温通心阳；党参、白术、甘草健

脾益气；配以失笑散、红花、丹参、三棱、莪术等理气活血；九香虫、甘松、炒玄胡均为辛温行气止痛之品。本案临床表现为典型的心脾同病证，在两脏的主次关系上，周老认为以脾阳不足为本，心阳不振为标。足太阴脾经“其支者……注心中”，故脾阳不足，胸阳亦随之不振；脾失健运，痰浊内生，痹阻胸阳，瘀滞心脉，则胸痹心痛。周老治疗本案胸痹不用瓜蒌薤白类方温通心阳，而是独辟蹊径，从脏腑辨证出发，通过温理中焦，以振奋心阳。

案3

竺某，女，55岁，营业员。

1996年9月16日初诊。

4年来胸际常感阻塞不舒，伴有疼痛，与情志变化相关。平素心情抑郁，多次查心电图均为轻度异常，既往有子宫肌瘤手术史。现症胸闷疼痛牵及左臂，活动欠利，胁肋不适，头昏，易受惊吓，纳谷二便无明显异常，唇舌紫暗，舌下青筋显露，苔薄黄，脉细涩。证乃肝郁气滞，久病入络，心营失畅，血脉不和。治宜舒肝解郁，理气宽胸，化瘀通络。药用：

醋柴胡5g，赤芍药10g，川芎10g，片姜黄10g，红花6g，桃仁10g，炮山甲6g，丹参12g，鸡血藤12g，制香附10g，路路通10g，白蒺藜10g。每日1剂，水煎服。

上方连续服用30剂，胸际闷痛逐渐减轻，终至平复，余症亦失。复查心电图正常，追访半年未发。

［**按**］本案胸痹，以胸际阻塞不舒，伴有疼痛为主症，结合胁肋不适，平素心情抑郁，胸痹发作与情志变化相关，可知其病理以肝气郁滞为主。肝喜条达而恶抑郁，肝失疏泄，气机郁滞，经气不利，气不行血，血瘀心络，则见胸闷疼痛，牵及左臂，唇舌紫暗，舌下青筋显露。故周老辨为肝郁气滞、久病入络、心营不畅，治予疏肝理气，化瘀通络。药用血府逐瘀汤化裁，醋柴胡、制香附、白蒺藜疏肝行气；赤芍、川芎、片姜黄、红花、桃仁、炮山甲、丹参、鸡血藤行气活血，化瘀止痛；路路通疏通经脉。通过疏其血气，获得令其条达而致和平之效。

（案1至案3录自：袁园，过伟峰．周仲瑛教授从五脏辨治胸痹的经验．云南中医学院学报，2009）

案4

赵某，女，68岁，退休工人。

1993年1月3日初诊。

冠心病3年，胸部经常疼痛，伴有胸闷，呼吸不畅，心慌不宁，活动后明显，喜叹息，夜寐不实，口干。舌质偏红有裂纹、映紫气，苔薄黄，脉小弦滑，

1992 年 12 月 6 日在我院查心电图Ⅱ、Ⅲ、Ⅰ、avF 导联 ST 段下移 0.05mV，Ⅱ、V_5 导联 T 波低平。房性早搏。此为心之气阴两伤，心营失畅，心神失宁所致。治予益气养阴，行气活血，清心安神。

处方：太子参 15g，大麦门冬 10g，妙玉竹 10g，丹参 15g，白檀香 3g，龙牡各 20g，先煎，黄连 3g，熟枣仁 12g，甘松 10g，娑罗子 10g，莲子心 3g。每日 1 剂，水煎服。

上方略有增损连服 21 剂，诸症悉除，复查心电图 ST－T 改善，房早未见。随访至今，恙平未作。

［**按**］患者高龄，正气亏损，气虚运血无力，心营涩滞，阴伤濡润失司，火炎扰心。法当益气滋阴治其本，活血、清心顾其标。方选生脉饮合丹参饮加减，组方看似平淡，但因能与病机丝丝入扣，竟收全功。

（案 4 录自：李七一，唐蜀华．周仲瑛治疗冠心病经验简介，南京中医学院学报，1994）

李济仁

（张一帖传人，擅疑难杂病）

【医家简介】

李济仁（1931～），原名李元善，歙县人，皖南医学院教授、附属弋矶山医院主任医师，皖南医学院的“四大支柱”、“四大元老”。首批国家名老中医学术经验继承人指导老师、首批中国百年百名中医临床家、首批国务院特殊津贴获得者，首届“国医大师”，新安名医“张一帖”第十四代传人（非物质文化遗产传承人），精擅内、妇科疑难杂症，尤擅痹病、痿病、肿瘤等顽疾治疗。

相关著作：《内经知要通俗讲义》、《中国医学史》、《杏轩医案并按》、《痹证通论》、《新安名医考》、《名老中医肿瘤验案辑按》、《中医时间医学》、《现代中医内科学》、《临床治疗学研究与应用集成》、《新安医籍丛刊》、《济仁医录》、《大医精要·新安医学研究》、《中国百年百名中医临床家丛书·李济仁、张舜华》、《中西医结合时间医学》等。

【主要学术思想和主张】

（1）学术受《内经》、《伤寒》以及新安医家汪机“固本培元”之说影响较著。如对消化系统疾病倡导“和、降、温、清、养、消”六法，并创立了卓具疗效的治疗冠心病的“归芎参芪麦味方”、治疗乳糜尿的“苦参消浊汤”等效方达药。

（2）诊急性病患，承“张一帖”之医术特点，以认证准确为基础和前提，用药猛、择药专、剂量重，取重剂以刈病根。

（3）创立“痹痿统一论”新说，治病注重“培补肾本”辨治杂病，其治疗痹证的“清络饮”验方，已获中国发明专利。

【验方效方】

归芍参芪麦味汤

［主治］气血两虚之冠心病。

［药物组成］当归、潞党参、紫丹参各 15g，川芎、五味子各 10g，黄芪 20g，麦门冬 12g。

［方解］方中当归专擅补血，又能行血，养血中实寓活血之力，与川芎配伍，益增活血祛瘀、养血和血之功，故推主药。党参、黄芪益气补中、实为治本求源之施，辅主药共同扶正。丹参长于治瘀治血，麦冬养阴益肾、润肺清心，于冠心病确有佳效。又取五味子以益气生津，以改善血液循环。

［加减应用］气虚甚者，加大黄芪用量，潞党参易为红参；阳虚征象明显者，则加肉桂、附子；气滞者加金铃子散、广郁金、枳实调治；痰凝者，以基本方合瓜蒌薤白汤加枳实调治；肝肾阴虚者，早晚分服柏子养心丸；瘀血阻滞，当活血祛瘀，通络止痛，以基本方加失笑散及红花、甘松；若见结代脉则加苦参、甘松调治。

【精选验案】

案 1

张某某，男，50 岁。1988 年 6 月 2 日初诊。

冠心病史 5 年余。1985 年 12 月 3 日检查情况为：心电图示冠状动脉供血不足，陈旧性心肌梗死，左心室劳损。胸片示：主动脉增宽。曾经中、西医治疗，效果均不显。刻下症见心痛彻背兼胸闷气短，伴有心慌，汗出，背寒肢冷，面色不华，夜卧不安，舌质淡，苔薄白，脉沉细。诊为胸阳不宣，乃投补气益阳，温经通络之品以冀其安，方守基本方加味。

药用：当归、潞党参、紫丹参各 15g，川芎、五味子、附子、枳壳、枳实各 10g，黄芪 30g，麦门冬 12g，肉桂 6g。每日 1 剂，水煎服。

药进 5 剂，心痛、胸闷略减，然活动后仍觉心慌，纳少。知其久病体亏，胃气亦见衰弱。守方再增补气之力，潞党参易为红参 10g（炖服），又加炒白术 10g，以健脾益胃服药 5 剂，心慌已止，胃气苏，纳增，再进 10 剂以善其后。旬后随访，病情控制，复查心电图较前明显好转。

［**按**］本病为阳虚型。当益气温阳，开痹通络。基本方加大黄芪用量，潞党

参易为红参，阳虚证象明显者，则加肉桂、附子。若阳虚甚重，或寒邪复袭，则致气机痹阻，当于基本方中加入失笑散、四逆汤化裁，以温通开窍，固脱救逆。

案2

高某某，女，53岁。1986年9月5日就诊。胸闷胸痛延已月余，心电图示虽基本正常，然二级梯运动试验发现：ST段压低，T波平坦及Q波低电压。提示心肌缺血，诊为“冠心病”。近因情志不畅，致病情加重，心胸痞塞不舒，心悸气短，伴嗳气频频，胁肋窜痛，纳谷乏味，更衣不畅，舌质暗红，苔薄白，脉弦。病由气机郁滞，络脉不通所致。治以理气解郁，开胸通络，方用基本方增味。

药用：当归、潞党参、紫丹参各15g，麦门冬、郁金各12g，川芎、香附、五味子、枳壳、枳实各10g，黄芪20g。每日1剂，水煎服。

药服5剂，胸闷减轻，嗳气好转，惟胃呆神倦，大便尚秘，乃中宫通降之机未和。守方增全瓜蒌10g，生山楂12g，以理气宽中。上方服5剂后，诸症状均缓和，又连进10剂，病已近愈，复查心电图正常。随访2年，未见病发。

［**按**］本案为气机郁滞型。胸阳不振或情志、寒邪所伤等均可引起气机郁滞。胸痛走窜或刺痛，胸胁满闷，气短，每因情绪波动而增减，纳食少，喜太息，舌暗苔薄，脉多弦当以开胸理气为治疗大法。当以归芎参芪麦味汤基本方加金铃子散、广郁金、枳实调治。

案3

丁某某，男，53岁。1989年11月2日就诊。

患者体丰，素嗜膏粱，1985年始发冠心病。每届劳累及阴雨时节宿证易作。心电图示：前侧壁心肌梗死，ST段压低，异常Q波。刻下症见：胸间极闷，痞满胀痛，气短喘促，纳呆少寐，舌质淡红，苔白腻，脉弦滑。此乃痰浊壅塞，心脉失畅所致。投蠲饮化痰，活血通络之剂为治。用基本方增味。

药用：当归、潞党参、紫丹参各15g，川芎、五味子、全瓜蒌各10g，薤白、姜半夏各9g，麦门冬12g，黄芪20g，檀香6g。每日1剂，水煎服。

5剂服毕，心胸舒适，余症稍减，是为痰浊之邪未能全化，脾气亦未尽复，遂宗上方再加葶苈子10g，白术10g，以增蠲饮健脾之力。方进7剂，诉胸间已适，无其他自觉症状。视之腻苔尚存，断为络中痰气未净，当再宣络利气，上方增陈皮10g。调治1个月，复查心电图基本正常。

［**按**］本案为痰浊阻滞型。心脾亏虚、痰浊阻络则见胸中痞塞闷痛，心悸气少，虚里脉动应衣或动乱不定，喘咳频作，痰呈粉红泡沫状，呼吸急促，不得平卧，舌淡苔厚腻，脉滑。治宜宣痹通阳，活血化痰。药用归芎参芪麦味汤基本方

合瓜蒌薤白汤加枳实调治。

案4

王某某，男，63岁。1989年3月5日就诊。

患者血压一直偏高，屡发心前区闷痛并有紧缩感，偶遇风寒或情志不遂时更著，惟以含服硝酸甘油片暂缓，曾做心电图示“左室高电压”，符合慢性冠状动脉供血不足。血脂分析：胆固醇385mg/dl，脂蛋白750mg/dl，诊为“高血压、冠心病”。刻下症见：心中胀痛，惊惕不安，眩晕肢麻，夜寐梦扰，面赤口干，舌绛苔少，脉细数。是因心肾不交，阴虚阳亢，血脉凝阻。当育阴清热，行血活络。以基本方增味治之。

药用：当归、潞党参、紫丹参、夜交藤各15g，川芎、五味子各10g，麦门冬、何首乌各12g，黄芪20g。每日1剂，水煎服。

前进药饵，颇符病机，症状悉减，惟口依然干，舌仍绛。当守上方再增育阴清火之品，加细生地20g，鲜石斛10g，以尽退虚火。服上方7剂，阴分渐旺，虚火清而血行畅，夜寐亦安，虑其多梦，心肾交而不固，乃守方继服，并嘱早晚吞服柏子养心丸。月余后病安，血压稳定。

［**按**］年高中气衰，或病程延久，气血双亏，心失肾阴润养则现阴虚之证，另肝阴失养，肝阳上亢亦可致病。症见：眩晕、心悸而烦，惊惕不安，失眠怔忡，心中灼热似饥，肢麻，口干面赤，舌质绛、苔少或无，脉细数或结代。阴虚阳亢者，血压往往偏高。治以滋阴养肝，补肾安神。用归芎参芪麦味汤基本方并早晚分服柏子养心丸。高血压者酌加何首乌、白芍、干地龙调治。

案5

丁某某，男，55岁。1987年9月12日就诊。

冠心病经年未愈。平素长服乳酸心可定，落酸肌醇醋及中药等，仍未好转，心电图示：“陈旧性前壁心肌梗死，T波倒置，ST段下降超过0.05mV以上”。血脂分析：胆固醇250mg/dl、脂蛋白600mg/dl。就诊时心前区及胸骨后有压迫感，甚或刺痛、绞痛，发作时短至瞬间，长至半小时以上，并觉心悸怔忡，胸闷气短，夜寐不宁，舌暗苔薄，脉沉涩。证由气滞日久，血流不畅阻络所致。治当活血通络，祛瘀止痛，以基本方合失笑散加味。

药用：当归、潞党参、紫丹参各15g，川芎、五味子各10g，生蒲黄、五灵脂、甘松各9g，黄芪20g，麦门冬12g，红花6g。每日1剂，水煎服。

药进5剂，心胸宽畅而痛轻，仍有气短，夜寐欠酣。上方加生晒参10g，以增益气扶正之力。服7剂后，精神大振，气短已失，夜寐亦安，加以复方丹参片善后，后复查心电图正常。

[按] 气滞日久不愈或阳虚血行不利，均致瘀血阻络为病。症见：胸痛如针刺、痛有定处或牵引肩背、拒按、夜痛甚，心悸气短呈阵发性，舌质紫暗，脉沉涩。常见心绞痛，甚则心肌梗死。患者内结为瘀，可致血行失度而心脉瘀阻，当活血祛瘀，通络止痛，以基本方加失笑散及红花、甘松，若见结代脉则加生晒参、甘松调治。

（以上验方效方及验案均录自：李济仁，李梢，李艳．冠心病诊治经验．中医杂志，1994）

戴裕光

（重五脏平衡，擅滋补肝肾）

【医家简介】

戴裕光（1937～），男，北京市人。全国著名中医药学家，全国第二、三批老中医药专家师带徒导师，第三军医大学专家组成员，大坪医院中医科主任医师、教授、“重庆市名中医”。先后师从当代中国中医名家秦伯未、祝谌予、赵绍琴、任应秋、李介鸣、方鸣谦等先生，颇得中医真传，长于治疗内、妇、儿科疾病，尤擅治慢性病与老年病，注重四诊合参，辨证论治，活用经方、时方、偏方、验方，执简驭繁。

相关著作：《戴裕光医案医话集》。

【主要学术思想和主张】

（1）对气血津液学说的理解和应用独特。疾病形成与发展在于气血不生或血水不化，以致相互间的转化障碍，治疗的关键在于恢复相互间的“生”“化”关系。提倡补血要温阳益气、久用理气当滋养阴血、利水不离活血行气等。

（2）重视五脏平衡。调理脏腑功能，不单要宣肺、理脾、疏肝、宁心、固肾，还要在脏腑生克制化与气机升降间求平衡。他自制并习用的宣肺、理脾经验方分别命名为宣降散、升降汤等。

（3）时病用时方，危急重症当用经方。如以小青龙汤救治喘咳重症，真武汤治疗风心病心衰，大柴胡汤治疗急腹症，白虎汤、大（小）承气汤用于高热等。

（4）对冠心病、高血压、糖尿病、慢性支气管炎、神经衰弱等，常习用滋补肝肾法，代表方剂为自拟的“益精灵”（口服液），已用于临床。

【医论医话】

风湿性心脏病当发生充血性心力衰竭时，心脏的排血量降低，因而动脉系统供血不足，静脉及各器官阻性充血。患者可见心悸、水肿、呼吸困难、唇舌紫暗、颈静脉怒张、肝脏肿大等症。其主要病机是心肾阳（气）虚、血水瘀阻。该病属中医学中的心悸、心痹、痰饮、水肿等范畴。其主要病机是心肾（脾）阳虚为本，血水瘀阻为标。近年多数医家主张治则以温阳、益气、化瘀、利水为主。我自拟了以温阳活血为主的附子强心汤治疗，取得了与口服强心苷类相同的效果。

该方附子助心阳、补命火。黄芪补阳利水，近代药理实验表明其可增加肾小球滤过率。苍术运脾化湿。川芎、益母草活血通络，《本草求真》说："益母草消水行血，去瘀生新"。根据"血水相倚"的道理，通瘀可以加强利水，茯苓、车前草驱逐泛滥之水邪。全方配伍相得益彰。

【验方效方】

附子强心汤

［主治］急、慢性充血性心力衰竭，心脏排血量降低，动脉系统供血不足，静脉及各器官阻性充血。症见心悸、水肿、呼吸困难，唇舌紫暗，颈静脉怒张，肝脏肿大等。

［功用］温阳益气、活血利水。

［组成］制附片、黄芪、苍术、川芎、益母草、茯苓、车前草。

［方解］黄芪益气；附子强心助心阳、肾阳；苍术、茯苓运脾；川芎、益母草活血通瘀；茯苓、车前草利水。

［应用］心肾阳虚甚者加桂枝、人参、党参、仙灵脾、仙茅、补骨脂、巴戟天；伴心肾阴虚者加麦冬、五味子；脾阳虚寒者加干姜、肉桂；水肿甚者可加泽泻、猪苓、薏苡仁、陈葫芦。脉细促者可加玉竹、白芍、炙甘草等。

【精选验案】

案1

瞿某某，女，71岁。家庭妇女。

初诊（2004年3月22日）：反复心悸10余年，加重4天。患者10年前因劳累后出现心悸、胸闷、心前区不适，在我院诊断为冠心病，长期服用丹参片、地奥心血康等药物治疗，病情时有反复。4天来因天气变化心悸加重，现来我科。现症：心悸、气短、胸闷、无心前区疼痛，身软乏力，眠差，口干，纳可，易咳嗽，痰多色白，颜面双下肢浮肿，舌淡，苔薄腻，脉沉细弱数。查体：血压118/87mmHg，神志清晰，颜面浮肿，形体适中，全身皮肤、黏膜未见黄染、出血。颈部（－），双肺呼吸音清晰；心界无明显扩大，心率：70次/分，心脏未闻及杂音。腹软，全腹均无压痛及反跳痛，肝脾未扪及肿大。双下肢水肿

（++）。辅助检查：心电图：T 波改变。西医诊断：冠心病。中医诊断：胸痹（气阴不足，心阳亦虚）。辨治：患者年已古稀，心气不足，心血不畅，心失所养，故心悸；心阳不足，阳虚则水液失运，故颜面、双下肢水肿。气虚，脾胃运化亦差，故痰浊内生，咳嗽，多痰。宗益心气，助心阳，化痰通络之品。拟生脉散合桂枝龙牡汤加味。

党参 30g，麦冬 15g，五味子 9g，川桂枝 9g，白芍 15g，炙甘草 9g，淡干姜 9g，丹参 15g，全瓜蒌 24g，龙骨 15g，牡蛎 30g，远志 4g，茯苓 12g，仙灵脾 15g，山楂 15g，红花 6g，黄芪 15g。7 剂。每日 1 剂，水煎服。

二诊（2004 年 3 月 29 日）：服益气养阴、温阳强心利水之品后心悸明显减轻，多汗，腿软乏力，面色皖白，颜面虚浮，纳可，眠可，大便日一行，舌淡，苔腻，脉沉。下肢已不肿。此心气阴不足，仍以前法。

党参 24g，麦冬 15g，五味子 9g，川桂枝 9g，白芍 12g，炙甘草 9g，淡干姜 9g，大枣 15g，龙牡各 30g，丹参 15g，仙灵脾 15g，玉竹 15g，山楂 12g，黄芪 15g，枣仁 12g，红花 6g，当归 9g。7 剂。每日 1 剂，水煎服。

三诊（2004 年 4 月 7 日）：服药后心悸明显减轻，口干，纳可，肢软无力，无腰痛，晨起头昏，大便坠胀，日一行，不结燥，舌淡，苔白腻，脉沉。患者年老体弱，心脾肾俱虚，肢软无力。拟炙甘草汤合生脉散

炙甘草 12g，党参 24g，麦冬 12g，五味子 9g，川桂枝 9g，白芍 12g，淡干姜 9g，大枣 15g，生地 15g，火麻仁 9g，阿胶 9g，枸杞 12g，杜仲 12g，山萸肉 12g，熟地 12g，砂仁 4g，山药 20g。7 剂。每日 1 剂，水煎服。

四诊（2004 年 4 月 12 日）：患者服炙甘草汤后心悸、乏力、肢软已除；大便成形，日一行，舌淡红，苔白，脉沉。经补心阴、心阳后患者症状明显缓解。宗前方治疗。原方 7 剂。

［**按**］胸痹是以胸部憋阻，或疼痛为主要临床表现的病证，多与心肺有关。此患者年已古稀，心气不足，心阳亦虚。戴老喜好使用生脉散益气养阴，桂枝加龙牡汤温阳潜镇，兼以活血化瘀。方中川桂枝、干姜温补心阳；仙灵脾温肾阳；党参、炙甘草、黄芪健脾益气；麦冬、五味子、白芍养心阴；丹参、红花、山楂活血化瘀。全瓜蒌宽胸理气。龙骨、牡蛎潜阳安神。随后以炙甘草汤加温补脾肾之阳、滋补脾肾之阴之品，从而心、脾、肾同治。

案 2

张某某，女，87 岁。工人。

初诊（2004 年 9 月 20 日）：主诉：胸部闷伴灼热不已 5 年。患者 5 年前无明显诱因出现胸闷，胸部灼热，无心悸与心前区疼痛，去多处就诊，给予滋阴清热

类中药无效，反而出现大便不畅，病情迁延不愈，前几日又出现尿道灼热、尿频、尿急，诊断为“膀胱炎”，给予抗生素静脉输注仍无缓解，现来就诊。现症：胸闷、胸部灼热不已，无胸痛，尤以夜间明显，纳可，口不干，涎痰多，活动后喘息，夜不安寐，大便日一行，舌刺痛，尿道灼热，尿频，眼眵多，舌暗红，苔白腻，脉沉。既往有支气管炎。

西医诊断：①冠心病。②尿道感染。

中医诊断：①胸痹（痰瘀内阻）。②淋证（下焦湿热）。年已耄耋，素患慢性支气管炎，正气内虚，肺、脾、肾三脏不足，“脾为生痰之源，肺为贮痰之器”。脾失健运，痰浊内生，上贮于肺。而且“气为血之帅”，气虚血亦瘀，痰瘀内阻，故胸闷；瘀血阻滞，营卫运行不畅，瘀血致发热，且以夜半明显为特征，此乃气血运行夜不入阴分所致，气血不畅，心神失常，故夜不成寐。拟宽胸化痰，活血化瘀，清利下焦。小陷胸汤合导赤散化裁。

全瓜蒌24g，川连4g，制半夏15g，大生地18g，木通4g，竹叶12g，滑石12g，生甘草4g，丹参15g，益母草15g，葶苈子15g，山楂15g，桃仁9g，红花4g，泽兰4g，川牛膝12g，太子参15g。3剂。每日1剂，水煎服。

二诊（2004年9月24日）：患者服药后咳嗽已停止，仍有少量黏痰难咯出，胸闷及灼热已感觉散开，口不渴，纳可，口唇易生溃疡，自觉热气时上冲，大便稀溏2次/日，小便较前通畅，舌暗红，苔薄腻，脉沉。前方宽胸化痰，活血化瘀，使胸中瘀痰开散，郁热有减，下焦邪热亦有减轻。宗前方化裁。

全瓜蒌24g，川连4g，制半夏15g，大生地12g，木通3g，竹叶9g，滑石12g，生甘草4g，丹参15g，葶苈子10g，红花6g，沙参15g，代赭石15g，旋覆花9g，大枣12g，茯苓12g。4剂。每日1剂，水煎服。

［**按**］本病中医病机本虚（气阳虚、阴虚）标实（痰阻、血瘀、气滞）。治疗权衡标本，把握虚实，“急则治其标，缓则治其本”为原则。气滞宜调气通滞；痰凝当化痰开结；血瘀应活血化瘀；《内经》：“疏其血气，令其调达。”危重之时，心阳暴脱，心气闭阻，当益气固脱，破壅开闭，芳香开窍通心闭。

兼有淋证：乃年老气虚易生湿，加之久服滋阴清热之品，湿热下注，膀胱气化不利，故小便淋漓不畅。选用小陷胸汤合导赤散化裁。小陷胸汤清化热痰；导赤散清热利湿。方中太子参益气养阴；桃仁、红花、泽兰、丹参、山楂、益母草活血化瘀；川牛膝引血下行；葶苈子泻肺强心；滑石、生甘草、竹叶、木通清热利湿；生地清热；全瓜蒌宽胸化痰；半夏化痰；川连清热。而且注意老年人用药要小其剂量。老年人脏腑功能衰退，用药不可过猛，以防止损伤正气。还宜生活调理劳逸结合，饮食清淡，忌油腻、膏粱厚味。

案3

杨某某，男，65岁。

初诊（1986年4月8日）：数年前因工作劳累常感胸部憋闷，有时心慌未注意，经查体诊为冠心病，一年后多次住院心血管科，每以异山梨酯加输液等缓解出院。近两三年来入院后多次在输液中加入丹参注射液、川芎嗪注射液，胸闷痛加剧时给予硝酸甘油等而缓解，此次入院后发现血压156/100mmHg，血脂胆固醇296～420mg/dl。胸片示“主动脉屈曲延长，左心缘向左下延伸，略有扩大”。心电图正常，但二阶梯双倍运动试验阳性，入院后先给上述两药及中药（丹参、川芎注射液静滴）无效。

西医诊断：冠心病、心绞痛、高脂血症。

中医会诊：患者胸闷、掣痛，时有心悸、头昏、气促，舌苔厚腻，脉象弦滑，证属体丰湿盛，痰浊阻气，此本虚标实，前多用西药加中药以活血化瘀为主治疗，今投益气养心宽胸化痰为治。

药用：党参24g，麦冬15g，五味子9g，胆南星12g，陈皮9g，制半夏9g，茯苓15g，炙甘草6g，丹参15g，生山楂30g，仙灵脾15g，仙茅15g，益母草15g，桃仁10g，红花9g。7剂，水煎服，每日1剂，分3次服。

二诊（1986年4月15日）：服药后胸闷明显减轻，每天只有短时间感到1～2次，前方加怀牛膝12g，杜仲12g，续服7剂。

三诊（1986年4月23日）：胸闷心慌未出现，近日大便较干，间日一次，前方去半夏加瓜蒌30g，草决明15g，续服7剂。

四诊（1986年5月4日）：已出院3天，胸部已无不良感觉，嘱患者加强运动（如散步等）。前方每隔日一剂，7剂。后其妻间断又照方开药数次，述患者体健，也未服降压药，血压在140～146/90～92mmHg之间。

［**按**］本例病例的启示是活血化瘀药也要适可而止。本例患者体丰湿盛，舌苔厚腻，加之原有高脂血症、脾肾阳虚、心气不足、心阳亦虚的情况下痰浊郁滞不化，清气不升，浊气不降，上阻心脉，中阻脾胃，故本例用药治则以生脉饮补心气，助心阳；二陈汤化痰浊佐以通心脉之品，仙茅、仙灵脾温肾阳而取效。可知治疗冠心病不可只顾活血而胶柱鼓瑟，辨证论治才能解决问题。

（以上均录自：戴裕光．戴裕光医案医话集．学苑出版社，2006）

魏执真

（擅心血管病，辨心律失常）

【医家简介】

魏执真（1937～），天津市人，主任医师、教授、博士研究生导师，国家级名老中医药专家，享受国务院政府特殊津贴。1962 年毕业于北京中医学院（现北京中医药大学），是新中国培养的第一批接受现代中医药学高等教育的专业人才，是北京中医医院心血管、糖尿病专业的中西医结合治疗的奠基者之一，她擅长治疗心血管系统疾病如高血压病、心律失常、冠心病、糖尿病等。

相关著作：《中医临证备要》、《心律失常中医诊治》等。

【主要学术思想和主张】

（1）建立“以脉为主，四诊合参”的“两类、十型、三证候”的心律失常独特的辨证思路和方法。对快速型心律失常，提出了“益气养心，理气通脉，凉血清热”的创新性的治疗方法。

（2）对糖尿病性心脏病的长期而系统的诊治研究，是早期运用西医学研究方法进行中医科研的先行者之一，是中华中医药学会糖尿病学会及内科心病委员会筹建人之一。

【医论医话】

（1）冠心病心绞痛的治疗，必须标本兼顾。治本，即补养阴血，扶助心阳，以促进血脉循行流畅。临床上所见患者主要表现为心之气阴不足，而单纯心阳虚者不多见，因此在药物选择上常用太子参、麦冬、五味子以扶正。太子参味甘微苦，性平，功能补气生津，为补气药中的清补之品，补而不燥。麦冬味甘微苦，性微寒，滋补肺胃之阴，兼养心阴，补而不腻。五味子味酸性温，可生津止渴，养心敛汗。三味药共用，又寓“生脉散”之意，既可补气，又能养阴，不燥不腻，对于心之气阴亏虚所致诸症，尤为适宜。另一方面，气属阳，补气也可扶助阳气。治标，即调理气机，活血通脉。这里用药的特点是“和血”，该病的病理乃心脉阻滞，血流不畅，即血液在经脉之中流通不畅，并不等同于“瘀血”。瘀血致病的特点可见疼痛为刺痛、痛处固定、入夜尤甚，或见肿块、出血，或见面色黧黑、肌肤甲错，与心绞痛所见之症不同。所以在用药上，注重和血，避免应用三棱、莪术、水蛭、虻虫等破血之品，以免损伤正气。笔者常用丹参、川芎二药。丹参一味，功同四物，其味苦，性微寒，善祛瘀生新，调养血脉。川芎乃血中气药，味辛性温，可上行头目，下行血海，行气活血，走而不守。二药一寒一温，相互配合，活血通脉而不伤正，并使药性不至于过寒或过温。另一方面，血属阴主静，血不能自行，需赖气的推动，即“气为血之帅”之意。气机郁滞则血行不利，流通不畅，不通则痛，故而笔者还十分重视理气药的应用，通过理气以助活血通脉。因该病之本为“虚”，当理气而不能破气，喜用香橼、佛手轻清之品，而很少应用青皮、枳实之属。香橼味辛酸苦，性温，有调气、宽胸、化痰之功；佛手味辛苦酸，性温，可理气和中，疏肝解郁。两味药皆药性平和，可调理气机，久用而不致伐伤正气。又因两药药力缓和，故笔者还喜于方中同时应用香附一味。香附味辛微苦微甘，性平，《本草纲目》谓其“利三焦，解六郁，……其味多辛能散，微苦能降，微甘能和。乃足厥阴肝、手少阳三焦气分主药，而兼通十二经气分。”且香附兼入血分，为“血中气药”。香附、香橼、佛手三药共用，药力适中，使气机调畅，血行流通，而不流于耗气破气之弊。笔者有时方中只有调气之品，而无活血之药，仍能取效，推究其中奥妙，概气行则血行，通过理气使血脉通畅，故而虽未用丹参、川芎，心痛亦解。此外，川芎毕竟性偏温，香附前人亦有“苦燥而能耗血散气”之说，久用稍有耗气伤阴之弊，而方中有太子参、麦冬、五味子，则可佐制二药的温燥之性。另外，由于饮食不节，痰湿内生，或寒邪内侵，皆可阻滞心脉，而致心脉不通，故临床上笔者还根据患者具体病因而相应选用化痰湿、逐寒邪等法则。

（2）冠心病心绞痛以心气阴虚、瘀郁阻脉，心脾不足、痰湿阻脉两型最为常见。

①心气阴虚、瘀郁阻脉

主要症状：心痛时作，心悸气短，胸闷憋气，疲乏无力，口干欲饮，大便欠畅。

主要舌象：舌质略红或嫩红裂，少苔或薄白苔。

主要脉象：细弦。

分析：忧郁思虑，使心之气阴耗损，气机不调，心脉瘀阻，心神失养，故见心痛时作，心悸气短，胸闷憋气，疲乏无力，舌质略红或嫩红裂、少苔、口干欲饮、大便欠畅为阴虚气滞所致。

治法：益气养心，理气通脉。

方药：自拟通脉理气汤。

太子参 30g，麦冬 15g，五味子 10g，香附 10g，香橼 10g，佛手 10g，丹参 30g，川芎 15g 等。

方解：太子参、麦冬、五味子益心气养心阴；丹参、川芎活血通脉；香附、香橼、佛手理气以助通脉。全方共奏益气养心、理气通脉之功。

②心脾不足、痰湿阻脉

主要症状：心痛时作，心悸气短，乏力，胸胁苦满，脘腹痞胀，大便不爽，纳谷不香。

主要舌象：舌胖质淡暗，苔白厚腻。

主要脉象：弦滑。

分析：多食多饮伤及脾胃，脾失健运则痰湿内生，阻遏气机，痰气交阻，令心脉不通，故见心痛时作；脾气耗伤，心失所养，故见心悸气短、乏力；湿阻中焦，气机不畅，故见胸胁苦满，脘腹痞胀，二便不爽，纳谷不香；舌胖质淡暗，苔白厚腻，脉沉滑或弦滑为脾虚湿盛、气滞痰阻之征。

治法：疏气化痰，益气通脉。

方药：自拟疏化活血汤。

苏梗10g，香附10g，乌药10g，川朴10g，陈皮10g，半夏10g，太子参30g，白术10g，茯苓15g，川芎15g，丹参30g等。

方解：白术、茯苓、半夏、陈皮健脾祛湿化痰；苏梗、川朴、香附、乌药理气宽胸，以助痰湿之邪得化；丹参、川芎活血通脉；太子参补益心脾。全方共奏疏气化痰、益气通脉之功。

【验方效方】

方一　通脉理气汤

［主治］心气阴虚、瘀郁阻脉之冠心病。

［药物组成］太子参30g，麦冬15g，五味子10g，香附10g，香橼10g，佛手10g，丹参30g，川芎15g等。

方二　疏化活血汤

［主治］心脾不足、痰湿阻脉之冠心病。

［药物组成］苏梗10g，香附10g，乌药10g，川朴10g，陈皮10g，半夏10g，太子参30g，白术10g，茯苓15g，川芎15g，丹参30g等。

【精选验案】

案1

某男，44岁，干部。初诊时间：2000年9月10日。

阵发压迫样心前区闷痛3年，加重1个月。患者阵发心前区闷痛，于安静时出现，伴出大汗，含硝酸甘油方能缓解。平素感乏力，纳差，时有腹胀吞酸，大便黏而不爽。近1个月病情加重，每天发作1~2次，需含硝酸甘油2片后才可缓解。舌暗红，舌边齿痕，苔白厚腻，脉弦细。查：血压130/80mmHg，心率76次/分。2000年2月1日胸痛发作时心电图：Ⅱ、Ⅲ、avF导联ST段抬高0.2mV，V_2~V_4导联ST段压低0.2mV，V_2导联T波倒置，V_3导联T波呈负正双向。平日胸痛无发作时心电图：窦性心律，大致正常。2000年初行冠状动脉造影示：前降支肌桥，对角支40%狭窄。

西医诊断：冠心病，前降支肌桥，变异型心绞痛。

中医辨证：心脾不足，痰气阻脉。

治法：疏气化痰，益气通脉。

处方：苏梗 10g，陈皮 10g，半夏 10g，白术 10g，茯苓 15g，香附 10g，乌药 10g，川朴 10g，太子参 15g，丹参 30g，川芎 15g，木香 10g，黄连 10g，吴茱萸 6g。水煎服，日 1 剂。

服药 1 周，胸痛发作减少，2～3 天发作 1 次，含硝酸甘油 1 片后缓解。仍有吞酸，舌脉如前。上方加瓦楞子 15g。7 剂药后，胸痛继减，7 天来只发作 1 次，吞酸已除，乏力、纳差亦有好转，舌苔转薄。继续随症加减服药 1 个月，胸痛未作。此后守方服药 2 个月，患者未发作胸痛，纳可，大便调。心电图：窦性心律，大致正常。半年后随访，患者未发作心绞痛。

［**按**］本例中年男性，年届四旬，发现冠心病 3 年余。综合患者阵发心前区闷痛、乏力、纳差、腹胀吞酸、大便黏而不爽、舌暗红边齿痕、苔白厚腻的症状及舌象，该患者辨证为心脾不足，痰气阻脉，故予疏气化痰、益气通脉之剂。方中苏梗、川朴、香附、乌药疏理调畅气机；白术、茯苓、半夏、陈皮健脾化痰燥湿；太子参补益心脾；川芎、丹参活血通脉；黄连、吴茱萸制酸和胃，且黄连与木香配伍可理气厚肠。诸药共用，使心脾气充足，痰湿得化，气机调畅，血脉流通，药后胸痛发作减少。随症加入瓦楞子，以加强制酸之力。共加减服药 3 个半月，患者病情得到控制，胸痛未发作。

案 2

某男，61 岁，退休工人。初诊时间：2004 年 8 月 17 日。

患冠心病、心绞痛 3 年。近 1 个月慢走 100 米则胸痛发作，停步后可缓解。伴乏力、气短、汗出，纳可，口干欲饮，时有头晕，眠安，二便调。舌质暗红有裂纹，苔薄白，脉细弦。高血压病史 4 年，现服降压 0 号，血压控制在 140～150/80～90mmHg 水平。查体：血压 150/80mmHg，心率 76 次/分。心电图：窦性心律，ST－T 改变，ST 段 V_4～V_6 导联下降 0.1mV，T 波 Ⅱ、Ⅲ、avF 导联低平，V_4～V_6 导联倒置。

西医诊断：冠心病，恶化劳力型心绞痛。

中医辨证：心气阴虚，瘀郁阻脉。

治法：益气养心，理气通脉。

处方：太子参 30g，沙参 30g，麦冬 15g，五味子 10g，丹参 30g，川芎 15g，香附 10g，香橼 10g，佛手 10g，乌药 10g，川牛膝 30g，地龙 30g。水煎服，日 1 剂。

服药 1 周后，胸痛减轻，可慢走 300 米，口干、头晕减轻。血压 145/80～90mmHg。继随症加减，服用上方 1 个月后，可缓慢步行 2 公里。查心电图与前比较，冠状动脉供血不足表现明显改善，血压正常。继随症加减服药 3 个月，可慢走 3 公里不觉胸痛。心电图大致正常。

[**按**] 本例老年男性，年过六旬，五脏之气已虚。心主血脉，心气不足，不能帅血运行，心脉痹阻，不通则痛，故动则胸痛发作；乏力、气短、汗出亦为心气虚之表现；口干欲饮、舌质暗红有裂纹、苔薄白为心气阴虚、血脉瘀阻之征。辨证为心气阴虚，瘀郁阻脉，治以益气养心，理气通脉。方中太子参、麦冬、五味子、沙参益心气养心阴；香橼、佛手、香附、乌药理气以助通脉；丹参、川芎活血通脉；川牛膝、地龙活血，引血下行。诸药共用，使心气阴足，心脉通畅，胸痛减轻。经逐步调理，直至心绞痛病情控制。

案3

某女，67岁，退休工人。初诊时间：2006年1月12日。

冠心病史20年。近1个月缓慢步行时常自觉胸痛，伴乏力、胸闷，腹胀，纳可，眠安，二便调。舌质暗红，苔薄白，脉细弦。既往高血压病史10余年，现服络活喜，血压控制在正常水平。查体：血压120/70mmHg，心率66次/分。心电图：窦性心律，ST－T改变，ST段$V_4 \sim V_6$导联下降0.1mV，T波$V_1 \sim V_3$导联倒置，$V_4 \sim V_6$导联负正双向或低平。

西医诊断：冠心病，恶化劳力型心绞痛。

中医辨证：心气阴虚，瘀郁阻脉。

治法：益气养心，理气活血通脉。

处方：太子参30g，麦冬15g，五味子10g，香附10g，香橼10g，佛手10g，乌药10g，大腹皮10g，丹参30g，川芎15g。水煎服，日1剂。

服药2周后症减，步行时稍感乏力、气短，未发作胸痛。眠欠安，易早醒。复查心电图与前比较ST－T改变明显改善。于前方加百合15g，又服药2周，症平稳，疾步行走时偶有轻微胸痛，睡眠有所改善。前方继服2周，未发作胸痛，但近日头晕、头胀，血压偏高。方中加川牛膝30g、地龙30g，服药2周后，头晕、头胀消失，胸痛未发作。守方继服药1个月，病情控制，半年多后随访未发作心绞痛。复查心电图ST－T改变基本恢复正常。

[**按**] 本例老年女性，年近七旬，五脏之气已虚，且久患胸痹之证，心气已虚。心主血脉，心气不足，不能帅血运行，气虚血瘀，不通则痛，故缓慢步行时常自觉胸痛；心悸、乏力为心气虚损，血运无力所致；胸闷、腹胀为气阻遏之象；舌质暗红、苔薄白、脉细弦为气阴两虚、血脉瘀阻之征。故予以益气养心、理气活血通脉之剂，方中太子参、麦冬、五味子益气养心；香附、香橼、佛手、乌药理气宽胸；大腹皮行气除腹胀；丹参、川芎活血通脉。随后又因早醒加百合养心安神；头晕、头胀加川牛膝、地龙逐瘀通经，引血下行。诸药共用，使得心绞痛不再发作，病情控制。

案4

某女，72岁，退休干部。初诊时间：2006年6月20日。

冠心病史20余年，近半月时感心前区疼痛，每天发作1~2次，含硝酸甘油后可缓解。伴乏力、气短、胸闷、头晕头胀，眠欠安，纳可，大便溏，日3行。舌质暗红，苔白厚腻，脉细弦缓。既往高血压病史10余年，现血压控制尚可。心电图：窦性心动过缓（心率55次/分），肢导低电压。血压130/70mmHg。

西医诊断：冠心病，不稳定性心绞痛；心律失常，窦性心动过缓。

中医辨证：心脾气虚，湿邪停聚，心脉受阻。

治法：理气化湿，补益心脾，活血升脉。

处方：苏梗10g，陈皮10g，半夏10g，白术30g，茯苓15g，香附10g，乌药10g，丹参30g，川芎15g，太子参30g，羌活15g，炒薏米30g。水煎服，日1剂。

服药1周，服药期间胸痛发作3次。继服药2周后，诸症减轻，每周胸痛发作1次。心率升至58~60次/分。守方服药1个月后，诸症消失，胸痛未发作。大便成形，苔转正常。心率升至64次/分。

［**按**］本例老年女性，年逾七旬，五脏之气已虚。心气不足，不能帅血运行，血脉瘀阻；脾虚失运，痰湿内生，阻遏气机，痰气交阻，亦可阻滞心脉，故胸痛阵发、脉搏缓慢。再结合乏力、气短、胸闷、大便溏、舌质暗红、苔白厚腻的症状及舌象分析，该患者辨证为心脾不足，湿邪阻脉，心脉受阻。故予理气化湿、补益心脾、活血升脉之剂。方中半夏、白术、茯苓、陈皮、苏梗、香附、乌药健脾理气化湿；羌活祛风以助化湿；太子参补益心脾；丹参、川芎活血通脉；炒薏米健脾止泻。药后胸痛发作减少，心率慢改善。共服药近2个月，诸症除，未发作胸痛，心率亦由55次/分升至64次/分。

案5

某男，74岁，退休干部。初诊时间：2005年10月27日。

阵发胸痛10月余。每于上3层楼、快走时发作胸痛，停步则缓解。伴心悸、乏力、气短，口干欲饮，纳可，眠安，二便调。舌质红有裂纹，少苔，脉细弦。既往高血压病史10余年，服降压药，血压控制尚可。查体：血压130/75mmHg，心率60次/分。心电图：窦性心律，ST段V_4~V_6导联下降0.2mV。超声心动图：心内结构未见异常。

西医诊断：冠心病，稳定劳力型心绞痛。

中医辨证：心气阴虚，血脉瘀阻。

治法：益气养心，理气通脉。

处方：太子参30g，沙参30g，麦冬15g，五味子10g，香附10g，香橼10g，佛手10g，乌药10g，丹参30g，川芎15g。水煎服，日1剂。

服药1周，胸痛减轻，由上3层楼时发作胸痛，转为上5层楼时发作胸痛。心悸、乏力、气短、口干欲饮较前亦有改善。继服药2周后，上5层楼时未觉胸痛，复查心电图ST段$V_4 \sim V_6$导联下降0.1mV。继续服药1个月后，无心绞痛发作，诸症除。复查心电图大致正常。

[**按**] 本例患者，年事已高，脏气已虚。心气不足，气虚帅血无力，血脉瘀阻，则出现活动时胸痛。再结合心悸、乏力、气短、口干欲饮、舌红有裂纹少苔、脉细弦的症状及舌脉分析，证属心气阴不足，血脉瘀阻，故治以益气养心、理气通脉。方中太子参、沙参、麦冬、五味子益心气养心阴；香附、香橼、佛手、乌药理气以助活血通脉；丹参、川芎活血通脉。全方共用，使心之气阴充足，血脉通畅。药后阵发胸痛、心悸等症减轻。最终病情得到控制，胸痛无发作，心悸、气短等症消除。

（以上均录自：魏执真，易京红，周燕青．中国现代百名中医临床家丛书·魏执真．中国中医药出版社，2011）

郭子光

（倡中西结合，擅心血管病）

【医家简介】

郭子光（1932～），重庆市荣昌县人，成都中医药大学教授，伤寒和各家学说专家，中医康复学科开创者，全国老中医专家带徒导师，享受国务院政府特殊津贴，四川省学术带头人，首届“国医大师”。擅长内科诸病，尤对心血管、血液、呼吸、神经、泌尿系统疾病的治疗经验丰富。

相关著作：《伤寒论汤证新编》、《日本汉方医学精华》、《中医各家学说》等。

【主要学术思想和主张】

1. 强调现代中医治疗思想

在临床上主张突出中医特色下的“病证结合”、“宏微互参”、“寒温结合”、“中西结合”进行辨证论治，在复杂病证的论治中尤须注意掌握治疗节奏。

2. 注重临证辨治步骤

郭子光总结出自己临床治疗的八个步骤要领，也是其临证上的要诀。①凡有外感先治外感。②气机不疏先治郁。③运化失司先理脾。④平调阴阳治原病。⑤整体局部善处理。⑥无证可辨亦须辨。⑦治标药物逐步减。⑧西医诊断作参考。

【临证经验】

本病始终具有心悸气短且动则更甚之气虚、心胸疼痛且部位固定之血瘀表现，“气虚血瘀”是本病基本病机，基础方为：黄芪、川芎、葛根、丹参、制首乌等。若瘀滞重者酌加失笑散、赤芍、延胡索类；其痛不减更加全蝎等辛通络脉；阳虚寒甚者酌加桂枝、炙甘草、栀子之类；并注意对气阳虚及气阴虚等兼证的处理。

本病的方案是：①首当迅速终止心绞痛发作。②益气化瘀为基本治法。③控制合并症。④注意清除湿热或寒湿。⑤保持大便通畅。⑥戒烟、戒酒、慎风寒。⑦保持情绪稳定。⑧调节饮食质量。⑨节制房事。⑩坚持适当体育活动。

（刘杨．郭子光辨治心血管疾病的临证思想与经验．2006）

【验方效方】

益气活血通络方

［功效主治］益气活血通络。主要用于气虚运血无力，血行瘀滞，心脉痹阻不通而发的心绞痛。

［药物组成］黄芪、制首乌、川芎、丹参、葛根。

［加减应用］若兼阳虚者，加桂枝、良姜，甚则附片以温通心阳；兼阴虚者，酌加牡丹皮、麦冬、生地黄之类；夹痰湿气郁者，酌加全瓜蒌、薤白、法半夏、郁金、香橼、枳壳之类；若疼痛较剧或以刺痛为主者，是血瘀重，酌加三七粉、延胡索、桃仁、红花、蒲黄、五灵脂之类以加重活血化瘀力量，临时缓解绞痛可用速效救心丸、麝香保心丸、复方丹参滴丸之类。若腑气不通，大便秘结，务必使大便通畅，腑气通行则血脉畅利，酌加瓜蒌仁、决明子、鸡血藤等以润肠通便。有心绞痛反复发作，经久不愈者，或一般活血化瘀药治疗不效者，此为气血久不行，瘀血入络也。当配合应用虫类通络药物，如全蝎、蜈蚣、僵蚕、水蛭等以搜剔络脉，或用通心络、活血通脉胶囊等含有虫类药物的中成药。

［方解］方中以黄芪益气，“血为气母”故用制首乌养血，旨在益气；川芎、丹参行血活血；妙在葛根的升散、性动，用之以减弱经络中阴血凝聚属静的性质，达到通经活血的目的。郭教授通过大量的临床观察认为气虚血瘀、虚实夹杂是本病的基本病机。心主血，若气虚运血无力，血行瘀滞，心脉痹阻不通，遂发生心绞痛。患者常常有心累、气短、稍活动则心悸、气急、自汗，甚则诱发心绞痛等气虚见症，以及胸痛而有定处，舌紫暗或有瘀点，血液检查可见高凝状态和血黏度升高等血瘀表现。气虚和血瘀常合而为病，单纯的气虚或血瘀少见，这是因为气虚多能致运血无力，血行瘀滞而生血瘀。故治疗上主要以益气活血为法遣方用药。同时，郭老认为冠心病心绞痛的发生、发展和预后受多种因素的影响，

恣食肥甘、食逸少劳、烟酒嗜好、情绪激动、环境污染、社会压力等皆可增加本病的易患性。所以郭教授认为冠心病的治疗是医生、患者、患者家属共同的责任，需三方紧密合作才能取得良好的疗效，并总结出了冠心病心绞痛治疗的七个宜忌：①绝对禁止吸烟。因烟毒能使血脉凝滞，易诱发、加重心绞痛。②心情放松，避免紧张激动。中医认为忧思郁怒，可使肝失条达，肝气郁结，致心血运行滞涩，从而引起心绞痛发作。这需要患者积极进行自我调节和其家属的谅解与配合。③饮食宜清淡。过食肥甘，损伤脾胃，痰浊内生；饮食偏咸，咸入于心，损伤心气，皆可加重气虚血瘀；饮食亦不可过饱，因食入于胃，血流于肠，心血不足，可诱发心绞痛。④坚持适度运动。除不稳定型心绞痛或心功能不全者外，一般都要鼓励运动，但运动的方式以轻柔为宜，如散步、太极拳等，运动量不宜过大，以不感觉心累、气喘为度，长期坚持可促进血液循环，减轻瘀血留滞。⑤血压、血脂要保持在正常范围内。⑥保持血黏度在正常围内。因为高血黏度是血瘀的一个客观指标，若偏高可于方药中酌加水蛭、桃仁、红花之类。⑦中药汤剂结合中成药治疗不稳定型冠心病心绞痛的疗效是肯定的，对不稳定型心绞痛配中药治疗也比单纯应用西药的疗效好，在心绞痛缓解期积极运用上述“杂合以治”可达到治愈的目的。郭教授用这种综合治疗的方法治疗了大量冠心病心绞痛的病人，实践证明只要辨证正确，守法守方治疗均可收到良好的效果，并能有效减少复发，提高病人生活质量。

（江望，张少波．郭子光教授“杂合以治”冠心病心绞痛．河南中医，2006）

【精选验案】

案1

肖某某，女，53岁。

2003年9月11日诊。冠心病胸闷隐痛两年，面白乏华，形体略胖，劳累加重，心电图显示心肌缺血。舌质略淡苔薄腻微黄，脉沉滑。辨为本虚标实，气虚血瘀，痰郁化热。治以益气化瘀，行气化痰，兼清利湿热。拟方：

黄芪50g，丹参30g，川芎20g，葛根30g，制何首乌20g，薤白20g，法夏15g，郁金15g，延胡索20g，全瓜蒌15g，降香15g，茵陈20g。每日1剂，水煎服。

复方丹参滴丸携带备用。

嘱可坚持散步，保持情绪平静，清淡饮食、不过饱过饥、忌肥甘厚味辛辣等。服药4剂胸闷痛大减，本法调治月余，诸证悉平。

［**按**］本病始终具有心累气短且动则更甚之气虚，心胸疼痛且部位固定之血瘀表现，故认定“气虚血瘀”是本病基本病机。基础方为：黄芪、川芎、葛根、

丹参、制首乌等。若瘀滞重者酌加失笑散、赤芍、延胡索类；其痛不减更加全蝎等辛通络脉；阳虚寒甚者酌加桂枝、炙甘草之类；并注意对气阳虚及气阴虚等兼证的处理。

（案1录自：刘杨．郭子光辨治心血管疾病的临证思想与经验．四川中医，2006）

案2

孙某，男，48岁。

2005年8月9日初诊。

病史：患者2004年1月，因“胸痛5个小时，不缓解”，经某省级医院诊断为“扩张型心肌病”，给予西药治疗，反复发作多次，经人介绍而来就诊。现症：自述心悸、心慌、乏力，气短促、动则更甚，胸部隐痛、闷胀，畏寒、四肢厥冷，下肢轻度凹陷性水肿，睡眠差，小便短少。问其生活作息，患者销售工作繁忙，每感力不从心，且每日抽烟两包以上，生活不规律。察其面色淡白、少神，舌淡胖，苔水滑，舌边有齿痕，脉沉细微。辨治：本案乃典型之少阴病，阳气式微，气虚血瘀，浊水停滞之证，证从寒化。非辛热桂附无以回阳，非重剂参芪难以益气，兼活血通利治之。处方：

①北黄芪60g，红人参20g，制附片15g，先煎30分钟，桂枝15g，干姜10g，茯苓30g，猪苓20g，益母草30g，丹参20g，川芎15g，麦门冬20g，生地黄12g，炙甘草5g。每日1剂，水煎服。

②移山人参100g，每日10g，另煎，和药汁服用。

③绝对休息，戒烟。

经上药服用30余剂，心悸、气促、胸痛、浮肿渐次消除，服药过程中因商务需要并未休息，每日抽烟两包左右，自觉体力渐复。此后又复诊数次，均以上方为基础，其浮肿消则去猪苓、益母草、干姜，酌加玉竹、黄精、白术等。偶有感冒咳嗽等，则暂停上方，另服治标之剂，始终守法守方，途中未服用任何西药。

于2006年8月4日复诊：精神良好，体力增强，未曾感冒（过去稍有不慎即感冒），一般活动不觉气短、心悸、胸闷，无浮肿，能够胜任日常商务工作，但在从事较剧烈的活动或情绪过度紧张时，尚有胸闷、心悸感觉，未觉胸痛，舌红少津，脉沉细。郭师认为目前病人状况平稳，阳气渐复，气阴有伤，应注重调补气阴，仍本上方加减治之。处方：

①北黄芪50g，丹参20g，当归10g，生晒参15g，麦冬30g，五味子10g，黄精20g，生地黄15g，玉竹18g，茯苓20g，白术15g，延胡索20g，炙甘草6g。6剂，1

日1剂，水煎服。

②移山人参100g，每日10g，另煎，和药汁服。

2007年3月15日随访，患者述身体无明显不适，能胜任日常工作，未再诉胸痛不适等症状。

案3

张某，男，11岁。

2005年4月18日初诊。

病史：2003年体检中发现心率增快，后出现进食即吐，乏力心悸，运动后尤甚，随即住院治疗。入院检查胸片示：轻度肺瘀血，心影增宽。心脏彩超示：左室明显扩大（51mm），符合扩张型心肌病超声改变，左室收缩、舒张功能降低，二尖瓣返流（轻度）。确诊为“扩张型心肌病”后，西医予以地高辛、泼尼松，以及其他营养心肌、改善微循环等药物。患者病情缓解后，慕名前来请郭师诊治。现症：自述心悸、气短，动则更甚，汗多，纳差，心烦，口干。察其神倦，面略潮红，唇红，舌红苔黄干、少津，脉细数疾，参伍不齐，呈雀啄之象，血压：115/55mmHg。辨治：证属气阴亏虚，阳热浮亢之少阴热化证。治当补益气阴，清热复律。

处方：北黄芪30g，丹参15g，炙甘草15g，太子参30g，麦门冬20g，五味子10g，黄精20g，玉竹15g，生地黄15g，葛根20g，黄连9g，浮小麦30g，谷芽30g。每日1剂，水煎服。

2个月后复诊，述口干、多汗症状基本改善，心悸明显减轻，惟胃纳较差，舌红少津，脉细数，偶有参伍不齐，未见雀啄脉。目前西药全停，完全用中药治疗。于原方去浮小麦，加炒白术20g，每日1剂，水煎服。西洋参100g，每日6g，水煎服。此后，每二三个月复诊1次，坚持中医治疗，均以上方随症加减，诸症进一步改善，2006年春季复学，仍坚持治疗，于2007年2月6日复诊。彩超示：左室偏大（46mm），余心脏形态、结构及血流未见明显异常，守方，继续服用。其后随访情况稳定，症状基本消失。

［**按**］扩张型心肌病病因未明，以左或右心室或双心室扩大，伴以心肌肥厚和收缩功能障碍，产生充血性心力衰竭，常伴有心律失常，是病死率较高的一种疾病，目前单纯中医治疗的报道较少。

郭老认为治疗本病应注重以下几个要点：①“益气”。贯彻始终，尤其出现怪脉时，往往提示有气虚欲脱、阳亡阴竭之变（对于怪脉，郭老认为是可逆的，随着病情的缓解，可恢复为平脉）。益气之药，首推参、芪，但二者各有所长。郭老认为，益气固脱，芪不如参，而益气行水、行血，则参不如芪。人参在阴补阴，在阳补阳，能温能清，可升可降，是一味双相调节之良药，故寒化、热化二证皆不可或缺。不过，对于本病而言，一般的红人参、晒参皆无济于事，寒化证用移山人参，热化证用西洋参，每天10～15g。②凡未经气化而停滞发生浮肿之水，统称浊水，浊水不去，则气化阻滞，阴阳格拒，最易发生离决而致脱厥之变。黄芪为益气行水主要药，以北黄芪为佳，用量每日50～90g，视病情而定。本病胸痛，多表现为刺痛，紧闷感，部位较固定于心前区，是气虚致血瘀引起，黄芪益气以行血，是必用之药，若无浮肿一般每日30g即可。③阳气式微，阴霾充斥，桂附乃必用之品，温振元阳非附子莫属，温通心阳赖桂枝方通。附子禀纯阳之性，奋至猛之威，振奋阳气，鼓动活力，如黎照当空，为一扫阴霾之气的极品。然而，由于每个人对附子的耐受力不同，故不宜贸然使用较大剂量。一般用制附片从15g（先煎50分钟）开始，逐渐增至30～40g即可。在使用过程中，应停用地高辛类西药，以免加重其毒性。桂枝温通心阳，化膀胱之气，行太阳之水，有心悸、浮肿者必用之。④只要辨治正确，就当守法守方，坚持治疗，不要因为病情缓解而贸然停药，也不要因为一时的病情反复而更改方向。⑤本病应当叮嘱患者绝对休息，安心静养，勿劳累负重，戒除烟酒，谨防感冒，并保持心境平和。这些措施看似平淡，然而对于整体康复却有着相当重要的意义。

郭老强调治疗本病的关键在于把握“气虚为本”，分清病性寒热，灵活加减应用，守法守方治疗。由于此类疾病患者心脏功能均有不同程度的损伤，因此重建良好的生活习惯以及规律的生活作息，对于疾病的整体康复有着至关重要的意义。案例2本应早日康复，正是因为其在治疗过程中未能遵医嘱充分休息，戒除烟酒，保持良好的生活作息，所以病情出现反复。由于本病以气虚为本，通常卫外不固，易招客邪而使病情加重或复发。故防寒保暖，避免接触感冒病人也很重要，案2和案3用方中均重用参芪，通过扶助正气，固表实卫，达到提高病人免疫力，预防感冒的目的。案2和案3病例，从首诊到基本康复，均经历了近两年的治疗时间，说明中医治疗本病需要一个长期的过程，同时也说明扩心病这类慢性疾病，乃久积而成，其去也缓，一定不要因为病情的一时反复，或者阶段性的疗效平平，就放弃最初的辨治方案，只要辨证准确，就当守法守方，促其从量的积累上升到质的飞跃而康复。

（案2、案3录自：侯德建．郭子光辨治扩张型心肌病．湖北中医杂志，2008）

张伯臾

（扶正不碍邪，祛邪不伤正）

【医家简介】

张伯臾（1901～1987），别名湘涛，上海市川沙县人。早年从师于浦东三桥镇王文阶先生，后承业于已故江南名医丁甘仁氏，江南名医，上海中医学院（现上海中医药大学）内科教授，擅长于治疗内科急重病和杂病。

相关著作：《张伯臾医案》，《中医中药治疗急性心肌梗死的经验》等。

【主要学术思想和主张】

其临床特点在于“平调阴阳，培补脾肾”，注重人体正气，贯彻“扶正祛邪，祛邪安正”、“扶正而不碍邪，祛邪而不伤正”的学术思想。

（1）他在精通《伤寒论》桂枝汤方加减应用的基础上，根据桂枝汤的药物配伍，具有和营、温通、止痛、振奋脾胃功能的作用，而又广泛运用于虚寒的慢性泄泻、慢性胰腺炎、胃脘疼痛、神经衰弱、虚劳等内科病证。

（2）心肌梗死的病机复杂多变，只要抓住“阴”（阴虚）、“阳”（阳虚）、“痰”（分寒热）、“瘀”（因气或因邪）四字及“心脏虚弱”“胸阳失展”“心瘀痹阻”等基本病机，结合病情进行分析。心肌梗死治疗的三大原则：一是因本病特点为本虚标实，治疗必须处理好“补”和“通”的关系。掌握好“祛实通脉不伤正，扶正补虚不碍邪”的原则；二是防脱防厥，经细致地观察患者在神、气息、汗、疼痛、四末及温度、舌苔、脉象等方面的细微变化，随时警惕厥脱的发生。同时，既要防脱防厥，用药宜于厥脱之先；三是关于通便问题，心肌塞患者常见便秘一症。因大便不畅而引起心跳突然停止致死亡者并不少见。故及时而正确的通便，为治疗心肌梗死的重要方法。立法用药时，应分清阳结、阴结，采取“先通便去实，然后扶正补虚”或“补虚为主，辅以通便”等法，以助正气的恢复。

【临证经验】

1. 心痹（冠心病、心绞痛）

“心痹者，脉不通”，但就病之本质而言，《金匮》曰：“阳微阴弦，即胸痹而痛”，“阳微”者阳虚之谓，“阴弦”者阴盛之意。张老结合临床认为，病本虚而标实。本虚者，可阴虚，可阳虚，然以阳虚者为多见，由阳微不运则阴乘阳位而致脉不通，发为痹结而痛；标实者，或因气滞，或因血瘀，或因痰浊壅塞，或因寒邪凝泣。在治疗上，宜权衡标本虚实而扶正祛实。具体原则是：宜温阳通阳而不宜补阳，宜益气补气而不宜滞气，宜活血行血不宜破血，宜行气降气而不宜破气，宜化痰豁痰而不宜泻痰，宜散寒温寒而不宜逐寒。于用药上，温阳通阳善用附子、桂枝，特别是附子一味，张老认为既能温阳，又能通阳，优于桂枝，甚为推崇；益气补气每选党参（或人参）、太子参、北沙参之类；活血行血常用川芎、丹参、赤芍、桃仁、红花、当归、乳香、没药、失笑散等药；行气降气喜用郁金、降香、沉香、枳壳等品；化痰豁痰每取温胆、涤痰等方；散寒温寒常择生姜、吴茱萸、乌头之类。此外，《金匮》瓜蒌薤白类方对心痹而胸闷，或胸痛或不痛者皆可用以通阳开痹，为治冠心病心绞痛之要方。凡上述种种治要，皆以祛实而不伤正，补虚而不碍邪为宗旨。

在本病稳定期间，张老每予散剂常服，方用：

降香45g，血竭30g，没药45g，参三七30g。共研细末，每日服3～6g，常可减少复发。

2. 真心痛（急性心肌梗死）

本病由心痹发展而来，也是本虚标实，所不同者，其更进一步，正气大虚，邪气羸实（邪气者，痰、瘀、气滞之谓）。治疗法则当与“心痹”者雷同，扶正去实，根据病情之轻重缓急，或先祛实，或先扶正，或补中寓通，或通中寓补，或通补兼施，然由本病病情重危，治疗用药上也须较“心痹”者更进一筹，加强其“通”、“补”之力。至于“通”法，乃治本病之基本法则，因其痹阻不通故也，即使在虚象显见而用补法之时，也不可忘乎“通”字。

治疗本病要特别注意防“脱”防“厥”。凡病心肌梗死，胸痛彻背引臂，身寒肢冷，喘息不能平卧，或汗出，脉沉者，虽血压尚未明显下降，用药也宜于“厥、脱”之先。阳虚有寒者，可用参附汤、参附龙牡汤、四逆汤、四逆加人参汤等等；阴虚有热者，可予生脉散（方中人参用西洋参或皮尾参）加生地；汗多可重用山萸肉、黄精之类固脱；真心痛属热者，每挟腑气不通，尽管病情重笃，也须通腑泄热，甚或用承气汤；对于痛甚者，止痛乃当务之急，否则必致厥逆，可用乳香、没药、失笑散；若痛不止，乌头、细辛也可考虑应用。

至于本病若已发展至阳微阴绝，心阳外越之休克，或见阳虚水饮凌心射肺之心衰，以及心阳阻遏，心气不通之严重心律紊乱，则应用中西医两法进行抢救。

（严世芸，郑平东，何立人．张伯臾医案．上海科学技术出版社，2003）

【验方效方】

心痹散剂常服方

［主治］心痹（冠心病、心绞痛）稳定期。

［药物组成］降香45g，血竭30g，没药45g，参三七30g。

共研细末，每日服3～6g，常服减少心痹复发。

（严世芸，郑平东，何立人．张伯臾医案．上海科学技术出版社，2003）

【精选验案】

案1

关某某，男，60岁。

一诊：1974年12月9日。

冠心病，左胸闷痛入夜痛甚，妨碍睡眠，畏寒口干，大便不实，脉虚弦迟，舌淡红，面色萎黄，头晕乏力气短。劳伤心气，浊阴上占清阳之位，气血流行失畅，治以强心利气活血。

熟附片6g，先煎，太子参12g，炒当归18g，薤白头6g，炒瓜蒌皮9g，桂枝3g，炙甘草6g，红花6g，沉香末1.8g，分吞，朱茯苓12g，煅牡蛎30g，先煎。7剂。

二诊：1974年12月16日。

左胸闷痛较减，恶寒难寐便软亦稍好转，气促稍平，脉弦小，舌淡红润，口干。仍守前法出入。

熟附片9g，先煎，太子参12g，炒当归18g，莲子心1.2g，桂枝4.5g，薤白头6g，炒瓜蒌皮12g，炙甘草6g，沉香末1.8g，分吞，补骨脂12g，煅牡蛎30g，先煎。10剂。

三诊：1974年12月26日。

胸闷痛渐减，便软日3次，动则气急，脉虚缓，舌苔薄白。拟温补心脾佐以理气。

熟附片9g，先煎，党参18g，炒白术12g，炙甘草6g，薤白头6g，香附9g，炒当归12g，紫河车6g，补骨脂12g，杜红花6g，制半夏9g，砂仁2.4g，后下。10剂。

四诊：1975年1月23日。

上方连服二次，左胸闷痛大为减轻，便软转干，每日2次，心电图检查恢复正常，脉迟缓，无结代，舌淡红，苔薄腻。心脏损伤渐复，气血流行得畅，脾运亦见好转，继以原法调理善后。

熟附片9g，先煎，党参18g，炒白术12g，炙甘草6g，薤白头6g，麦冬9g，炒当归12g，紫河车6g，仙鹤草30g，炒枣仁9g，砂仁2.4g，后下。14剂。

［**按**］本例患者面色萎黄，气短，畏寒，大便不实，脉虚弦，胸闷痛又好发于夜间，张老辨证为劳伤心气，心脾气虚，而血行失畅，除用宽胸理气活血祛瘀法外，合用温补心脾的药物，贯穿于治疗的始终，获得良效。

案2

吴某某，女，73岁。

一诊：1974年4月20日。

素有冠心病史，左胸闷痛经常发作，今晨左胸剧痛，畏寒肢冷汗出，心悸气急，不得平卧，脉结代不匀，舌苔淡白。心阳不振，阴霾痰浊弥漫，年迈病重，须防突变。

熟附片12g，先煎，桂枝6g，党参18g，丹参18g，当归12g，川芎6g，薤白头6g，全瓜蒌12g，制半夏9g，降香4.5g。2剂。

二诊：1974年4月22日。

左胸闷痛心悸均见好转，气急平已能平卧，稍感头晕，大便干燥，脉细已匀，苔薄。心阳渐振，肠燥则便艰，仍守前法出入。前方去党参加火麻仁12g（研），3剂。

三诊：1974年4月25日。

左胸闷痛未发，心悸亦平，大便通畅，脉弦小，苔薄。心阳损伤渐复，痰湿未清，再拟通阳活血，滑利气机。

川桂枝6g，薤白头6g，全瓜蒌12g，制半夏9g，茯苓12g，丹参15g，当归9g，杜红花6g，降香4.5g，后下。7剂。

［**按**］冠心病心绞痛发作时，病情危重，张老认为止痛为当务之急，故用通阳泄浊，化瘀理气等法治其标，“通则不痛”也。古人有“痛无补法”之说，张老认为此论对冠心病心绞痛的治疗并不适用，盖冠心病本虚而标实，阴霾弥漫而心胸疼痛，源由心阳不振，不振其心阳，阴霾安散？故本例于止痛治标的同时，又用附子、党参之类温振益气，离照当空则阴霾自散矣。

案3

陈某某，男，61岁。

一诊：1974年2月7日。

胸骨后刀割样疼痛频发四日，心电图提示急性前壁心肌梗死，收入病房。刻下胸痛引臂彻背，胸闷气促，得饮则作恶欲吐，大便三日未解，苔白腻，脉小滑。阴乘阳位，清阳失旷，气滞血瘀，不通则痛，《金匮》曰：“胸痹不得卧，心痛彻背者，瓜蒌薤白半夏汤主之。”治从其意。

瓜蒌实9g，薤白头6g，桃仁9g，红花6g，丹参15g，广郁金9g，制香附9g，制半夏9g，云茯苓12g，橘红6g，全当归9g，生山楂12g。6剂。

二诊：1974年2月13日。

胸痛5日未发，胸闷亦瘥，面部仍有灰滞之色，大便四日未通，苔薄腻微黄中剥，脉小滑。痰瘀渐化，心阳亦见宣豁之机，还宜通中寓补，以其本虚标实故也。前方去香附、郁金、山楂，加炒枣仁9g，生大黄3g（后入，后改用制大黄）。9剂。

三诊：1974年2月21日。

胸闷胸痛已罢，便艰，苔腻已化，舌红，脉弦小，心电图提示：急性前壁心肌梗死恢复期，病后心阴耗伤，拟补中寓通，以图根本。

太子参15g，麦冬9g，五味子3g，炒枣仁9g，淮小麦30g，炙甘草6g，丹参15g，当归9g，桃仁6g，红花6g，大麻仁12g，打。10剂。

［**按**］本例痰滞交阻，气滞血瘀，先用瓜蒌薤白汤加味，通阳散结豁痰化瘀，服十五剂症状消失，心电图提示急性前壁心肌梗死恢复期，生脉散益气养阴调治。住院25日，未用西药。

案4

成某某，男，71岁。

一诊：1976年6月21日。

左胸阵发性刺痛2日，大便秘结7日未通，口臭且干，心悸。心电图提示：急性前壁心肌梗死，伴有多发性房性早搏及偶发性室性早搏。脉弦小不匀，舌边红带紫，苔白腻。症属劳伤心脏，湿滞热瘀交阻，拟清热通腑活血祛滞。

黄连4.5g，制半夏12g，全瓜蒌12g，川朴9g，枳实15g，生大黄6g，后下，当归24g，川芎9g，红花6g，失笑散9g，包煎，苦参片15g。稍加减连服5剂。

二诊：1976年6月26日。

动则左胸作痛，大便已解2次，但舌苔腻中灰未化，口不干，脉虚弦。痰湿瘀热虽减未化，心脏气血流行未畅，再拟前法出入。

苦参片15g，制半夏12g，全瓜蒌12g，川朴9g，枳实12g，制大黄9g，当归18g，炒川芎6g，石菖蒲9g，失笑散9g，包煎。7剂。

三诊：1976年7月3日。

左胸闷痛未发，便秘四日未通，夜间惊惕，烦懊不宁，舌苔厚腻已化，脉弦滑。热瘀尚未尽化，心阴亦见耗伤，拟养心清热活血化瘀。

北沙参15g，麦冬15g，生山栀9g，苦参片15g，丹参15g，当归15g，降香4.5g，细石菖蒲9g，失笑散9g，包煎，磁朱丸6g，夜吞。7剂。

四诊：1976年7月10日

左胸痛未发，头晕，大便间日一次，质软，夜寐较安，有时惊忧。心电图示：前壁心肌梗死恢复期。脉弦小，苔腻净化，舌质红边紫。痰热已清，心阴渐复，再拟养心安神活血。

北沙参30g，大麦冬18g，五味子4.5g，朱茯苓9g，丹参15g，炒赤芍12g，红花6g，广郁金9g，青龙齿24g，先煎，大麻仁24g，打。

[**按**] 本例前阶段属血瘀、湿热滞交阻，用泻心汤合小承气汤加减，后阶段以心阴虚而兼络瘀肠燥为主，以生脉散合清化通瘀之品，为先通后补之法，住院三周，心电图提示急性前壁心肌梗死恢复期。因心律失常曾用二日利多卡因。

案5

黄某某，男，48岁。

一诊：1974年2月20日。

昨日夜餐后发作左胸疼痛遂来急诊，心电图示：急性前间壁心肌梗死，收入病房。今日复查心电图：前间壁心肌梗死向前壁发展。患者胸闷痛彻背，咳嗽气急，汗出，四肢欠温，血压100/60mmHg，苔薄，脉沉细。胸痹为患，心气极虚，胸阳不宣，血行失畅，颇有正气暴脱之虞，急拟养心固脱法参以活血之品。

红参9g，另煎，冲，麦冬9g，五味子3g，炙甘草6g，黄精30g，山萸肉15g，煅龙骨30g，先煎，红花6g，桃仁9g，当归9g。1剂。

二诊：1974年2月21日。

药后四肢已温，胸闷痛见减，惟气急未平，自汗盗汗尚多，知饥欲食，血压120/80mmHg，脉迟细，苔薄腻。心脏亏损，阳虚卫外失固，仍应养心活血，温阳敛汗为法。

党参60g，炙黄芪15g，麦冬9g，五味子3g，熟附片6g，先煎，黄精30g，炙甘草6g，炒枣仁9g，桃仁9g，当归12g，红花6g，煅龙牡各30g，先煎。

另：红参9g隔水蒸服4日。稍加减服8剂。

三诊：1974年3月1日。

胸中绞痛未作，时有左胸隐痛，发时短暂，胸闷，偶有心悸，头晕，口干，微汗，食欲尚佳，脉细，苔薄。凡胸痹为患，本虚而标实，药后正气渐复，当宜标本同治。

党参15g，炙黄芪9g，熟附片6g，先煎，炙甘草9g，当归12g，赤芍9g，红花9g，桃仁12g，广郁金9g，麦冬9g，炒枣仁9g，淮小麦30g。稍加减服15剂。

四诊：1974年3月16日。

胸痛未作，左胸尚有闷胀感，两背部疼痛，头晕胀，脉小滑，舌边淡，苔薄白。心阳不振，浊阴痰湿未化，上蒙则晕，非肝热也，拟前法参合瓜蒌薤白桂枝汤，以养阳逐阴，祛邪安正。

党参15g，熟附片4.5g，先煎，桂枝4.5g，全瓜蒌12g，薤白6g，枳实9g，制半夏9g，煨天麻6g，当归12g，红花9g，降香4.5g，后下。稍加减连续服至出院。

[**按**] 本例为心气极虚，血行失畅之证，颇有正气暴脱之虞，予益气养心固脱之剂，参以活血之品，化险为夷，属补中寓通之法，住院初期仅用地塞米松每

日 20mg，住院 56 日，症状消失，心电图复查为心肌梗死恢复期出院休养。

（案 1 至案 5 录自：严世芸，郑平东，何立人．张伯臾医案．上海科学技术出版社，2003）

案 6

韩某，男，54 岁。

有冠心病史 5 年，1981 年因急性心肌梗死住院治疗半年。出院后常因受寒，劳累或情绪变动诱发心绞痛，痛时以左胸为主，甚则牵引左胁左背作痛。心电图示：$V_4 \sim V_5$ 导联 T 波倒置、avL 导联 T 波双相。诊时痛苦面容，面色晦滞，左胸刺痛，夜间尤甚，心悸气短，舌紫暗边尖略红苔薄，脉细涩。证系心脉瘀阻，不通则痛，拟活血化瘀，行气止痛。药用：

桃仁 12g，红花 6g，赤芍、川芎各 9g，当归 12g，炙乳、没各 6g，失笑散 12g，包煎，桂枝 4.5g，枳壳、桔梗各 9g。4 剂。

二诊：药后，胸痛昼日已减少，夜间仍旧发作，心悸胸闷，脉舌如前，再议原法续治，原方去失笑散，改用生蒲黄 12g（包煎），炒枣仁 12g。7 剂。

三诊：投用化瘀通脉，4 日来胸痛未发作，但胸闷心悸，神疲乏力，面仍晦滞，舌暗红，脉细。脉络渐通，虚象显露，再予养心通络法。药用：

桃仁、赤白芍、川芎各 9g，炙生地、当归各 12g，丹参、黄芪各 15g，甘草 6g，桂枝 3g，炒枣仁 12g，桔梗 9g。10 剂。后再按上方增损，又服十余剂，心痛基本消失，心电图复查，除前壁陈旧性心肌梗死外，其余无异常。

［**按**］本证病情凶险，因疼痛剧烈，初诊时加入失笑散，乳没重在化瘀止痛，三诊时心络渐通，心痛明显缓解时出现邪衰正亏，故稍减攻伐而加用黄芪、甘草补益心气而助血行。

（案 6 录自：张菊生．张伯臾治疗心痹验案二则．辽宁中医杂志，1997）

李　可

（崇仲景学说，擅疑难重症）

【医家简介】

李可（1933～），男，汉族，山西灵石人。逆境学医，经全省统考获中医大专学历，主治中医师，任灵石县中医院院长，中华全国中医学会山西分会会员，全国民间医药学术研究专家委员会委员、特约研究员。擅长融寒温于一炉，以重剂救治重危急症，对各科疑难杂症有独到的救治经验，是山西中医界独具特色的临床家之一。

【主要学术思想和主张】

李可致力于中医临床与研究五十余年，崇尚仲景学说。自创方剂28首，擅长融寒温于一炉，以重剂救治重危急症与各种疑难杂症。自创破格救心汤，抢救肺心病、风心病、冠心病及各型各类心衰濒危病人百余例，全部起死回生。自创攻毒承气汤，以急症急治，日夜连报之法，治疗二千余例外科急腹症、多种脓毒败血症，均在30小时内化险为夷。自创攻癌夺命汤对头部、甲状腺、淋巴系统、食道、胃、宫颈等恶性肿瘤有卓效。自创头风散治愈各类头痛痼疾数千例。自创培元固本散对多种老年性退化性病变、中风后遗症、心肌梗死后遗症、帕金森病有卓效。

他的座右铭是：仲景学说是中医学活的灵魂，也是破解世界性医学难题的一把金钥匙、“难症痼疾，师法仲景”。

【医论医话】

（1）冠心病心绞痛发作或急性心梗，属中医学真心痛范畴，《内经》有“朝发夕死”的记述。病势凶险，危在顷刻，当分秒必争，针药并施。先冲服净麝香0.5g，冰片0.05g，含化速效救心丸5粒，苏合香丸1粒。毫针重刺素髎、左中冲，于左内关行提插捻转，约5分钟，痛止，为辨证施救赢得宝贵的时间。

（2）破格救心汤救治心衰实录：我从事中医临床46年，在缺医少药的农村，运用自创破格救心汤成功地治愈了千余例心衰重症，并使百余例现代医院已发病危通知书的垂死病人起死回生。中华医学宝库蕴藏极富，在救治重危急症领域，有强大的生命力，独具特色与优势。方法简单易行，安全稳妥，见效快，成功率高，费用低廉，为普通人群所能承受，适合我国当前国情。21世纪，全球已进入人口老龄化社会，老年易患之心脑疾患，又居威胁人类生命三大杀手之首。本方对多种老年重危急症有效，可有效保护老年人的生命健康。

本方始创于20世纪60年代初期，经40年临证实践，逐渐定型。本方脱胎于《伤寒论》四逆汤类方、四逆汤衍生方参附龙牡救逆汤及张锡纯氏来复汤，破格重用附子、山萸肉加麝香而成。方中四逆汤为中医学强心主剂，临床应用1700余年，救治心衰，疗效卓著。心衰病人，病情错综复杂，不但阳气衰微，而且阴液内竭，故加人参，成为四逆加人参汤，大补元气，滋阴和阳，益气生津，使本方更臻完善。但用于救治心衰垂危重症仍然生死参半，细究其因，不外两点：第一、历代用伤寒方，剂量过轻，主药附子，仅10g左右。考《伤寒论·四逆汤》原方，用生附子1枚，按考古已有定论的汉代度量衡折算，附子1枚，约合今之20g，假定生附子之毒性与药效为制附子之2倍以上，则伤寒论原方每剂所用附子相当于现代制附子40～60g，而历代用四逆汤仅原方的1/6～1/10。

以这样的轻量，要救生死于顷刻，诚然难矣！其二，之所以不敢重用附子，乃因畏惧附子之毒性。古今本草，已有定论，附子有大毒。但附子为强心主将，其毒性正是其起死回生药效之所在，当心衰垂危，病人全身功能衰竭，五脏六腑表里三焦，已被重重阴寒所困，生死存亡，系于一发之际，阳回则生，阳去则死。非破格重用附子纯阳之品的大辛大热之性，不以雷霆万钧之力，不能斩关夺门，破阴回阳，而挽垂绝之生命。1961 年 7 月，当笔者救治一例 60 岁垂死老妇时，患者四肢冰冷，测不到血压，摸不到脉搏，仅心口微温，呼吸心跳未停，遂破格重用附子 150g 于四逆加人参汤中，武火急煎，随煎随喂，1 小时后终于起死回生。按现代药理实验研究，附子武火急煎 1 小时，正是其毒性分解的高峰。由此悟出，对垂死的心衰病人而言，附子的剧毒，正是救命的仙丹。我一生所用附子超过 5 吨之数，经治病人在万例以上，垂死病人有 24 小时用附子 500g 以上者，从无一例中毒。本方中炙甘草一味，更具神奇妙用。伤寒四逆汤原方，炙甘草是生附子的 2 倍，足证仲景当时充分认识到附子的毒性与解毒的措施，甘草既能解附子的剧毒，蜜炙之后，又具扶正作用（现代药理实验研究，炙甘草有类激素样作用，而无激素之弊）。而在破格重用附子 100g 以上时，炙甘草 60g 已足以监制附子的毒性，不必多虑。经这样的改进之后，重症病人的治愈率可达十全，而垂死病人救活率，仅可达十之六七。由于个人学识浅薄，思路狭窄，只见局部，不见整体，但着眼于“心衰”一端，而忽视了垂死病人全身衰竭的全局——五脏六腑阴阳气血的散失，故本方的治愈率停滞在生死参半的水平，约 10 年之久。后读近贤张锡纯《医学衷中参西录》，张氏为我国近代中西医结合的先驱者，他在书中创立“来复汤”一方（山萸肉 60g，生龙牡粉各 30g，生杭芍 18g，野台参 12g，炙甘草 6g）可补四逆汤之不足。其论云：“……寒温外感诸症，大病瘥后不能自复，（阴阳气血脱失过甚，全身功能衰竭状态）寒热往来，虚汗淋漓（大汗亡阳，气血将脱）……目睛上窜，势危欲脱（脑危象休克先兆）；或喘逆（呼吸衰竭，气脱于上）或怔忡（早搏、心脏纤颤、心跳骤停之先兆）；或气虚不足以息（呼吸衰竭），诸症只见一端，即宜急服。”张氏认为：“凡人元气之脱，皆脱在肝。故人虚极者，其肝风必先动，肝风动，即元气欲脱之兆也。”（古人论肝，皆与高级神经活动相关，亦即现代之脑危象出现前兆，为全身功能衰竭之最后转归。）张氏盛赞“萸肉救脱之功，较参、术、芪更胜。盖萸肉之性，不独补肝也，凡人身阴阳气血将散者皆能敛之。”故“山萸肉为救脱第一要药”。余师其意，于破格人参四逆汤中重加山萸肉、生龙牡，更加活磁石、麝香，遂成破格救心汤方。方中，尤以山萸肉一味，“大能收敛元气，固涩滑脱，收涩之中，兼具条畅之性。故又通利九窍，流通血脉，敛正气而不敛邪气。”（此点极为重要，为古今诸家本草未曾发现之特殊功效，可适应一切心衰虚中夹瘀的特征，对冠心病尤为重要。）用之，可助附子固守已复之阳，挽五脏气血之脱失。而龙牡二药，为固肾摄精，收敛元气要药；活磁石吸纳上下，维系阴阳；麝香，急救醒神要药，开中有补，对一切脑危象（痰厥昏迷）有斩关夺门、辟秽开窍之功。《中药大辞典》载："现代药理实验研究证实，小量麝香对中枢神经系统，呼吸、循环系统均有兴奋作用，对心衰、呼吸衰竭、血压下降、冠心病心绞痛发作，均有可靠疗效。"

破格救心汤增强了仲景先师四逆汤类方回阳救逆的功效，破格重用附子、山萸肉后，使本方发生质变。麝香、龙牡、磁石的增入，更使本方具备了扶正固脱，活血化瘀，开窍醒脑，复苏高级神经功能，从而救治呼吸循环衰竭，纠正全身衰竭状态，确有起死回生的神奇功效。

本方可挽垂绝之阳，救暴脱之阴。凡内外妇儿各科危重急症，或大吐大泻，或吐衄便血，妇女血崩，或外感寒温，大汗不止，或久病气血耗伤殆尽……导致阴竭阳亡，元气暴脱，心衰休克，生命垂危（一切心源性、中毒性、失血性休克及急症导致循环衰竭），症见冷汗淋漓，四肢冰冷，面色㿠白或萎黄、灰败，唇、舌、指甲青紫，口鼻气冷，喘息抬肩，口开目闭，二便失禁，神识昏迷，气息奄奄，脉象沉微迟弱，一分钟 50 次以下，或散乱如丝，雀啄屋漏，或脉如潮涌壶沸，数急无伦，一分钟 120～240 次以上，以及古代医籍所载心、肝、脾、肺、肾五脏绝症和七怪脉绝脉等必死之症、西医学放弃抢救的垂死病人，凡心跳未停，一息尚存者，急投本方，1 小时起死回生，3 小时脱离险境，一昼夜转危为安。

（李可. 李可老中医急危重症疑难病经验专辑. 山西科学技术出版社，2002）

【验方效方】

方一　破格救心汤

［主治］内外妇儿各科危重急症，或大吐大泻，或吐衄便血，妇女血崩，或外感寒温，大汗不止，或久病气血耗伤殆尽……导致阴竭阳亡，元气暴脱，心衰休克，生命垂危之症。

［药物组成］附子 30～100～200g，干姜 60g，炙甘草 60g，高丽参 10～30g，另煎浓汁兑服，山萸净肉 60～120g，生龙牡粉、活磁石粉各 30g，麝香 0.5g，分次冲服。

［煎服方法］病势缓者，加冷水 2000ml，文火煮取 1000ml，5 次分服，2 小时一次，日夜连服 1～2 剂，病势危急者，开水武火急煎，随煎随喂，或鼻饲给药，24 小时内，不分昼夜频频喂服 1～3 剂。

应用本方，要严格遵循中医学辨证论治法则，胆大心细，谨守病机，准确判断病势。脉证合参，诸症若见一端，即宜急服。凡亡阳竭阴之端倪初露，隐性心衰的典型症状出现（如动则喘急、胸闷，常于睡中憋醒，畏寒肢冷，时时思睡，夜尿多，以及无痛性心肌梗死之倦怠乏力，胸憋自汗等）急投本方平剂；亡阳竭阴之格局已成，急投本方中剂；垂死状态，急投本方大剂。服药方法，急症急治，不分昼夜，按时连服，以保证血药浓度，有效挽救病人生命，极重症24小时连服3剂。

方二　培元固本散

［功效］活血化瘀、推陈致新、修复重要脏器创伤。

［药物组成］三七、琥珀、高丽参、胎盘、藏红花、黄毛茸。

（李可．李可老中医急危重症疑难病经验专辑．山西科学技术出版社，2002）

【精选验案】

案1

曾治灵石农牧局局长查富保，60岁，1982年正月初六急诊，经县医院心电图确诊为冠心病月余。14时心绞痛发作，含化硝酸甘油片，可缓解半小时，不以为意。18时许，绞痛再发，含剂及亚硝酸异戊酯吸入无效。内科会诊拟诊急性心肌梗死，建议急送省级医院抢救。因时间紧迫，寻车不易，乃邀余诊视。见患者面青惨，唇、甲青紫，大汗而喘，肢冷，神情恐怖，脉大无伦，脉搏120次/分，舌边尖瘀斑成条成片，舌苔灰腻厚。急予上法针药并施，约10分钟痛止。患者高年，肾阳久亏于下，春节劳倦内伤，又过食肥甘，致痰浊瘀血阻塞胸膈，属真心痛重症。且亡阳厥脱诸症毕见，遂投破格救心汤大剂变方：

附子150g，高丽参另炖浓汁对入、五灵脂各15g，瓜蒌30g，薤白15g，酒泡，丹参45g，檀香、降香、砂仁各10g，山萸肉90g，生龙牡、活磁石、郁金、桂枝尖、桃仁、灵脂、细辛各15g，莱菔子各30g，生炒各半，炙甘草60g，麝香0.5g，三七粉10g，分冲，2剂。

上方以参附龙牡、磁石、山萸肉救阳敛阴固脱。红参、五灵脂同用，益气化瘀，溶解血凝。瓜蒌薤白白酒汤合莱菔子，开胸涤痰，消食降胃；丹参饮合郁金、桃仁、三七、麝香，辟秽开窍，化瘀通络；细辛散寒定痛；桂枝引诸药直达心宫。加冷水2000ml，文火煮取600ml，3次分服，2小时一次，昼夜连服。余守护病榻，20时10分，服第一次药后15分钟汗敛喘定，四肢回温，安然入睡。至正月初七上午6时，10小时内共服药2剂，用附子300g，诸症均退，舌上瘀斑退净。为疏培元固本散一料治本（三七、琥珀、高丽参、胎盘、藏红花、黄毛茸等），追访18年未犯。余以上法加减进退，治心绞痛百余例，心肌梗死及后遗症12例，均愈。其中一例心肌下壁梗死患者，服培元固本散1料（约百日）后经多次 CT 复查，无异常发现，说明培元固本散有活血化瘀、推陈致新、修复重要脏器创伤的殊效。

案2

王某，45 岁，1998 年 11 月 27 日，急性休克收住分局医院内科。诊为“冠心病心衰并发频发室性早搏及纤颤”，经抢救 1 小时，病情无改善，其婿电话向余征询治法。询知患者心率 248 次/分，心区剧痛，大汗不止而喘，症情凶险。遂电告破格救心汤大剂急煎令服 300ml 而脱险，次日诊之，脉促，脉搏 134 次/分，尿多不渴，舌红少苔，腰困如折。乃嘱原方加麦冬、五味子各 15g 以救阴，一日连进 2 剂。第 3 日下午，早搏消失，心率 84 次/分，出院。令改服本方平剂 3 剂，每日 1 剂，以资巩固，追访 1 年未复发。

［**按**］破格救心汤的创制，继承发扬了古圣先贤四逆汤类方救治心衰的成功经验，并师法近代中西医结合的先驱张锡纯先生救治各类心衰休克的学术经验，大胆突破，破格重用附子、山萸肉。经 40 年反复临床验证，本方较之古代及现代同类方剂，更全面，更有效，更能顾及整体，纠正全身衰竭状态。在救治各类各型心衰垂危急症方面，不仅可以泛应曲当，救生死于顷刻，而且突破了古代医籍所载五脏绝症、绝脉等必死之症的禁区及现代医院放弃治疗的垂死病人。一经投用本方，多数可以起死回生。惟中药汤剂，煎煮费时，抢救急症，难免缓不济急，贻误病机。若能通过大量临床实验研究，筛选主药，改变剂型，静脉给药，则必将在此领域取得重大突破，使古老的中华医学在 21 世纪走向世界，为全人类的生命健康建功立业。

（案 1、案 2 录自：李可. 李可老中医急危重症疑难病经验专辑. 山西科学技术出版社，2002）

案3

林某，男，76 岁。

因“反复胸闷痛 5 年余，加重 1 天”于 2004 年 9 月 1 日入院。缘患者 5 年前起出现胸前区闷痛，自服救心丹后可缓解，其后症状时有反复。2004 年 8 月 31 日，患者出现胸前区闷痛频繁发作，并伴有头晕，咳嗽咯痰，次日遂到本院急诊科就诊，经过相关检查后，拟以“冠心病、心梗待排”收入本院。9 月 1 日，患者由于病情加剧，收入 ICU 后查心肌酶谱及肌红肌钙蛋白呈动态增高；心电图示：①窦性心律。②异常 Q 波（下壁心肌梗死）。③ST－T 异常。心脏彩超考虑高血压并多节段性缺血性心脏改变，左心泵血功能减退，后下壁中基段考虑假性室壁瘤改变。冠脉造影示：冠脉三支严重病变，LCA 与 RCA 闭塞。

西医诊断：①冠心病，急性下壁心肌梗死，心功能不全，心功能Ⅳ级。②高血压病2级，极高危组。

中医诊断：胸痹（气虚痰瘀）。

心脏外科会诊认为患者基础状况差，不能承受搭桥治疗，故以内科保守治疗，中医以益气养阴，化痰祛瘀为法，方药以自拟方加减（橘红、竹茹、法夏、云苓、丹参、赤芍、牛膝、桔梗、甘草、太子参、麦冬、五味子等）。9月7日，患者因心梗指标基本正常，遂转入本院心内科。9月8日，患者病情再次出现反复，时有咳嗽咯痰，痰黏量多咯吐不畅，呼吸气促，可少量进食，偶有呛咳，眠差，四肢乏力。查体示：颈静脉轻度怒张，喉中少许痰鸣，双肺底可闻及湿啰音，各瓣膜听诊区未闻病理性杂音，双下肢轻度凹陷性浮肿，舌淡暗胖大，苔少而润，脉沉滑。胸片提示双侧肺门改变，考虑为占位性病变；左侧胸腔少量积液；右下肺感染。西医给予抗心衰、抗感染。支持疗法及对症处理，中医仍守前法。经过3天治疗后，患者情况仍未见明显好转。9月11日，本院特邀山西名老中医李可指导治疗。

李老初诊：患者神疲乏力，面色苍白，语声低微，半卧于床，动则气促，时有咳嗽、咯白黏痰，夜间为甚，口不干，纳眠差，四肢乏力，肢肿，小便量中等，大便干结。舌淡暗胖大，苔少而水滑，脉虚。李老分析：患者大病久病之后，其症及舌脉一派虚象，三阴经虚寒，肾不纳气，痰浊内蕴，治疗当温肾纳气，肾阳旺盛，痰浊自化，脾胃亦得以运化。治则以治本为主，治法为温肾阳化痰浊，选方小青龙汤合四逆汤加减，处方如下：

制附子100g，肉桂10g，沉香10g，砂仁10g，牛膝30g，泽泻45g，炙甘草60g，高丽参15g，另炖，生半夏45g，干姜30g，五味子30g，细辛30g，生姜45g，菟丝子20g，枸杞20g，补骨脂20g，淫羊藿20g。

方中重用附子纯阳之品的大辛大热之性，破阴回阳，生半夏降逆化痰，生姜解生半夏毒；菟丝子、枸杞、补骨脂、淫羊藿合为肾四味，温养肝肾之阴阳精气；细辛、干姜配五味子以温寒化饮，敛肺止咳；肉桂、沉香、泽泻合用以纳气归肾，利水消肿；高丽参以大补元气，滋阴和阳，益气生津；砂仁以温阳脾肾，健脾理气；大剂量炙甘草不仅制约附子毒性，且补中益气，调和诸药。此方加水4L，文火煎至半升，高丽参另炖兑入汤药中，分3次服，每3小时一次，服1剂。

李老二诊：患者药后，精神转佳，声音较前清晰，响亮，咳嗽、气促稍减轻，口微干，纳眠好转，四肢乏力，肢肿已消，小便量中等，大便干结。舌淡暗胖大，苔较前转干，脉虚。李老分析：患者服用大剂量附子后情况转佳，表明前方辨证正确，但舌脉仍虚，提示阳气不足，遂加用附子至200g以扶正救阳，山茱萸120g以收敛正气，通利血脉；咳嗽气促稍减，舌苔较前转干，为痰浊渐化，肾气来复之象，原方减去肾四味及细辛、干姜、五味子，改用麝香0.5g冲服以纳气平喘，开中有补；因水肿已消，故减泽泻至15g，其余诸药不变。此方煎煮法同前，共进4剂。结果：患者药后精神佳，咳嗽，咯痰较前明显减少，言语增多，语声增强，可在搀扶下站立，进食增多，夜间可平卧，气促不明显，口微干，睡眠改善，小便量中等，大便干结。查体示：颈静脉无怒张，喉中无痰鸣，右肺底只闻及少许局限性湿啰音，双下肢水肿（-）。临床症状痊愈后出院，继以健脾益气，化痰祛瘀类方调。

（案3录自：刘泽银，等．李可诊治急性心功能不全验案探微．辽宁中医药大学学报，2007）

魏雅君

（擅疑难杂症，治不孕不育）

【医家简介】

魏雅君（1940～），教授、主任医师，著名中医学家。早年毕业于长春中医学院，是我国培养的第一批中医高徒，主持、参与北京中医药大学国医堂门诊的疑难病会诊工作，临床擅长治疗疑难杂症，尤擅治疗不孕不育生殖障碍性疾病。对冠心病、高血压、高脂血症、急慢性肾炎、泌尿系结石、上呼吸道感染、肺炎、胃病、溃疡病、结肠炎、胆囊炎、胆石症、脂肪肝、糖尿病、风湿病、干燥综合征、疲劳综合征等内科病症的治疗有独到之处。擅长治疗各种原因引起的不孕症、月经病、急慢性盆腔炎、输卵管不通、子宫内膜异位症、子宫肌瘤、乳腺增生、绝经期综合征等。

相关著作：《魏雅君医案》。曾在国内外主讲《中医内科学》、《中医诊断学》、《中医耳鼻喉科学》等课程，发表论文40余篇，系我国第一部《中医男科学》编委。

【主要学术思想和主张】

提出女性不孕症的主要病机特点是“肾虚挟湿热瘀毒”的认识理论。传统对不孕不育症的认识，多责乎肾之阴阳，女性不孕多为冲任受损，肾虚胞寒等等。现在，环境的污染、生殖系统感染及饮食结构，生活方式的变化。使湿热、痰湿、瘀血的产生机会大大提高。“肾虚挟湿热瘀毒”理论认为，女子不孕是多种因素综合作用的结果，其中感染和内分泌失调是女性不孕的主要病理原因。所以，多从益肾活血、清热利湿解毒着手。

【验方效方】

宣阳强心膏

［主治］心气不足，络脉瘀阻诸证。如冠心病，心力衰竭等均可服用此膏。

［主证］胸闷，心悸气短，倦怠懒言，面色少华，头晕目眩，眠差。重则喘息，不能平卧。唇甲淡白或青紫。舌质紫暗，或有瘀斑、瘀点，脉象沉涩或紧。

［药物组成］生晒参150g，麦冬120g，五味子60g，丹参150g，全瓜蒌200g，薤白100g，法半夏120g，枳壳120g，当归120g，茜草120g，桃仁100g，藏红花10g，红景天200g，刺五加200g，鸡血藤300g，桔梗100g，路路通150g，郁金150g，川芎150g，水蛭60g，赤芍100g，三七粉30g，石菖蒲120g，生蒲黄120g，生黄芪200g，甘松100g，檀香60g，炒枣仁300g，炙甘草60g，砂仁60g，夜交藤180g，柏子仁180g，饴糖300g，阿胶150g，冰糖200g，银耳200g，葡萄干200g，蜂蜜200g。

如法炮制，日1次，温开水冲服。

［方解］方中生脉饮益气养阴；瓜蒌薤白半夏汤行气解郁、通阳散结、祛痰宽胸；当归、赤芍、桃仁、丹参、川芎、茜草、鸡血藤、藏红花、生蒲黄活血祛瘀；路路通化瘀通络；水蛭破血逐瘀；桔梗升举阳气，合枳壳一升一降，开胸行气，调畅气机，气行则血行；砂仁、檀香、郁金活血祛瘀、行气止痛；石菖蒲开窍化痰；生黄芪益气健脾；三七粉活血止痛；刺五加益气健脾、补肾安神；红景天活血化瘀、消肿止痛；甘松理气止痛、开郁醒脾；夜交藤、炒枣仁、柏子仁养心安神；甘草调和诸药。全方共奏通阳化气、活血止痛之用。

【精选验案】

案1

陈某，男，32岁，北京市人，首诊1994年5月21日。

主诉：胸痛、胸闷、气短、全身乏力4年余，加重4天。

现病史：患者于1990年无明显诱因出现胸闷、胸痛伴有头晕，当时未做任何治疗，休息后能够缓解。在1993年4月，由于饮酒，晚上头晕，上厕所途中突然晕倒，服“速效救心丸”后清醒。自感呼吸困难、胸闷，在北京某医院诊为“中枢神经功能紊乱”，给予甲钴胺、谷维素治疗，症状好转后出院。又于1993年9月，在开车途中突然感觉头晕、胸闷、心跳加快，继而出现手脚麻木后急救送至安贞医院，查心电图未见异常，2小时后症状缓解出院。近4日来患者感觉胸痛夜间为甚，胸闷、气短、寐差、多梦、小便正常，大便稍干。舌红质暗、舌下络脉瘀滞，苔白腻，脉弦滑，左尺无力。

诊疗经过：患者一直口服西药症状未见好转，又服中成药无明显效果。既往有慢性咽炎、鼻炎。

病机治则：气滞血瘀，心脉痹阻；治宜理气活血，养心安神。

方药：血府逐瘀汤加味。

当归10g，赤芍10g，桃仁10g，红花10g，生地黄30g，枳壳10g，柴胡10g，川芎10g，怀牛膝10g，桔梗10g，夜交藤30g，丹参10g，炒枣仁30g，石菖蒲10g，郁金10g，生甘草6g。

6剂，水煎服，日2次。

二诊：1994年5月27日，患者服上方后，胸闷、胸痛缓解，气短、眠差好转，仍有多梦，舌脉如前。继以原方加减服之。

当归10g，赤芍10g，桃仁10g，红花10g，生地黄30g，枳壳10g，柴胡10g，川芎10g，怀牛膝10g，桔梗10g，柏子仁20g，丹参10g，炒枣仁30g，石菖蒲10g，全瓜蒌15g，生甘草6g。

7剂，水煎服，日2次。

三诊：1994年6月3日，药后症状基本消失，自感精神振作。按原方之意加减，以巩固疗效。

当归10g，赤芍10g，生地黄30g，川芎10g，枳壳10g，丹参8g，柴胡10g，怀牛膝10g，桔梗10g，柏子仁15g，炒枣仁15g，石菖蒲8g，生甘草6g，生黄芪15g。

10剂，水煎服，日2次。

3个月后打电话询问病情，告知已痊愈。

［**按**］此系气滞血瘀、心脉痹阻之胸痹。气滞则血行不畅形成瘀血，瘀血积于胸中而致心脉痹阻，出现胸痛、胸闷、气短。心主血脉，血不养心故睡眠不佳、多梦。首诊方中用当归、桃仁、红花、赤芍活血化瘀；伍以丹参清心活血，使补而不留瘀，滋而不滞气；牛膝祛瘀血而通血脉，并引瘀血下行；柴胡疏肝解郁，升达清阳；枳壳开胸行气，使气行血行；桔梗开宣肺气，载药上行，与枳壳合用一升一降，宣达气血；生地黄凉血清热，与当归合用养血润燥，使祛瘀而不伤阴；郁金理气活血，气行则血行；夜交藤、炒枣仁、石菖蒲养心安神；甘草调和诸药。二诊中加全瓜蒌以宽胸理气。三诊祛瘀攻邪已久，故加黄芪以扶正气。

案2

张某，男，69岁，吉林省四平市人，首诊1998年3月13日。

主诉：阵发性胸闷3年，伴心前区疼痛加重5天。

现病史：该患者于3年前因劳累后出现胸闷，历时短暂，未予诊治。近半年来发作频繁。半年前出现上述症状，遂就诊于当地医院，查心电图示心肌缺血，诊为“冠心病”，给予红花注射液静脉滴注，能够缓解。1个月前又因劳累后出现心前区闷痛，无放射性疼痛，历时大约5分钟，口服西药（不详）、静脉滴注红花注射液症状缓解，但病情反复发作。近5日又因过劳后出现胸闷、心前区疼痛，自觉症状加重，甚则绞痛。现有阵发性胸闷痛，气短乏力，口干多饮，睡眠欠佳，偶有恶心欲吐，多食，消瘦，大便秘结，2～3日一行，小便可。舌淡红体胖大有齿痕，苔白腻，脉沉细。

诊疗经过：近5日曾在当地医院一直静脉滴注红花注射液，口服西药症状未见好转。心电图示Ⅱ、Ⅲ、avF导联ST段上移0.1mV，血压140/105mmHg，心率80次/分。

病机治则：气阴两虚，痰瘀内阻；治宜益气养阴，祛瘀化痰。

方药：生脉散合瓜蒌薤白半夏汤、四物汤加味。

西洋参10g，麦冬12g，五味子6g，清半夏12g，全瓜蒌30g，薤白9g，熟地黄15g，川芎12g，赤芍12g，当归12g，炒枣仁20g，柏子仁20g，石菖蒲12g，远志6g，生甘草6g，丹参12g，生黄芪30g，郁金10g，玄参15g。

7剂，水煎服，日2次。

二诊：1998年3月20日，患者服药后自感胸闷、心前区疼痛、气短乏力均减轻，睡眠好转，恶心欲吐感消失，口干多饮稍减，大便干，舌脉如前。前方已有明显效果，按原方加减继服。

西洋参10g，麦冬12g，五味子6g，熟地黄20g，丹参12g，川芎6g，赤芍12g，当归12g，全瓜蒌30g，薤白6g，玄参15g，生甘草6g，刺五加15g，红景天15g，桃仁6g，红花6g，生黄芪30g。

7剂，水煎服，日2次。

三诊：1998年3月27日，患者服药后胸闷、心前区疼痛症状基本消失，余症均愈。给予生脉饮、丹参片口服月余以防复发。嘱其避免过劳及心情激动。

半年后电话咨询，病情稳定，胸痹未复发。

［**按**］此案系气阴两虚、痰瘀内阻之胸痹。“八八以后肾气衰”，肾虚不能鼓舞五脏之阳气和滋养五脏之阴精，导致心之气阴两虚；心气虚运血无力加之营血不足，脉道失充，血脉运行不畅则瘀血阻络；心气不足，胸阳不振，津液不得输布，凝聚成痰，痰瘀交结，痹阻心脉则发为本病。魏老洞察病机，运用益气养阴，祛瘀化痰之法而奏效。方用生脉散益气养阴，生津止渴；瓜蒌薤白半夏汤通阳散结，行气祛痰。其中半夏既化痰散结又降逆和胃；全瓜蒌既宽胸理气、涤痰散结又润肠通便。又以四物汤补血活血，增液汤增液润燥。更加丹参、郁金行气活血；炒枣仁、柏子仁、石菖蒲、远志以滋阴养心安神；黄芪甘温补气。二诊中患者睡眠好转，恶心欲吐之症消失，故去滋阴安神之品，半夏性燥亦去之，少佐活血化瘀之药，以增强疗效。

案3

杨某，女，62岁，浙江省温州市人，首诊1995年5月8日。

主诉：阵发性胸闷、胸痛伴气短、乏力3年余，加重7天。

现病史：患者于1992年4月因劳累后出现阵发性胸闷、胸痛伴气短、乏力，休息后能够自行缓解。自此劳作之后，上述症状时有发生。近1年来发作频繁，劳累后尤甚。近7日，轻微活动即觉心前区隐隐作痛。现有胸痛，牵及左肩臂，自觉胸闷，憋气，心悸，神倦乏力，多汗，少语懒言，面色㿠白，睡眠欠佳，多梦，纳可，大小便正常。舌暗红、边有齿痕、舌下络脉轻度瘀滞，苔薄白，脉弦细弱。

诊疗经过：曾在当地医院诊治，给予硝酸甘油、消心痛，症状缓解，近7日无明显改善。自服速效救心丸亦不能明显减轻。心电图示ST段下降0.1mV。

病机治则：心气不足，血络阻滞；治宜益气活血，养心安神。

方药：党参15g，炙黄芪30g，丹参15g，当归12g，川芎12g，红花10g，远志12g，全瓜蒌15g，郁金12g，延胡索6g，炒枣仁20g，柏子仁20g，夜交藤15g，炙甘草6g，五味子12g，茯苓15g，桔梗8g，砂仁6g，后下。

7剂，水煎服，日2次。

二诊：1995年5月15日，患者服药后自感胸闷、胸痛发作次数减少，憋气感减轻，大便偏稀，余症无明显改善。因方中瓜蒌、当归、柏子仁、丹参有润肠通便的作用，故按原方稍加变化继服之。

党参15g，炙黄芪30g，丹参10g，川芎12g，郁金12g，延胡索6g，远志12g，炒枣仁20g，夜交藤15g，怀山药20g，炙甘草6g，五味子12g，合欢皮10g，煅龙牡各20g，先煎，焦白术20g，桔梗8g，砂仁6g，后下，茯苓15g。

7剂，水煎服，日2次。

三诊：1995年5月22患者服上方后，诸症均减，仍感胸闷、胸痛，微有憋气，睡眠差，梦多。舌质淡，舌下络脉瘀滞减轻，脉细。按原方之意加减服之。

党参15g，炙黄芪30g，丹参10g，川芎12g，郁金12g，延胡索6g，远志12g，炒枣仁20g，夜交藤15g，怀山药20g，炙甘草6g，五味子6g，合欢皮10g，煅龙牡各20g，先煎，焦白术20g，茯苓15g，赤芍15g，莲子肉15g，灵磁石20g，先煎，鸡血藤15g。

10剂，水煎服，日2次。

四诊：1995年6月1日，服药后自感症状基本消失。为巩固疗效，稍作加减服之。

党参12g，炙黄芪20g，丹参10g，川芎6g，炒枣仁20g，刺五加15g，红景天

15g，怀山药15g，炙甘草6g，五味子3g，合欢皮10g，焦白术12g，赤芍8g，莲子肉15g，砂仁6g，后下，桔梗8g，茯苓15g。

15剂，水煎服，隔日2次。

半年后随访，胸痛、胸闷未复发。

[**按**] 此案系心气不足、血络阻滞之胸痹。心主血脉，为五脏六腑之大主。本证因其年老体衰，劳役过度，耗伤正气，以致心气不足，心失所养，则憋气、神倦乏力、倦怠懒言、心悸、多梦。心气不足，运血无力以致血瘀，阻滞脉络，则胸痛、胸闷。心为阳中之阳，喜温通。“调血”即养血活血以通心脉，“调气”即补气行气以资血行。因脾胃为气血生化之源，故魏老以党参、黄芪大补元气，党参甘温益气，又能健脾养胃；当归、丹参、川芎、红花补血活血；佐以郁金、延胡索、全瓜蒌理气宽胸止痛，推动血液运行，使其补而不滞；伍炒枣仁、柏子仁、茯苓、远志补心气，安心神以健脾。《本草纲目》载：“酸咸入肝而补肾，辛苦入心而补肺，甘入中宫益脾胃。”即用五味子补五脏之气，又敛阴止汗。桔梗升浮，载药上入心经，与丹参相伍行气，使诸药补不留瘀，补而不滞。炙甘草、砂仁益气醒脾和胃，调和诸药。二诊中，因患者大便偏稀，故去柏子仁、全瓜蒌、当归，丹参减量，加入健脾益气之品焦白术、怀山药。又因汗出、眠差、多梦，而加煅牡蛎、煅龙骨、合欢皮敛阴潜阳，固涩止汗以安神。三诊中，赤芍、鸡血藤活血祛瘀通络，灵磁石重镇安神，莲子肉益气健脾。中药药理实验研究红景天、刺五加具有较强的活血化瘀、安神之功效，故四诊加之。

案4

徐某，男，44岁，河北省石家庄市人，首诊1986年12月10日。

主诉：患者胸部刺痛5年余，加重10天。

现病史：该患者5年前因劳作汗出，在树荫下乘凉，顿感胸部针刺样疼痛，随即消失，当时并未在意。自此，每因劳累或遇寒凉，胸部刺痛时有发生。近1年遇寒或劳累，症状明显加重，持续时间稍长。遂到当地医院就诊，检查未见异常，给予丹参片口服治疗，症状有所缓解。近10日胸部刺痛明显加重，服药亦不能缓解。现有胸中憋闷刺痛，四肢不温，心悸自汗，夜寐不安，时有腹胀，面色苍灰，小便可，大便溏薄。舌质紫暗，舌下络脉瘀滞，苔白腻，脉沉涩。

诊疗经过：曾在当地医院就诊，给予丹参片口服治疗，症状反复发作。又给予活血通络注射液静点，疗效欠佳。检查未见异常。

病机治则：寒凝心脉，气滞不通；治宜温通心脉，活血行瘀。

方药：瓜蒌薤白半夏汤加味。

全瓜蒌30g，薤白12g，清半夏10g，桂枝10g，厚朴12g，枳实10g，丹参12g，高良姜12g，香附12g，赤芍12g，红花12g，太子参20g，吴茱萸6g，麦冬12g，川芎12g，生龙牡各25g，先煎，郁金10g。

7剂，水煎服，日2次。

二诊：1986年12月17日，患者服药后，胸中憋闷刺痛明显好转，腹胀减轻，时有心悸，仍有睡眠不安。余症如前。按原方加减继服之。

全瓜蒌30g，薤白12g，清半夏10g，桂枝10g，厚朴12g，枳实10g，丹参12g，良姜12g，赤芍12g，太子参20g，吴茱萸6g，麦冬15g，川芎12g，红花12g，生龙牡各25g，先煎，郁金10g，阿胶15g，烊化，炒枣仁20g。

10剂，水煎服，日2次。

三诊：1986年12月27日，患者服上方后，憋闷感、腹胀已消失，胸部时有刺痛。心悸好转，睡眠亦好转。舌质稍暗，舌下络脉瘀滞减轻，苔白微腻，脉沉缓。予上方加减继服之。

全瓜蒌15g，薤白12g，清半夏10g，桂枝10g，厚朴12g，枳实10g，丹参12g，赤芍12g，太子参20g，吴茱萸6g，麦冬15g，川芎12g，红花12g，郁金10g，阿胶15g，烊化，炒枣仁20g，当归15g，炙黄芪30g，焦白术20g。

10剂，水煎服，日2次。

四诊：1987年1月6日，患者告知，胸部已无刺痛感，余症均愈。上方减量继服，以巩固疗效。

全瓜蒌15g，薤白12g，清半夏10g，桂枝8g，厚朴8g，枳实10g，丹参12g，赤芍12g，太子参20g，吴茱萸3g，麦冬15g，川芎12g，红花12g，郁金6g，阿胶15g，烊化，当归15g，炙黄芪30g，焦白术20g。

5剂，水煎服，日2次。嘱其避免劳累、遇寒，多加衣物。

半年后随访，患者胸部刺痛未再发作。

[**按**] 此案系寒凝心脉、气滞不通之胸痹。故魏老用温通心脉、活血行瘀之法。方中薤白、桂枝、吴茱萸、良姜以温通心脉；全瓜蒌、郁金、枳实、香附、厚朴理气行滞；丹参、赤芍、红花、川芎活血祛瘀；清半夏燥湿祛痰；太子参补气温通；少佐麦冬滋阴，以防温通太过，耗伤正气；生龙骨、生牡蛎安神潜阳。二诊加入阿胶补血活血，使补而不滞。三诊加炙黄芪、当归、焦白术益气养血健脾，脾健则湿自祛，痰亦消，心阳亦温。

案5

郭某，男，81岁，北京市人，首诊2008年8月7日。

主诉：胸闷、气短、头晕10个月。

现病史：该患10个月前开始胸闷、气短伴有头晕。现有心前区不适，耳鸣，头晕，双目干涩，精神萎靡，食欲不佳，下肢无力，持杖由他人搀扶入室，步履艰难，二便正常。舌质暗，苔薄白，舌下络脉瘀滞，脉沉缓无力，偶结。

诊疗经过：2007 年 10 月脑 CT 示多发性脑梗，曾输液（药物不详）治疗，症状不减。2008 年 3 月在某医院住院治疗，用过普罗帕酮、曲克芦丁、氨氯地平等，仍头晕，后出院在家调养。既往有浅表性胃炎、冠心病、高血压。

病机治则：气阴两虚，瘀血痹阻；治宜益气滋阴，活血通脉。

方药：杞菊地黄汤加减。

枸杞子 20g，菊花 20g，熟地黄 15g，怀山药 20g，山萸肉 15g，泽泻 18g，茯苓 20g，车前子 10g，包煎，丹参 15g，菟丝子 20g，夏枯草 20g，茜草 20g，巴戟天 10g，砂仁 6g，后下，僵蚕 10g，党参 15g，女贞子 15g，红景天 10g，赤芝 15g。

7 剂，水煎服，日 2 次。

二诊：2008 年 8 月 14 日，患者服药后头晕、胸闷减轻，现口黏不爽。舌脉同前。仍宗前法，拟用上方加升麻 5g，刺五加 15g，陈皮 12g，清半夏 10g，炙黄芪 40g。继服 10 剂。

三诊：2008 年 8 月 24 日，患者症状又缓解，惟近日血压增高。舌暗，苔微腻，脉沉弦。效不更方，酌加镇肝降逆之品，前方加石菖蒲 15g，远志 15g，天麻 10g，钩藤 20g（后下）。继服 10 剂。

四诊：2008 年 9 月 3 日，患者来诊已无需他人扶持，下肢行动较前有力，仍有耳鸣，夜寐不佳。舌脉如前，拟以益气升清、活血通脉之法图之。

炙黄芪 30g，党参 15g，葛根 15g，升麻 6g，炒白术 15g，陈皮 15g，当归 15g，柴胡 6g，石菖蒲 15g，远志 15g，丹参 15g，桃仁 10g，红花 6g，川芎 12g，白蒺藜 15g，泽泻 15g，龟板 12g，先煎，刺五加 15g，蝉蜕 10g，生龙牡各 20g，先煎，怀牛膝 15g，灵磁石 30g，先煎。

7 剂，水煎服，日 2 次。

五诊：2008 年 9 月 10 日，患者来诊已能除杖自行步入诊室，精神好转，睡眠尚可，耳鸣仍在，血压 140/78mmHg。仍宗前法，用益气聪明汤加减。

蔓荆子 12g，葛根 20g，黄柏 10g，赤芍 10g，当归 15g，升麻 6g，炙甘草 10g，白蒺藜 20g，炒白术 15g，丹参 15g，桃仁 10g，红花 10g，泽泻 18g，龟板 20g，先煎，刺五加 20g，红景天 20g，陈皮 15g，清半夏 10g，茯苓 30g，蝉蜕 10g，生甘草 6g，枸杞子 20g，菊花 20g，天麻 12g，山萸肉 15g。

30 剂，水煎服，日 2 次。

六诊：2008 年 10 月 10 日，患者服上方 1 个月后头晕减轻，心前区时有绞痛。舌质暗，苔薄白，脉沉缓，偶结。

生晒参15g，麦冬10g，五味子10g，川芎6g，丹参10g，藏红花10g，党参15g，赤芍10g，炒白术15g，茯苓30g，车前子10g，包煎，白扁豆15g，怀山药20g，砂仁6g，后下，炒薏仁20g，菊花10g，黄连6g，肉桂6g，诃子10g，肉豆蔻6g。

10剂，水煎服，日2次。

七诊：2008年10月20日，患者近日心前区绞痛消失，头晕又作，耳鸣不已。舌质红，苔薄白，舌下络脉瘀滞，脉沉弦。

党参10g，炒白术12g，天麻12g，蔓荆子15g，葛根20g，僵蚕10g，钩藤30g，后下，菊花20g，枸杞子20g，泽泻18g，黄柏10g，赤芍10g，车前子10g，包煎，赤芝15g，藏红花10g，巴戟天10g，白蒺藜15g，菟丝子20g，丹参15g。

20剂，水煎服，日2次。

八诊：2008年11月9日，患者药后头晕明显好转，惟近日感冒，自觉心慌、胸闷。心电图示心律不齐。舌脉如前。治以益气升清、平肝补肾，用益气聪明汤合炙甘草汤加减。

蔓荆子10g，升麻10g，葛根20g，黄柏10g，赤芍12g，僵蚕10g，炙甘草20g，生晒参10g，生地黄20g，生姜6g，桂枝10g，麦冬15g，赤芝15g，女贞子20g，旱莲草20g，刘寄奴12g，菟丝子20g，枸杞子20g，补骨脂15g，菊花12g，泽泻20g，蝉蜕10g，巴戟天12g，白蒺藜15g，天麻20g。

20剂，水煎服，日2次。

九诊：2008年11月29日，患者药后诸症减轻，耳鸣缓解。舌质红少苔，脉沉缓有力，结脉减少。上方去黄柏，加丹参10g，水蛭6g。

继服7剂。

十诊：2008年12月6日，药后患者头晕已愈，下肢活动自如，惟血压不稳定。仍宗上方，加石决明20g（先煎），葛根10g，怀牛膝15g，黄柏10g。继服15剂。

十一诊：2008年12月21日，患者偶有耳鸣，余恙均除，嘱其以前方加减制成膏方，继续调理2个月。

十二诊：2009年2月25日，药后精神振作，面色红润，欣然来诉白发部分转黑，家人皆感神奇，惟偶有耳鸣。舌质红苔少，脉沉弦有力。嘱其停药，注意饮食。

此后，其家人经常因病来诊。诉老人身体康健，头晕、胸闷未再发生。

[**按**] 本案已为八十高龄，诸恙迭起，持杖步入诊室，经治后步态自如，华发变黑，实属不易。《金匮要略·胸痹心痛短气病脉证并治》载："夫脉当取太过不及，阳微阴弦，即胸痹而痛，所以然者，责其极虚也。"故虚为胸痹之因。

“气为血帅，血为气母”，本案年高体衰，气血不足，心失所养，脉道不通则痛。肾为五脏六腑之本，元阴元阳之根，肾精不足，不化气血，浊阴凝聚，心失所荣，故本案病在心胸，本虚在肾，眩晕频作乃为水不涵木、肝阳上亢所致，治疗当以补为主，以通为辅。魏师初以补肾滋阴、平肝潜阳兼顾活血化瘀之法图之；待肾阴充足、肝阳得降，再以益气升清、平补肝肾为主；末以膏方。

（以上均录自：魏雅君．魏雅君医案．中国中医药出版社，2009）